U0813834

传奇 SAGA

NV XING JIU HU BAO DIAN

女性救护宝典

别把铅笔拔出来！

2

江西教育出版社

图书在版编目（CIP）数据

别把铅笔拔出来！ / 贺鹏飞主编 .— 南昌：江西教育出版社，2009.12

（传奇翰墨 . 女性救护宝典）

ISBN 978-7-5392-5524-8

Ⅰ. 别… Ⅱ. 贺… Ⅲ. 紧急事件－急救－普及读物 Ⅳ. X4-49 R459.7-49

中国版本图书馆 CIP 数据核字（2009）第 227983 号

书名：别把铅笔拔出来！

BIE BA QIAN BI BA CHU LAI !

出 品 人：傅伟中

责任编辑：洪晓梅

装帧设计：Metis 灵动视线 010-85983452

出　　版　江西教育出版社

发　　行　江西教育出版社

社　　址　南昌市抚河北路 291 号

邮　　编　330008

开　　本　700×1000　1/16

印　　张　13

字　　数　160 千字

版　　次　2010 年 2 月第 1 版　2010 年 2 月第 1 次印刷

印　　刷　北京凯达印务有限公司

书　　号　ISBN 978-7-5392-5524-8

定　　价　24.80 元

目录

序 言

生命中没有预演，一切发生的事情都不可逆转。当你面对生活中的突发事件，如暴力抢劫、野外迷路、跟踪偷拍、意外受伤或者是洪水地震等情形时，你该如何应对？

《传奇·女性救护宝典》丛书取材于美国 Lifetime Television（美国第一家女性 24 小时有线电视频道，在美国有线电视网收视排名中，黄金时间和全天收视率位列前十名，18 岁以上女性的收视率稳居第一）中“What should you do?”（《如何应对？》）栏目的经典案例。该节目通过讲述生活中真实发生的危险故事，总结应对这些危险的措施办法，因此赢得了很高的收视率和社会美誉度，被称为“女性自我保护教科书”、“女性救护宝典”。

你不可能把电视带在身上进行阅读，因此“传奇翰墨编委会”提取“What should you do?”的精华内容，从面对凶犯、自然灾害、野外生存和医疗救护等 4 个角度推出了《不要和陌生人搭讪！》《地震来了！》《你跑得过蜜蜂吗？》《别把铅笔拔出来！》4 本救护宝典。

这本书所讲述的故事也许一辈子也不会发生在你的身上，但是，仅仅微乎其微的危险概率不幸降临到一个人的身上时，她面对的就是灭顶之灾；这本书中所讲述的应对技巧也许你一辈子都不会使用，但是只要使用一次，则会挽救一个人的生命！

谨作为奉献给女性的礼物。

别把铅笔拔出来！

引言

你本来是安全的，可是事发突然，尖锐的物体刺入了你的体内，想要保住性命，你应该拔出利器还是让它保持原样留在体内？如若是身边的人经受这般遭遇，你该如何应对？

人类的体内遍布器官组织，任何一个器官受到尖锐物体的穿刺，都会对生命体造成极大危险。一支铅笔戳入了孩子的胸腔，这个部位距离心脏非常近！孩子才6岁，是一名爱学习、听话的孩子……

▶▶▶铅　笔！

“走到课桌前的时候，她绊倒了，摔在了地上，铅笔插入了她体内。”至今泰瑞·科克塞回忆起那天的情形，仍是心有余悸，“实在是太令人难以置信了！铅笔就那样插入了德斯蒂尼的身体！”

▼今天练习写字，泰瑞把纸分给了孩子们

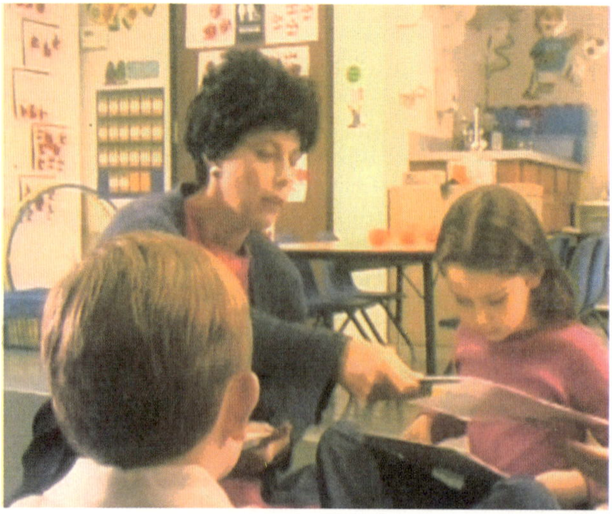

泰瑞是一所学校的老师，负责教授低年级的课程，所有一年级的孩子都很喜欢泰瑞。这天和其他日子并没有什么不同。泰瑞布置给孩子们一些算术习题，做好习题的孩子就可以练习写字，这天练习的是“S”。

泰瑞的性格非常温婉，孩子们最喜欢围在她身边，听她讲故事。在这些孩子里面，有一个名叫德斯蒂尼·洛佩斯的女孩，她是个安静的孩子，6岁，喜欢微笑，泰瑞非常喜欢她。

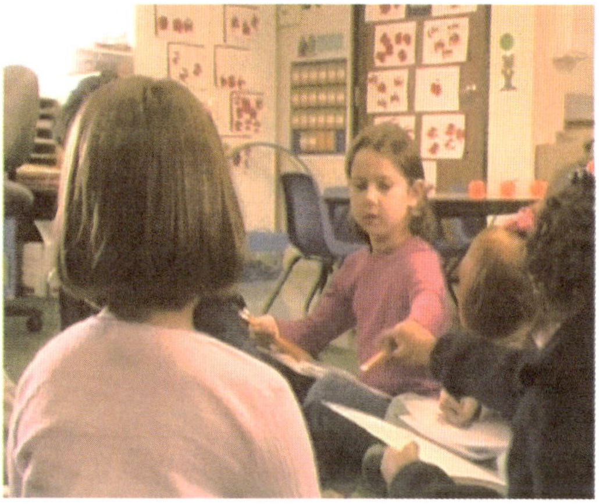

“德斯蒂尼，把这些发下去，要准备好橡皮。”泰瑞喜欢把一些小事情，比如分发纸张或是蜡笔等工作交给德斯蒂尼代劳，而德斯蒂尼也很乐意去做，她面带微笑，为喜欢的老师做事。

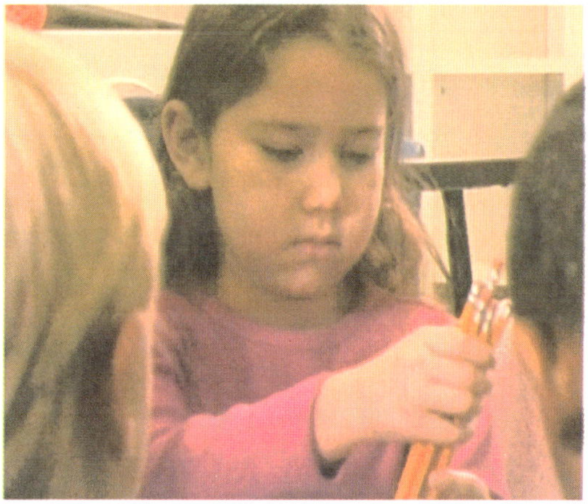

▲德斯蒂尼把铅笔发了下去，她很乐意帮老师做这样的事情

孩子们都乖乖坐着，写故事，做习题。德斯蒂尼放下正在使用的铅笔，轻捷地站起来——她觉得自己应该用一只新铅笔来写故事，正在用的这只铅笔的笔芯已经告罄。

如果时间可以回转，泰瑞一定会阻止德斯蒂尼站起来去拿铅笔，如果她看见德斯蒂尼起身，她一定会飞奔过去按住她，不让她走近危险一步！

因为，下面将要发生的事情，是泰瑞永远都不能忘记的。

德斯蒂尼走到课桌前的时候，她突然跌了一跤，整个人摔在了地上，而那只铅笔则插入了她体内。当泰瑞听到声音，赶到德斯蒂尼身边的时候，她不禁倒抽了一口冷气——铅笔插进了孩子的胸口，可怜的德斯蒂尼被突如其来的痛苦攫住了，张大眼睛，像不相信一般。

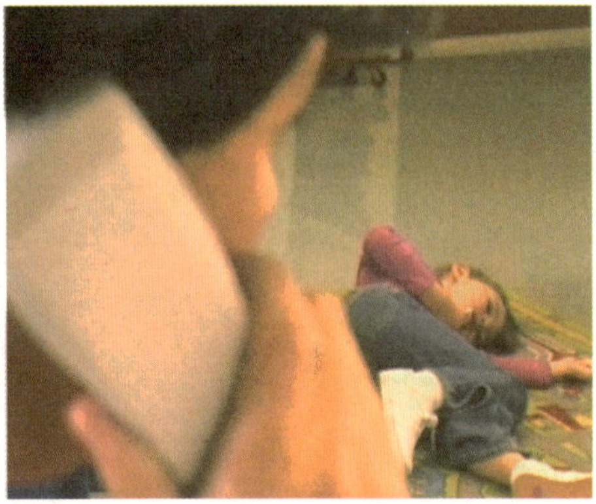

▲泰瑞跑向讲台打电话求救

泰瑞急速奔到德斯蒂尼的身边，帮助孩子仰面躺好，以避免胸前的铅笔刺入得更深。

▶▶▶安　抚！

“德斯蒂尼，别动。”跪在德斯蒂尼身边的泰瑞深知事情的严重性，凭着自身具有的医疗知识，她第一反应就是先安抚这个可怜的孩子。

泰瑞深吸一口气，以稳住自己的心神，她努力地展开一个微笑，张开双手，示意德斯蒂尼将身体保持原样，不要动弹。

德斯蒂尼才 6 岁，当有硬东西刺中她的时候，孩子的第一反应都是将这个进入身体的陌生物体拔出来，然而这样做的后果将是不堪设想。泰瑞太了解孩子的心理了，她命令德斯蒂尼不要动。

“德斯蒂尼不要动，我马上回来！”泰瑞站起身就跑向讲台，她要打电话求救！

“喂，有个学生受伤了，请派护士来！”先打给学校医务室，有学生受伤了，学校的护士会急速赶来。

“我们需要一辆救护车！十万火急！请快些！”泰瑞紧接着又给医院打急救电话。德斯蒂尼的情况非常危险，不容耽搁。

泰瑞用急促的语调打完电话，立刻换上平静的语气对德斯蒂尼说：“孩子，我在，你是最坚强的。再忍一忍，救护车马上就到。”

德斯蒂尼乖乖地躺着，睁着无邪的大眼睛，很配合她的老师泰瑞。

泰瑞知道此时的德斯蒂尼需要安静与安心，她是个孩子，遇见这种事，没有多么好的心理素质。教室里已经炸开了锅，孩子们被这个突发事件搞懵了，不知道怎么办才好，只是惊慌地看着面前的一切。

“孩子们，不要慌，我要你们安静地走出去，去隔壁的教室里，好吗？约翰，你带头走出去，对，安静……不要发出声音。”泰瑞要留下一个安静的空间，便于医生赶到的时候，给德斯蒂尼实施抢救。

▼泰瑞在一旁安慰德斯蒂尼

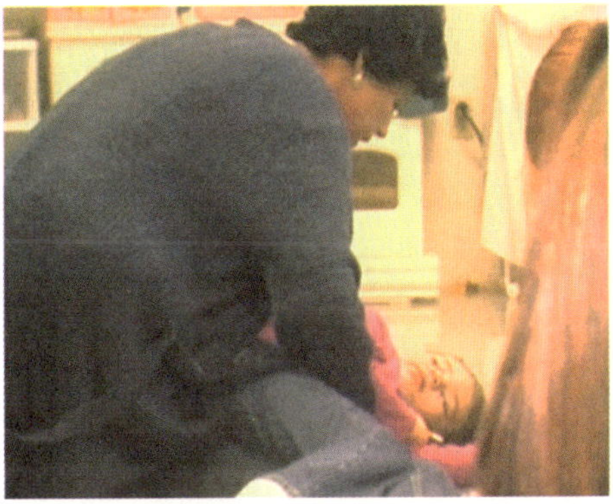

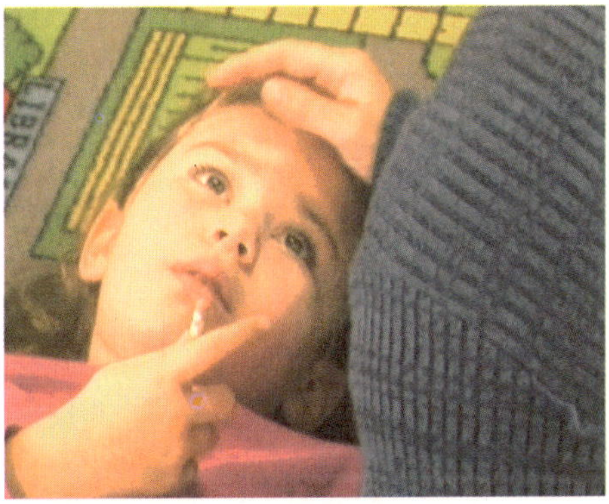

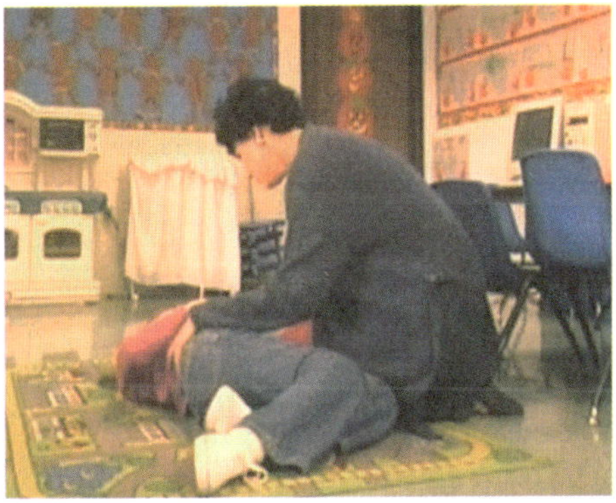

其他孩子迅速地离开了这间教室。

“德斯蒂尼，我在这里。疼的时候就握一下我的手，好吗？你听见了吗？”泰瑞小心翼翼地跪在德斯蒂尼的身边，尽量让自己的语调轻松、平稳。她心里清楚，小德斯蒂尼此时的情绪完全是她情绪的附属品，她紧张，孩子就会紧张，她唯有平静以感染德斯蒂尼。

“德斯蒂尼，我会陪着你，不会有事的。”泰瑞俯下身子，继续和德斯蒂尼说话，她要让德斯蒂尼感受到她的存在与力量。

学校护士已经赶来，她惊奇地发现，这名学生的伤势远远超乎她的想象。

“我们遇到麻烦了，看你能不能帮帮我们。”泰瑞抬起头，眼神里都是祈求。班级里的每一名学生都像是她的孩子，她不能损失任何一个孩子。

“你已经做了你该做的。急救人员已经赶来了！”护士宽慰泰瑞。

是的，赶来的急救人员同样发现，他们遇上了一个棘手的案例。尖锐的铅笔刺进孩子的胸腔，铅笔随着孩子的呼吸在起伏。

毋庸置疑，孩子非常危险，或许，极有可能铅笔已经刺穿了她的心脏。

▼急救人员及时赶到

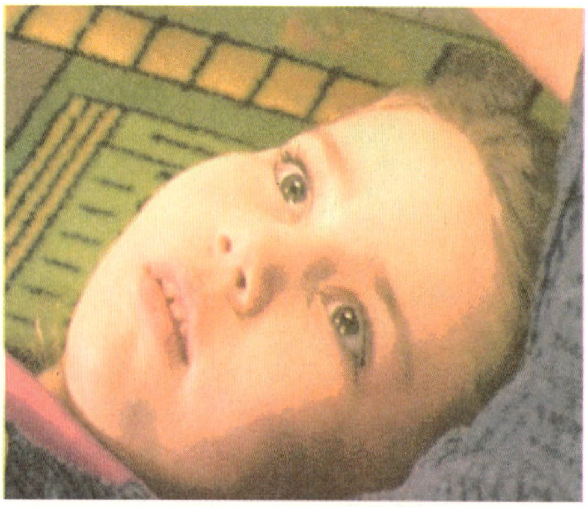

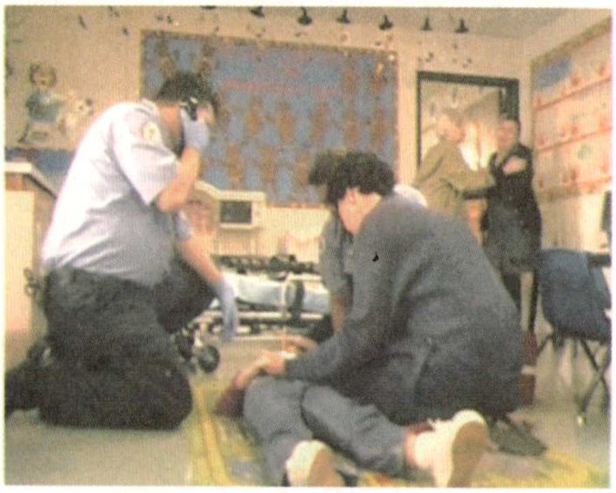

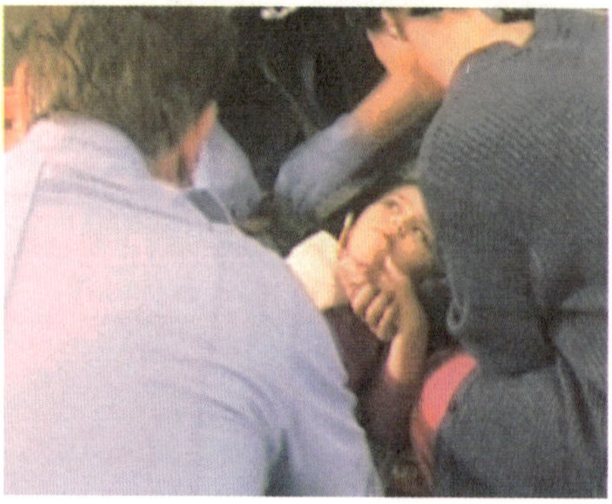

▶▶▶急救！急救！

“德斯蒂尼，你一定要坚持住！”泰瑞心急如焚，也非常害怕，等待变得焦躁难熬，而小德斯蒂尼的情况越来越糟糕。

泰瑞知道，现在她不能让孩子陷入昏迷，她要和德斯蒂尼说话，以保持孩子意识的清醒。

“德斯蒂尼，我们得躺着，不要动，和我说话。”泰瑞一边引德斯蒂尼说话，一边密切地注视着铅笔，时刻防止德斯蒂尼因乱动碰到铅笔。

泰瑞曾经接受过医疗和急救方面的训练，她知道自己必须要先将铅笔固定住！小德斯蒂尼的情绪已经趋于平静，应该抓紧时机做一些更有利于拯救孩子的事情。

“孩子，一切都会过去的。相信我。”泰瑞集中精力，尽量让德斯蒂尼保持平静。泰瑞的急救训练发挥了作用，她用手轻轻地护住了铅笔。

“德斯蒂尼，和我说说，你是不是很期待万圣节？”泰瑞的内心再如何焦急，语气仍是平静。

“嗯。”小德斯蒂尼的意志非常坚定，她真是个好孩子。

“亲爱的德斯蒂尼，和老师说说，你想在万圣节装扮成小矮人还是白雪公主？”泰瑞支起耳朵倾听外面的声音，她多么希望急救人员尽快赶到。要知道，他们早到一分钟，小德斯蒂尼的生命之水就少流失一滴。

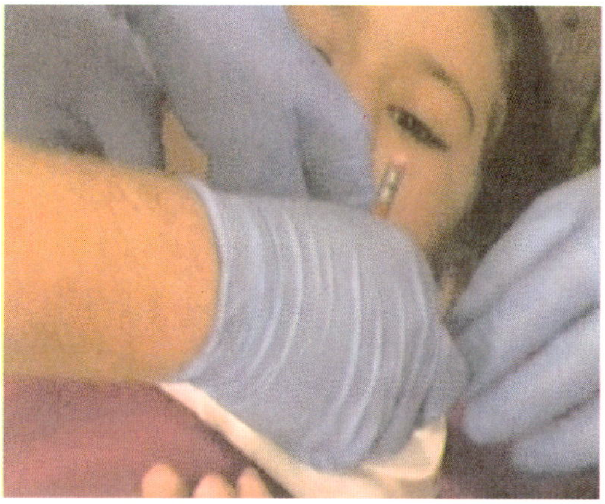

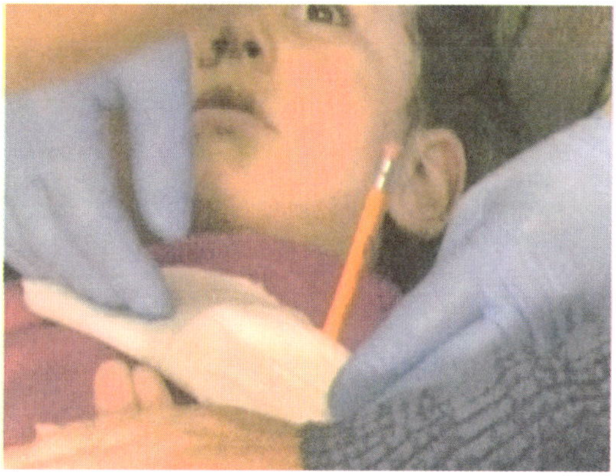

▲德斯蒂尼很乖巧地配合急救人员的治疗

可是，她更要按捺住自己焦急无比的心，因为她要依靠自己放松、平静的语调去安抚濒临死亡线的孩子。

小德斯蒂尼的情绪在泰瑞的努力下保持得很稳定。然而当急救人员风风火火赶来的时候，泰瑞的心再次揪了起来。

“急救人员会不会吓到孩子？小德斯蒂尼不能再受到任何一点情绪上的波动了。任何的刺激，都可以令她的心率和血压升高到危险的程度。”泰瑞紧咬嘴唇，极度担心。

俯下身子，泰瑞对着小德斯蒂尼的耳朵温婉地说：“德斯蒂尼，这是急救人员，他们是来救你的。要相信他们。我一直在你身边，不要怕。”

“嗯。”德斯蒂尼从小小的惊慌中迅速恢复平静，她睁着漂亮的眼睛，看向急救人员。

一名急救人员拎着急救箱赶过来，放下工具，跪在小德斯蒂尼身边：“孩子，我要用光照你的眼睛……看我的手好吗？”

德斯蒂尼很乖地配合急救，急救人员抓紧机会，实施一系列抢救措施。泰瑞一直悬着的心终于稍稍放下了一些。有专业的急救人员在这里，德斯蒂尼的生命就多了一分保障。

▶▶▶送往医院

“求求你，让我进去看看她，她需要我！”作为母亲，她不能承受失去女儿的痛苦，那实在是生命中不能承受之重。

德斯蒂尼的母亲在收到学校的通知后，几分钟后就赶到了学校。因为太害怕，她无法控制自己的情绪，一边哭，一边要冲进教室，去看宝贝女儿。

现场的护士拦住了她，多年的急救经验告诉她，这个时候不能让德斯蒂尼见到自己哭哭啼啼的母亲，一旦孩子也痛哭失声，是十分不利于抢救工作的进行的。

▼德斯蒂尼的母亲简直不敢相信眼前发生的一切，想冲过去，但被学校的护士拦住了

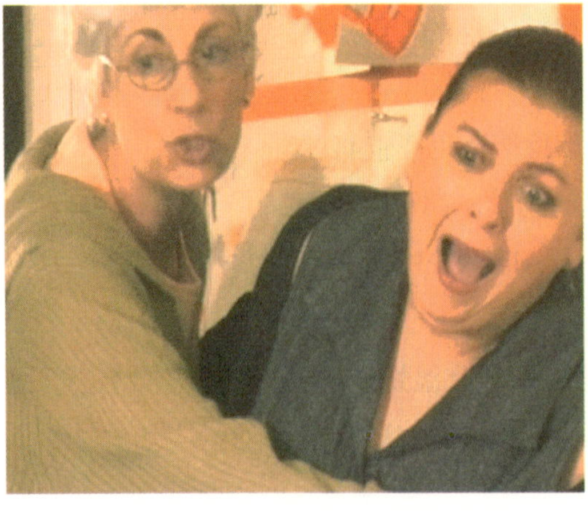

“对不起，女士，你暂时不要去孩子身边。请让她的老师继续和她说话，她现在的情绪很稳定，但是情况极其危险，我们不想让她哭闹或乱动身体。希望你能理解，我们是为了尽力挽救你的女儿。”

正陪在德斯蒂尼身边的泰瑞看见了德斯蒂尼母亲的到来。泰瑞也是一名母亲，将心比心，她完全可以想象得到德斯蒂尼母亲是多么担心，她可以切身体会到她的心情。德斯蒂尼是她唯一的宝贝女儿，是她的一切。

“女士，请保持冷静。我们需要你的配合！”护士试图拉住德斯蒂尼的母亲，她硬要闯进急救场地。

“她是我的孩子，她需要我。”

“这个时候孩子很危险，你得冷静！”

“别对我说这种话，我要进去！”德斯蒂尼的母亲冲破现场的阻拦，进入了急救场地。

当她看见她的心肝儿宝贝德斯蒂尼奄奄一息地躺在地上，而胸前插着一支铅笔的时候，她差点晕过去——情况是如此糟糕！她的宝贝德斯蒂尼极度危险！

“疼吗？”一名医生举着手电，照向德斯蒂尼的脸。

德斯蒂尼的脸色愈发苍白了，情势十分危急！

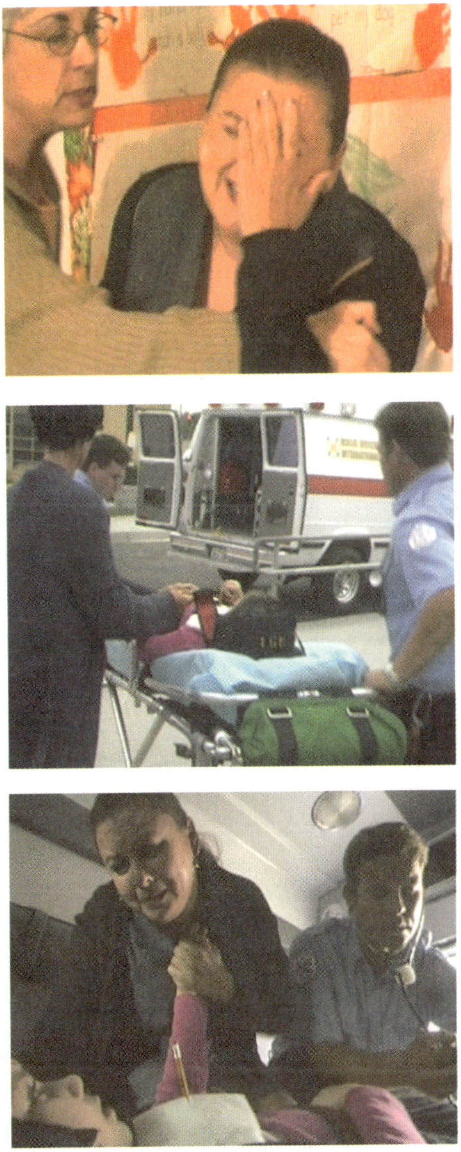

▲妈妈极度担心她的安危

“我们怀疑铅笔已经穿透了德斯蒂尼的心脏。我们必须把孩子送进医院，时间非常紧迫！”现场的急救人员快速地固定好铅笔，为伤口消毒，火速将小德斯蒂尼固定在担架上，然后救护车开动了。

“宝贝儿，妈妈在这儿呢！妈妈不能失去你，宝贝儿！”德斯蒂尼的母亲紧紧地握着孩子的手，救护车风驰电掣般地驶向医院。

“宝贝儿，坚持住！坚持住！我们要尽快把你送到医院去。我要你坚持住，别放弃。妈妈在这里陪着你，宝贝儿。”德斯蒂尼的母亲一迭连声地说着，生怕女儿一眨眼就从自己的眼前消失掉。

“我困了，妈妈。”德斯蒂尼轻轻地说，漂亮的大眼睛眨了眨。

“跟妈妈说话。”德斯蒂尼的母亲听见女儿的声音，身体被一阵巨大的恐惧攫获了，她真的以为宝贝女儿要死了，她真的要死了。不能睡，不能睡啊！

在救护车驶往医院的一路上，她握着女儿的小手，不可抑制地痛哭，她害怕自己真的要失去唯一的女儿了。

▶▶▶抢　救！

“女士，情况是这样的……那支铅笔刺入她心脏2厘米，我们得做开胸手术。2厘米深的伤口……在孩子的小心脏里……”医生这样对德斯蒂尼的母亲与老师泰瑞说。

好不容易到了医院，可医生的一番话，让泰瑞的心一下子又揪紧了。像是一个晴天霹雳炸响在德斯蒂尼的母亲和泰瑞的头顶，医生的话无异于宣布德斯蒂尼的死刑。太危险了，没有人敢确切保证德斯蒂尼的安全。

泰瑞曾在医疗中心做事，经历过开胸手术和肾脏移植手术，危险性更大的场面也见过，可是她完全被德斯蒂尼的不幸遭遇惊呆了——所谓的开胸手术、肾脏移植与德斯蒂尼眼下的境况比起来，根本算不了什么，德斯蒂尼的情况太特殊了！

“医生，只求我女儿能够活下来，我不能失去我的女儿，你们一定要帮帮我，她是我的一切。如果女儿走了，我会受不了的，我真的无法接受这样的打击，拜托你们，让我女儿活下来……”德斯蒂尼的母亲抓住医生，拼命摇晃，祈求他们一定要救活她的宝贝女儿。

泰瑞默默地站在一边，眼含热泪。德斯蒂尼是多么可爱的小姑娘啊！她才6岁，多么勇敢、多么安静的孩子，她心里一阵阵绞痛。德斯蒂尼的情况是她从没有遇到过的，危险性太大，她根本无法预测手术能取得怎样的效果，也不敢确定手术是否可以成功，她只能等待手术结果，再焦虑也只能等待。

手术非常繁杂也非常精密，主刀医生不仅要拔掉深深插入孩子胸腔的铅笔，还要把她小小心脏上 2 厘米深的伤口缝合起来。手术整整进行了 6 个小时，在这期间，德斯蒂尼的母亲一直在手术室外祈祷，她祈求上帝一定要保佑她的宝贝女儿安然脱险。

当手术室的大门打开的时候，一脸疲惫的医生与护

▼医生展开了紧急救治，他们一定要挽救小女孩的命

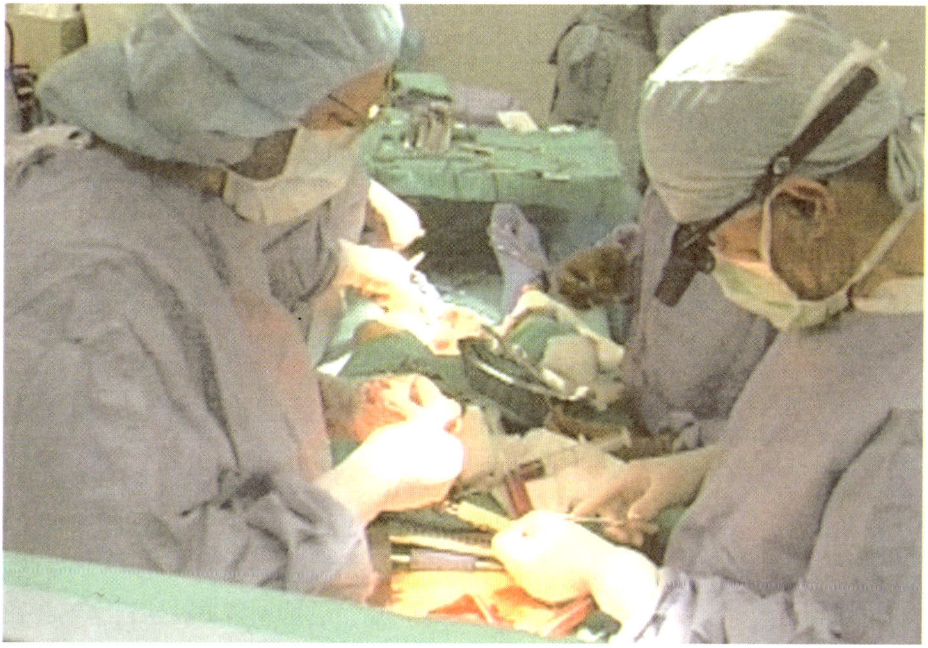

士们摘下口罩，他们都面带微笑。在手术室外等待得几近五内俱焚的德斯蒂尼的母亲与泰瑞看见医生与护士们的表现，心里明白德斯蒂尼已经脱离了危险。

两个女人喜极而泣。

一名医生这样对德斯蒂尼的母亲说："你真有福气，你得承认今天运气很好，你的女儿会好起来的。"顿一顿，医生接着说，"幸好没有人把铅笔拔出来。如果有人拔下铅笔，哪怕只有1厘米，甚至是半厘米，我们这位幸运万分的伤病员都会因为失血而死。"

德斯蒂尼的母亲嚎啕大哭起来，她悬着的一颗心终于可以放下了，她的宝贝女儿没事了。泰瑞热泪盈眶，她在心里感谢上帝，感谢上帝护佑了小德斯蒂尼。

是的，医生成功地修复了德斯蒂尼心脏上的创伤。这名6岁的女孩在经历了这样一个危险万分的事件之后，仍幸运地拥有着一颗健康的心脏，这不能不说是一个天大的幸运。

▲德斯蒂尼非常感谢她的老师

▼母女两人终于又能幸福地在一起了

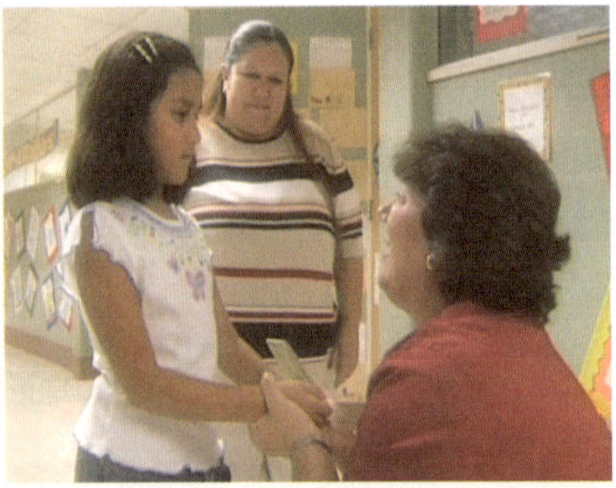

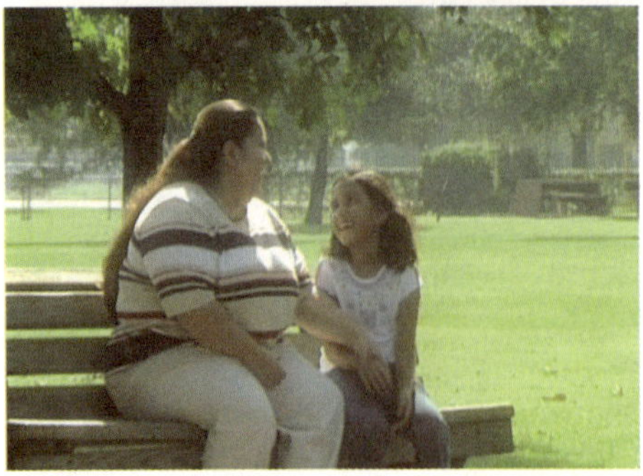

▶▶▶感　谢！

德斯蒂尼现在是个健康的9岁女孩。她和妈妈说，她们永远不会忘记泰瑞老师为她所做的一切。而德斯蒂尼的母亲则说："我觉得语言无法表达我对泰瑞老师的谢意，其他任何方式也无法让我表达对她的感谢，她救了德斯蒂尼的性命，挽救了我生命中的一切。"

泰瑞则非常感激她之前所接受的医疗与急救训练，若没有这些培训，面对重危的德斯蒂尼，她根本不会知道该如何处理。她希望更多的人去接受医疗及急救培训，在很多情况下，是否能快速采取正确的急救措施，足可以拯救或是毁灭一个鲜活的生命。

如何应对?

当你本人或是你身边的人遭遇到身体被尖锐物刺入的不妙情况时，希望你们之前都曾接受过急救训练，可以在最快的时间内采取正确科学的措施，以保证自己的生命不再额外受到伤害。如果你没有医疗常识，更不幸的是你也没有接受过急救训练，那么，下面的一些方法可以给你一些帮助：

A.你本人身体被硬物刺入，该如何应对?

a.千万不要拔出硬物！一定要谨记，无论在何种情况下，都不要将尖锐物从体内拔出来，切记保持硬物刺入时的原样，以避免任何一点运动带来的大出血。加拿大的一名男子的死亡将给我们敲响警钟。这名男子把金属折弯机射入他胸部的一块铁片拔了下来，当时现场只有他一个人，他当即拔下了铁片，没过多久，这名男子就因为流血过多而死。若泰瑞也和这名男子一样，立刻拔出德斯蒂尼胸口的铅笔，那么，德斯蒂尼也会因为这个巨大的失误而丧生。

▼他因拔出铁片而丧生

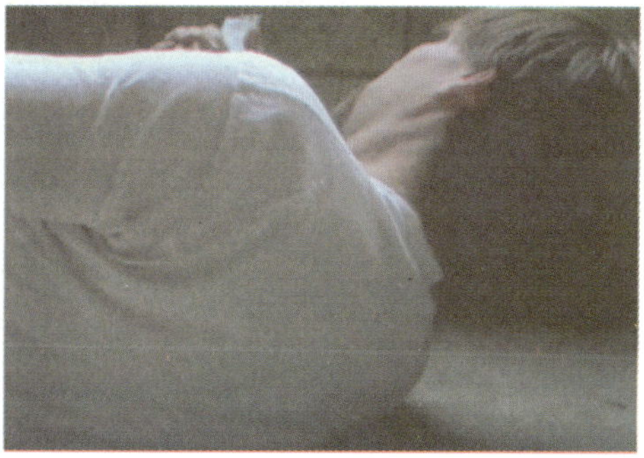

b. 电话求救！如果事故现场只有你一个人，你应以最快的速度打电话求救，即便伤势非常严重，也要排除万难发出求救讯号。要知道，如若不创造条件发出求救讯号，没有人会知道你已经受伤，你极有可能在等待中流血过多休克死亡。

c．尽自己的最大能力将尖锐物固定住，以免它在摇晃中对你的身体造成更大的伤害。如果有条件，或是随身带了急救包，首先要对自己的伤口进行止血、消毒，在救援人员赶来之前最大限度阻止伤口感染。

d．也是很重要的一条——尽力控制自己的情绪，避免极大的恐慌心理占据你的心灵。人在极度恐慌的情况下，心跳会加快，血液流通加剧，非常不利于伤口止血，只会加速你生命的流失。泰瑞老师竭力安抚德斯蒂尼的情绪，让她保持平静就是基于这样的考虑。而现场的救护人员阻止德斯蒂尼的母亲去见受重伤的德斯蒂尼，也是一样的道理。虽然最后德斯蒂尼的母亲冲了进去，不过，幸好事情没有恶化。

B.他人身体被硬物刺入，该如何应对?

a．同样，硬物千万不可拔出来！如果伤者要拔出硬物，千万阻止他的行为！硬物不拔出来还有机会获救，而拔出来则会血流如注，直至抢救无效，死亡！一名反应平静的男子做法非常正确，并最终走出鬼门关。在工作的时候，这名男子意外跌倒在一根7厘米长的长钉上，钉子直接穿透了他的心脏。尽管他感到出现了内出血，却没有拔掉长钉，而是让同事打了求救电话。然后他被紧急送往医院，外科医生拿掉长钉，并修复了他心脏的伤口，男子顺利痊愈。

▼钉子直接穿透了他的心脏

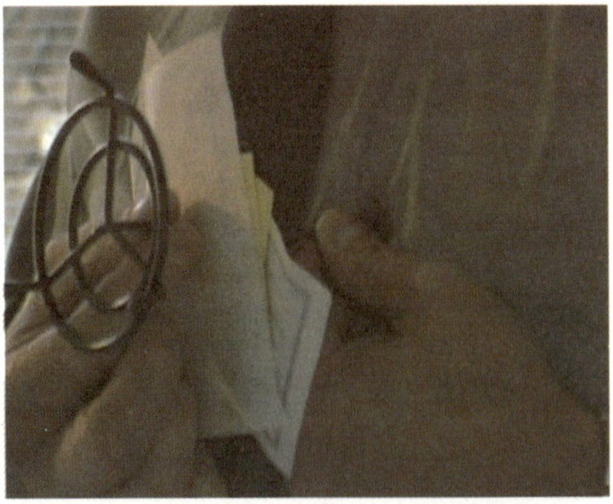

b．电话求救。先将尖锐物尽力固定住，有条件则进行消毒、止血，然后发出求救讯号。在等待救援人员赶来的时间内运用自己所拥有的急救知识，对其进行紧急施救。就像泰瑞老师救助德斯蒂尼一样，命令对方不要随便动弹，以免硬物刺入更深，为施救带来更大的麻烦。

c．尽力保持伤者意识清醒。可

以引导伤者搭话，泰瑞这点做得非常好。她在照顾到德斯蒂尼的同时，有意地和她搭话，既有效防止了伤者深度昏迷又为急救人员的顺利施救争取了时间。

C.采取正确措施

在处理扎伤，而且异物仍然留在伤口上的时候，有一点要特别注意：在得到救治之前都应该保持伤口封闭。一名英国孕妇就是这样做的，当时她坐在一辆车上，车子撞上了一个木栅栏。一根10厘米长的木条扎入她的腹部，离她8个月大的胎儿只有几毫米远。急救人员没有拔下木条，直接将她送进医院。几个星期后，这名妇女生下了一个健康的女婴。

并不是所有人都有好运气。在急救前能否采取正确的措施有时能改写人的命运，切不可莽撞行事。

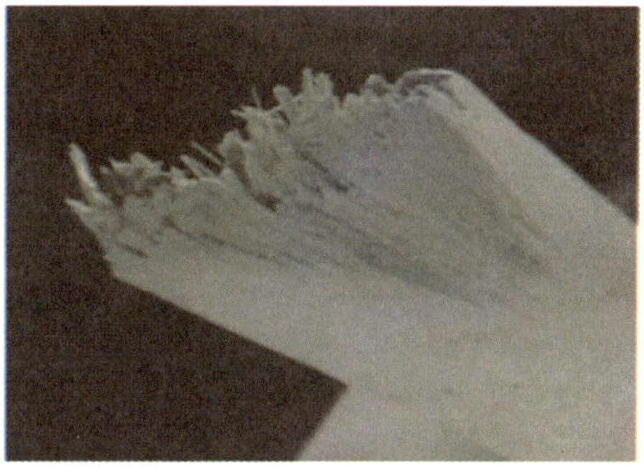

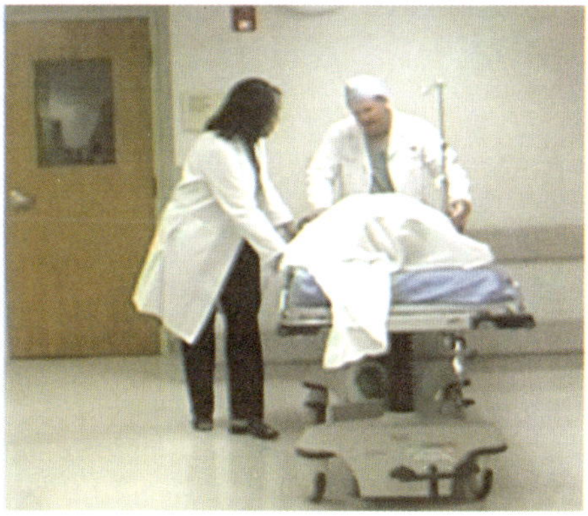

▲这根木条并没有要了她的命

▼几个星期后，这名妇女生下了一个健康的女婴

你知道吗？

怎样才能防止留下伤疤呢？

你知道吗？你的皮肤意外遭受划伤或是其他的伤害后，只要伤及皮肤的真皮组织，就会发生流血、组织细胞受损事件。皮肤受伤流血的时候，人的第一反应就是止血、包扎，你当然不想在自己的皮肤上留下永久性的伤疤，那么，怎样才能防止留下伤疤呢？

如果动脉撕裂了

引言

意外存在于每时每刻，也随时会发生在任何人的身上，可怕的意外甚至会出现在你玩得最开心的时候，在你觉得最安全的地方。一个年轻人的动脉不慎撕裂了，你要为他处理伤口，你该如何应对？

在北卡罗来纳州一场普通的排球比赛上，原本正沉浸在快乐中的孩子们被一场意外惊呆了——玩伴特里·达德利遭遇了一场特大意外，这名十多岁男孩的生命徘徊在死亡边缘……

▸▸▸排球赛

“亲爱的同学们，你们把网挂好就可以玩了。”乔伊斯对着迫不及待的孩子们这样说道。

这真是一个令人兴奋的天气，正好又是周末，阳光暖暖地照着大地，晒在身上非常舒服，每个人的心情都很好，孩子们在一起叽叽喳喳地闹着。比尔在忙着收拾午餐必要的东西，乔伊斯搬过一把躺椅，然后就闲适地坐在上面，看着孩子们忙得兴高采烈——都是十多岁的孩子，男孩女孩都处在爱玩的年纪，大家分工协作，一起把排球网挂好。

▼这原本是一个愉快的下午

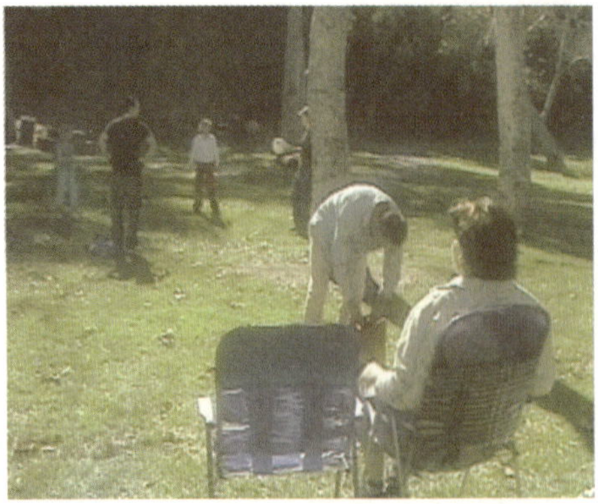

在他们的努力下，排球网顺利地竖起来了，一共有6个孩子参与这次排球赛，3名男孩，3名女孩。

6个孩子经过协商，分为两组，一组以马克为首，带着一个男孩一个女孩；一组以特里·达德利为首，带着两个女孩。

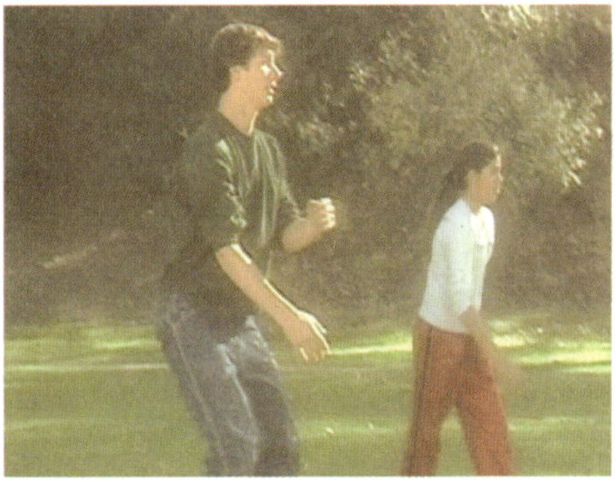

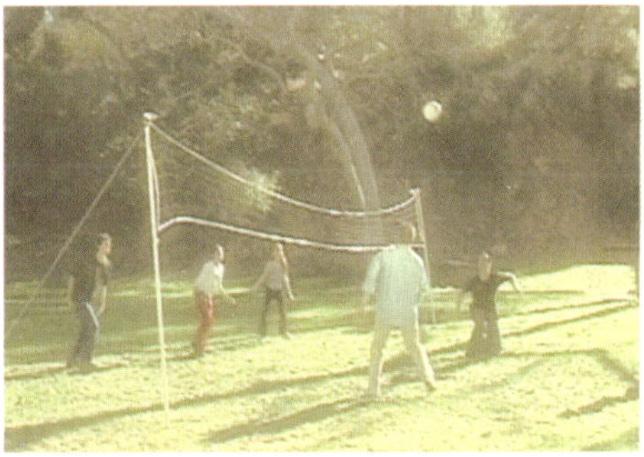

▲在运动场上，特里是不折不扣的大明星

这只是一场普通的球赛，这只是一个平常的周末，这只是一个阳光很好的天气。

"特里，你是我们的英雄，好好打！"玛丽对着特里·达德利伸出大拇指，大家都知道，特里的运动细胞超级发达，在运动场上，特里是不折不扣的大明星。

"耶！"特里做了一个酷酷的手势。

经过简单的热身运动，大家开始进入正式的比赛。

排球本就是考验参与者的反应力与身体敏捷度的运动，运动细胞发达的特里果然是赛场上的明星，无论多难接的球，他都会奋不顾身地扑上去，而且绝大多数情况下，特里都能漂亮地接住，引得坐在藤椅上的场外"观众"阵阵喝彩。

比赛刚刚开始3分钟，特里就快速地进入了状态。

"打得好！打得好！"乔伊斯看着玩得特别带劲儿的孩子们，心情也非常好，每一次当特里接下一个高难度的球时，乔伊斯就为他鼓掌。

比尔将午餐需要的东西布置好，收拾停当后，也饶有兴趣地坐在乔伊斯身边的另一把藤椅上，看着孩子们精彩的排球赛。

这时候，阳光晒在身上，温度正好，比赛也开始进入了精彩阶段。孩子们打排球打得开心无比，乔伊斯和比尔这两名观众观看赛事也开心。

他们谁也没有料到，巨大的危险就潜伏在这场看似精彩的排球赛里。

▶▶▶铁　棒

“太棒了，孩子们，注意安全，小心脚底下！”乔伊斯密切注视着孩子们的动作，不肯放过任何一个精彩的镜头。当然，也时刻注意着他们的安全。

从比赛开始到比赛进行了大约5分钟后，乔伊斯的眼睛都没有离开过孩子们。他们是那样的生龙活虎，围着那个小小的排球辗转腾挪，特里无疑是最耀眼的一位！他的动作那么的娴熟，弹跳力也很强。

乔伊斯的目光被特里漂亮的动作牢牢吸引着，这时候，排球越过拦网直奔着特里飞过去，特里眼疾手快，他看准球飞来的方向，快速地做出判断——他要来一个精妙绝伦的鱼跃——以救活这个球！说时迟那时快，特里一个飞跃就向急速飞来的球扑过去！

▼特里重重地倒在了铁棒上

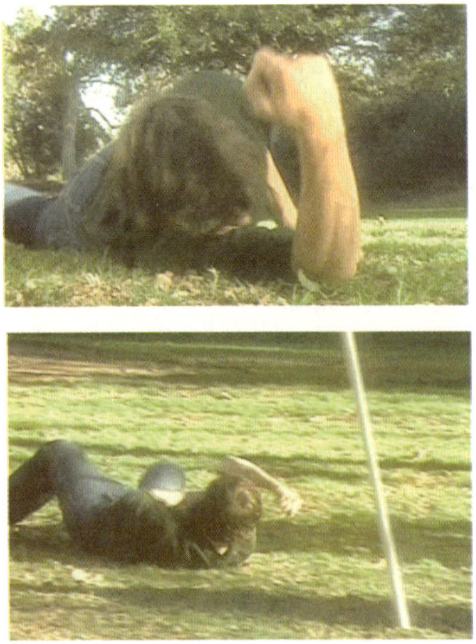

场外的乔伊斯眼睛一直紧盯着特里，她想看看他们的明星是怎么腾空而起的。在乔伊斯的眼里，特里的这个动作无疑是今天这场排球赛里最漂亮的动作！她一定不能走神！

可是，就在这时，乔伊斯看到孩子们的比赛场地上突兀地竖着一根铁棒！她简直无法相信自己的眼睛。事发突然，她想警告孩子们小心那根该死的铁棒，然而已经来不及了！

特里腾空而起，身体在空中划出了一道优雅的弧线。落地的时候，不偏不倚，他的胳膊撞上了铁棒！在乔伊斯的眼里，发生的一切就像是慢动作一样，她的眼睛不断地闪过突兀直立的铁棒，不断地闪过特里越过两名女玩伴，助跑之后腾空而起的身子。

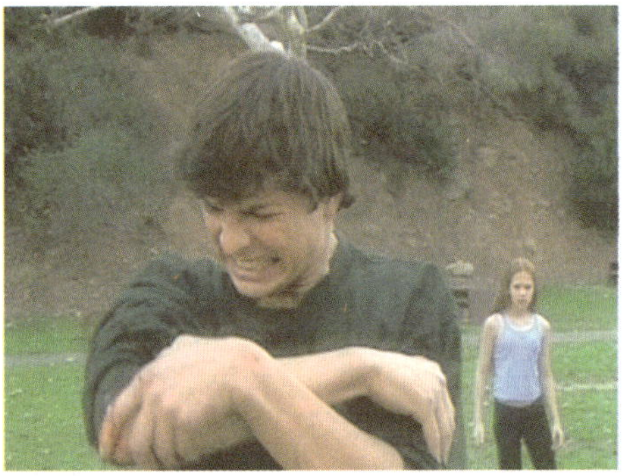

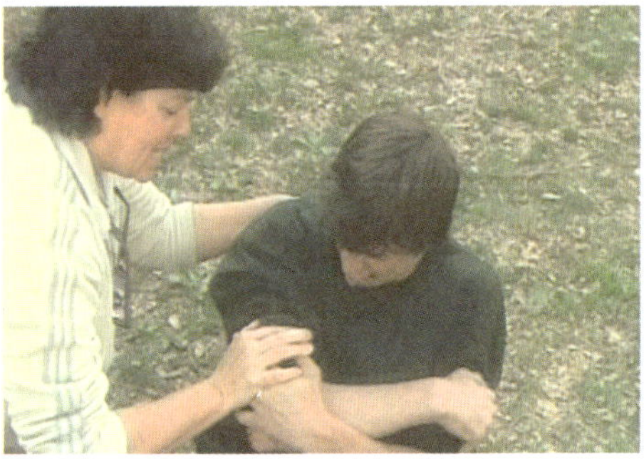

▲特里的伤势很严重

▼乔伊斯查看特里伤势

下一秒，一种撕裂的声音将乔伊斯拉回现实——那根该死的铁棒刺入了特里的胳膊，特里是跳跃起来的，当他落下去的时候，身体因为惯性着力很大，就这么一瞬间，可怜的特里胳膊上的肌腱、动脉和一些身体组织一下子被撕裂了……

孩子们仍沉浸在特里漂亮的鱼跃救球里，他们根本就不知道特里遭遇了怎样的危险。

乔伊斯是最清楚事件始末的那个人，她眼睁睁地看着一柱鲜血从特里受伤的手臂上喷射出来——特里是个身高超过一米八的男孩子，可是喷涌出的血柱比他的身体还要高！

因为惯性，特里在地上翻滚了两周，才止住自己的身体。因为疼痛过于剧烈直至麻木，他一时之间并不知道自己的胳膊受了那么大的创伤。他站起来，只是觉得手臂很疼，他一只手捧着受伤的手臂，脸部肌肉因为疼痛都有些痉挛了。

特里明显地感觉到有血不断地溅到他的脚上。孩子们被突如其来的悲剧惊呆了，女孩子们失声尖叫起来！

特里此时的意识并没有模糊，他听见所有人都在大叫，于是特里低下头看了看他的胳膊，一看之下，他也不由得要尖叫失声了——他可怜的胳膊已经是血肉模糊了！

▶▶▶急 救！

“马克，打911！比尔，去拿些毛巾来！”乔伊斯当机立断，这样分配道。特里伤势严重，需立即采取措施！

特里抱着胳膊，他只觉得天旋地转！其实这是失血过多的原因，他的动脉被可恶的铁棒撕裂了，他并没有意识到。

乔伊斯一边吩咐马克去打电话，一边跑向特里。“比尔，去拿些毛巾来！”乔伊斯知道，她首先要做的便是给特里止血。他的血流得太快，也太多了！

比尔和马克听到乔伊斯的话之后，立刻飞速奔向路上的车子，他们要去打电话、拿毛巾！

“我们必须尽快采取行动，而且要越快越好。”乔伊

▼特里很害怕

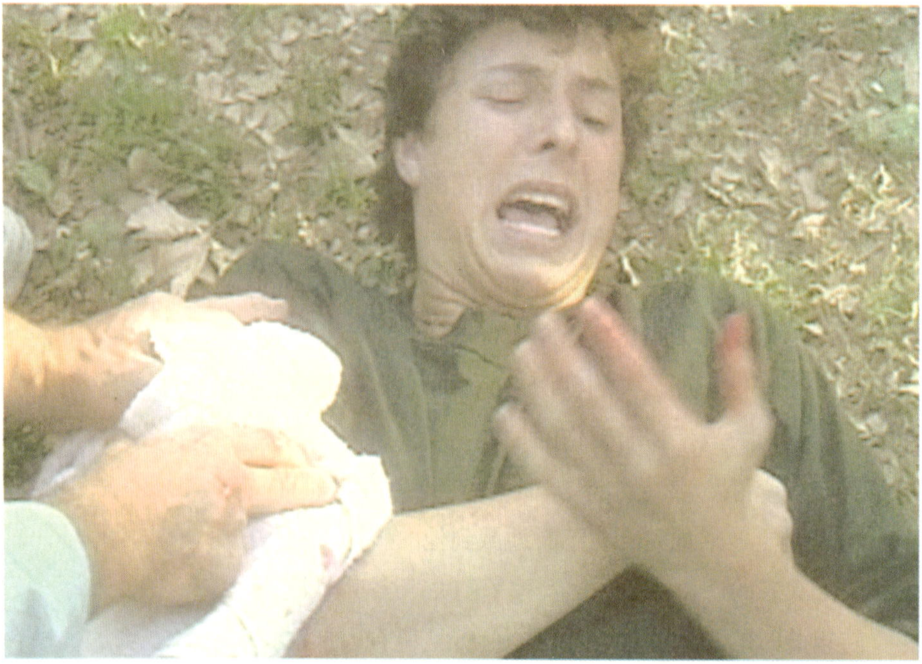

斯像是在对自己说，也像是在对其他人说。嘴里说着，脚下不停顿，快速跑到特里身边。

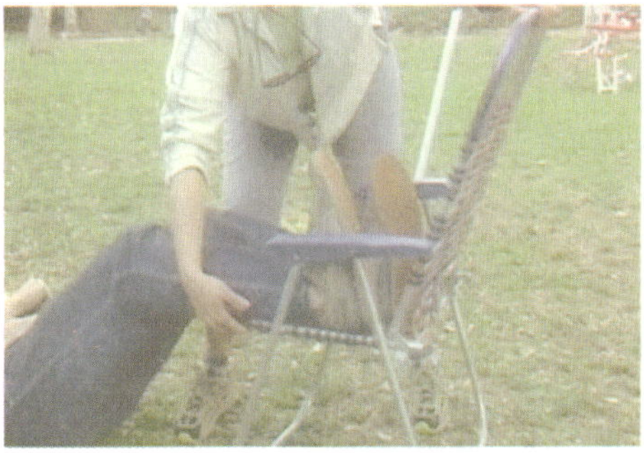

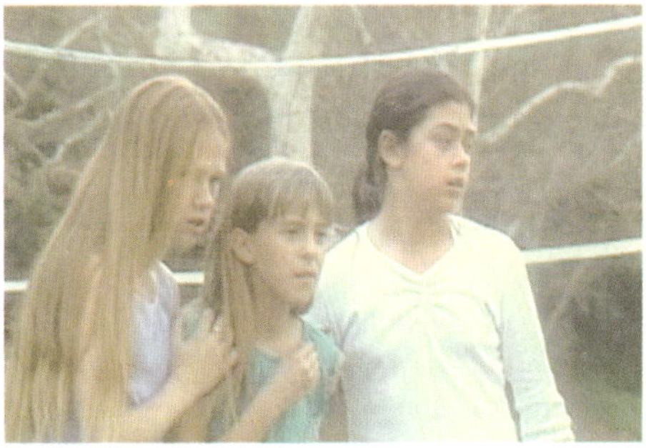

▲椅子起了大作用
▼孩子们显然都吓坏了

“亲爱的，亲爱的，特里，躺下！躺下！别动，不会有事的。我们叫人了，比尔马上就拿毛巾来了！”乔伊斯扶住特里的胳膊，帮助他躺下来，嘴里不住地安慰着这个可怜的孩子。

特里已经痛得说不出话来，他想咬牙坚持，但身体被撕裂的感觉让他脸上的肌肉开始扭曲。

乔伊斯站在场外的时候，只看见一股血柱从特里的胳膊喷涌出来，当她近距离地看到特里的伤势时，她禁不住连声惊呼：“天啊，哦，天啊——”是的，特里的伤势已经出乎所有人的意料了，因为伤及了胳膊上的大动脉，所以血像小溪一样，汩汩地喷涌着。

比尔拿到了干净的毛巾，快速地从路上跑向特里。

“比尔，你要用力按住特里的伤口！对！就这样！用力按着！”乔伊斯原来是按着特里的胳膊的，比尔来到之后，她让比尔按着特里的血管。乔伊斯对愣在旁边不知所措的女孩子们大叫：“亲爱的，亲爱的，给我拿把椅子来，亲爱的，给我一把椅子！快！”

年纪稍小些的两个女孩子紧张地抱在一起，她们不敢靠前，只能目瞪口呆地站在一边看着这一切。年纪稍大些的女孩子听到乔伊斯的喊叫后，她立刻奔过去，将场外的椅子搬过来，递给乔伊斯。

因为失血过多，可怜的小特里意识已经开始恍惚了。他躺在地上，看到比尔向他跑过来，慌里慌张，来到近前，用手里的干净毛巾压住了自己手臂上的血管，以便阻止血继续流出来。

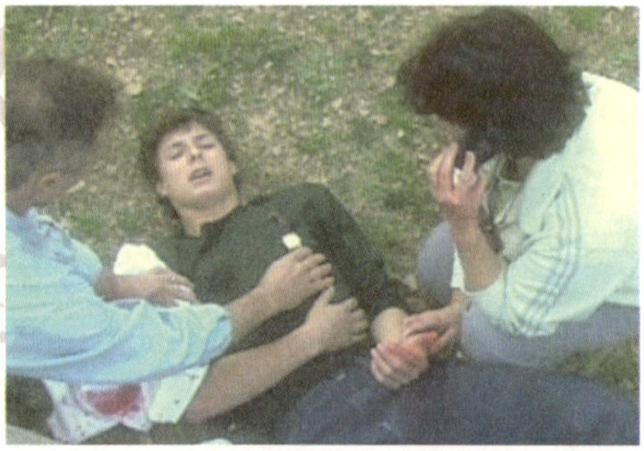

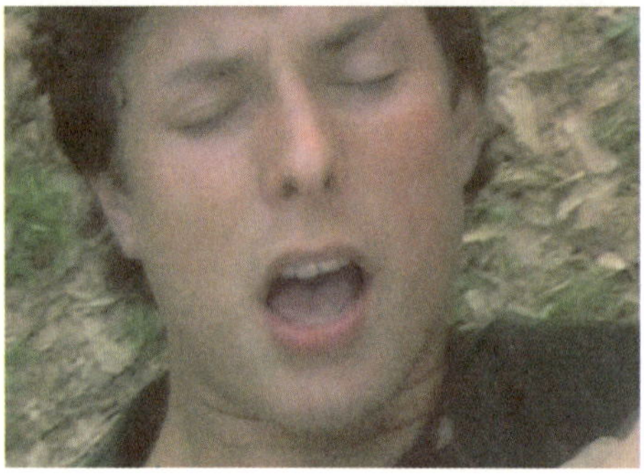

▲特里的情况越来越糟

▸▸▸等　待

乔伊斯疾步迎上去，接过女孩子递过来的椅子，她已经急得五内俱焚了！特里的血不住地流出来，再这样流下去的话，特里必死无疑！

“哦——天啊。”乔伊斯快速地放好椅子，接着她把特里的腿抬高，好让血液继续流向他的主要器官。时间一分一秒地过去，每过一分钟，特里就变得更加虚弱。乔伊斯知道时间紧迫，可怜的特里随时会陷入昏迷，甚至死亡。

拼命压着特里血管的比尔，尽力想稳住局面，但是他的声音仍是止不住地颤抖，事情太糟糕了！

乔伊斯听到比尔的声音，就知道情况不妙。她就要哭出来了，特里流血太多了，她真的担心特里会死——失血过多而死。

趁着比尔压着特里的血管，乔伊斯立刻拨打了急救电话，当电话应声的时候，乔伊斯立刻向他们描述了特里的所有情况：“他的血流得非常猛，我们在用毛巾给他止血，可是……止不住……请马上派人来，快！”

乔伊斯提供的信息立即被转给急救人员，急救人员在得到消息后，将随即赶往事发现场。

急救车正火速赶来！

此时，乔伊斯他们着急坏了！要知道，比尔只是暂时减缓了特里体内血液的流失，他紧压着特里胳膊上的血管，却无法止血，如果再继续失血，特里就会休克，继而出现器官衰竭。而“衰竭”就意味着可怜的特里生命终结。

“没事的,不会有事的,亲爱的。嘘…… 会好起来的，亲爱的。”乔伊斯抚摸着特里的脸,她要让特里安静下来，情绪激动的特里，血液会流通得更快，那么，他的血也就会失去更多。

孩子们害怕地站在一边，太可怕了，他们根本帮不上什么忙！只看到特里痛苦地挣扎着，而乔伊斯和比尔则尽力地做着他们能做的一切!

乔伊斯心痛无比，她知道此时的特里就站在生死之间的门槛上，随时都会离开他们，她一定不能让他迈过这道门槛去。

“我知道很疼，尽量别动。亲爱的，对，别动。”乔伊斯不断地重复着这句话，她现在唯一能做的，就是尽量安抚特里的情绪。

情势十分危急！乔伊斯知道，在现在这种情况下，他们必须要给特里保暖，要把特里的腿抬高，让血液流向他的重要器官，这是很重要的。他们也只能做到这些，尽力快速地做完他们能做的所有事，剩下的就是等待了——等待急救医生的到来!

▼急救车匆忙赶来

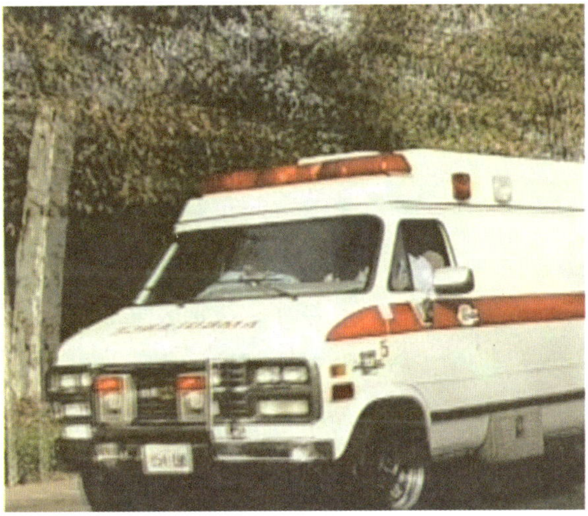

10 分钟就像是一个漫长的世纪，孩子们不断地张望着马路，可是根本就看不见急救车的影子。

比尔仍是用力压着特里的血管，他根本就不敢有一丁点儿的懈怠——他清晰地感觉到特里带有体温的血从他的手底不断地流出去、流出去……他的脑袋已经不能思考了，他只想挽留住这个可爱的孩子!

乔伊斯不断地安慰着特里，她同样也在巴望着急救车快点到来。比尔放在特里胸口上的手表正快速地奔走着！随着这一周又一周的圆周运动，特里的生命之花也在一点一滴地走向枯萎！可是，救护车在哪里?

可怜的特里会在救援到达之前死去吗?

▸▸▸20分钟

“没事的，特里没事的，亲爱的孩子们。”孩子们紧张地抱在一起，乔伊斯一边照顾特里，一边安慰她们。

一切似乎又回到了故事初始的慢动作状态，时间似乎都停滞了下来。

孩子们不知所措，愣愣地站在原地，看着可怜的特里从剧烈的痛苦挣扎中慢慢地平静下来，他们并不知道，特里的生命在慢慢地消逝。

乔伊斯不知道他们还能再帮助可怜的特里做些什么，她只能等待救护车。比尔按着特里的血管，他感觉到特里的身体在一点一点地失去温度。

15 分钟过去了，救护车仍是没有露面。

特里躺在地上，因为疼痛太过剧烈，他的身体已经完全麻木，他已经没有任何感觉了。他只觉得自己就要死了，就要这样死去了，乔伊斯和比尔的脸越来越模糊、越来越模糊……

等待无疑是世界上最痛苦的事情，尤其是当一个亟待拯救的生命在流逝，而希望还是非常茫远的时候。

16分钟……17分钟……终于听到了救护车的声音！

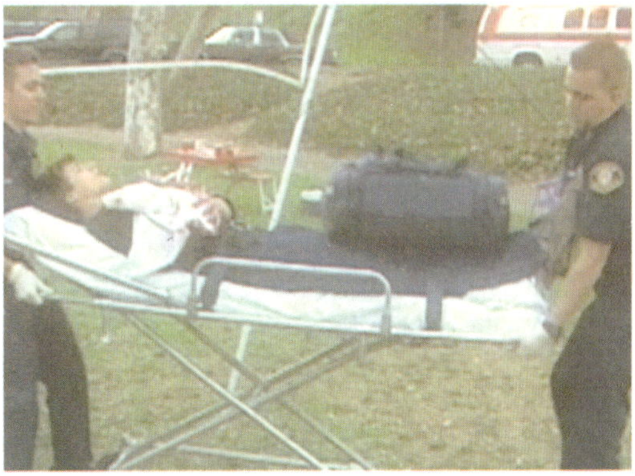

经过足足20分钟的痛苦等待，救护车终于到了。特里被抬上车，紧急送往附近的一家医院。

比尔紧跟着急救人员，随着特里，一起上了救护车。

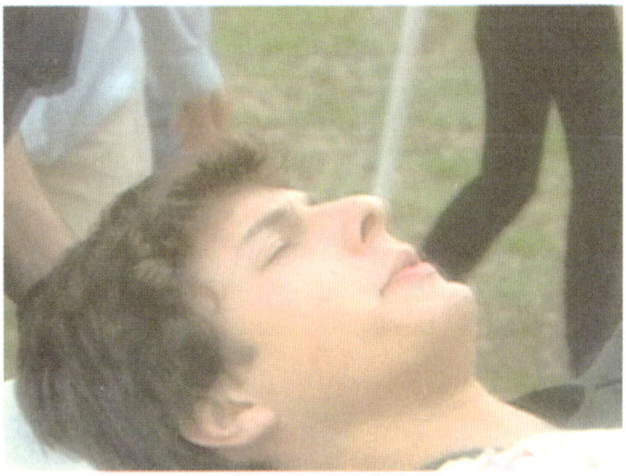

早已经有一个医疗小组的人在医院里等着接收特里了。特里的母亲谢瑞尔接到通知电话，早也已经赶到了医院，在医院的走廊里，她看到了已经昏迷的儿子。

谢瑞尔紧跟着医护人员的脚步——他们快速地推着病床，谢瑞尔焦虑地问医生：“昏迷是药物造成的，还是别的什么？”

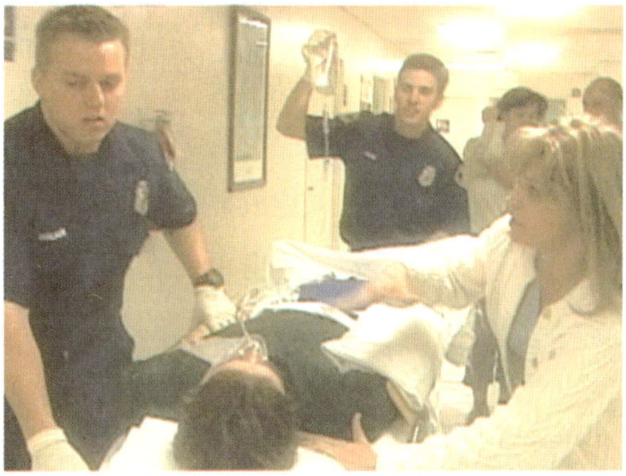

▲特里被送往医院抢救

没有人顾得上回答她，大家要争分夺秒地挽救这个男孩年轻的生命。

谢瑞尔并不知道特里的伤势有多严重，她看见特里的时候，特里的胳膊已经被急救人员用绷带包扎起来了。

医生赶到后，对着病房里的所有人说了这样一句话：“任何看到血不舒服的人都要离开。”医生是出于对家属负责的态度才这样说的，凭借着专业的知识，他已经知道特里的伤势不轻。

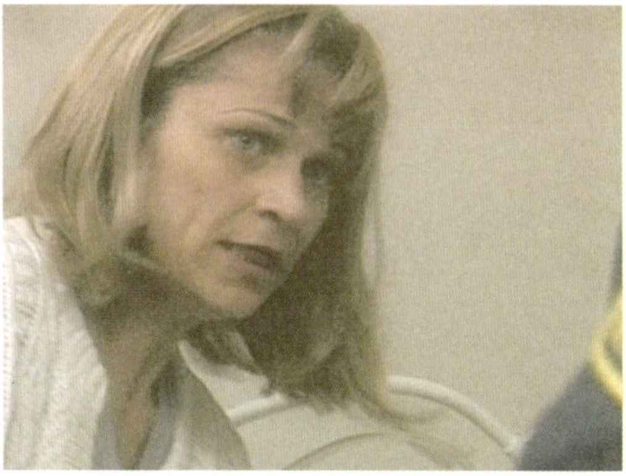

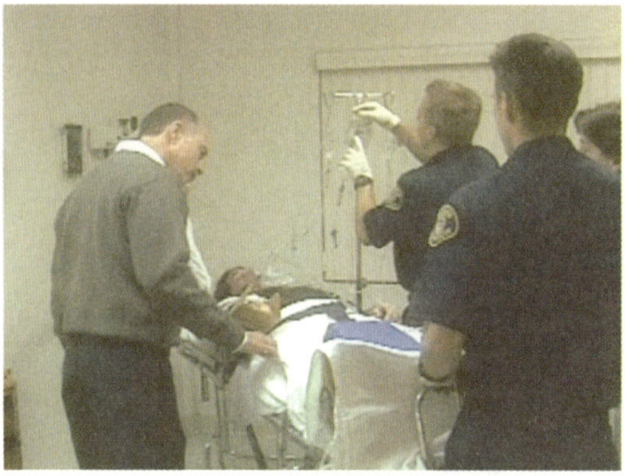

▲特里的妈妈闻讯急忙赶到了医院

“我不怕，我要陪着我儿子！”谢瑞尔答道。

于是，医生让她留了下来，除了必要的医护人员外，其他人都退出了病房。

医生打开了特里手臂上的绷带。不看不打紧，这一看，谢瑞尔差点晕了过去——特里胳膊上的骨头都露出来了，肌肉也都全部撕开了。作为母亲，谢瑞尔的心里一阵阵剧痛，特里这孩子，遭遇了怎样的痛楚呵！

“孩子的伤势非常严重，他必须马上被送到旧金山，请专家会诊。”医生快速地做出了判断，便布置下去。特里被送上车，将快速地抵达旧金山。

谢瑞尔在医院里等待着，与其说是等待，还不如说是煎熬。她不住地向上帝祈祷，希望上帝护佑她的儿子特里平安无事。

万幸的是，特里及时地赶到了旧金山。在那里，他幸运地接受了专家们的救治。据特里当时的危急情况，只要再晚到两分钟，他就有可能因为失血过多而死。

▸▸▸谢瑞尔的话

如果你的孩子出现了意外，你当然希望遇到像乔伊斯和比尔这样的热心人。我们夫妇无论怎样感谢他们都是不够的，是他们挽救了我们孩子的生命。特里的灾难发生得那么突然，多亏乔伊斯的冷静思考，特里现在才得以过上正常人的生活。

他那受到致命创伤的手臂，如今已经康复得很好，特里手臂的功能每天都在恢复，每一天都有可喜的变化。我们和孩子永远都感激乔伊斯和比尔！

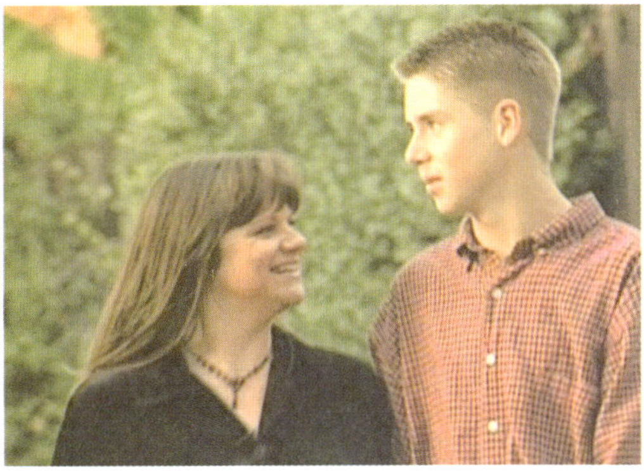

▲特里的胳膊每天都在恢复

如何应对？

如果不幸你的朋友或是某位路人遭遇了灾难，手臂的动脉血管被撕裂了，面对此情此景，你要采取措施尽力保住他们的性命，任何不当的措施都是致命的，那么，你该如何应对？

A.对动脉施压

a. 如果你像乔伊斯那样看到大量的鲜血从伤者的肢体上喷溅出来，你就应该知道是其动脉受损了。动脉是把血液泵出心脏的大血管，所以鲜血会随着心跳猛烈地喷射出来。动脉撕裂可以导致伤者在几分钟内流血而亡，是极其危险的。

▼对伤者上臂内侧进行施压

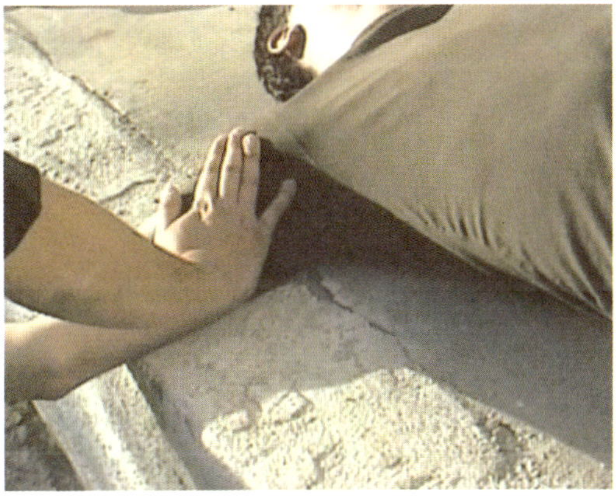

乔伊斯看到特里胳膊上的血喷出来比特里的身高还高之后，就吩咐比尔去取干净的毛巾，并

让比尔用力压着特里胳膊上的血管，这在一定程度上就减缓了特里血管里血液的流出，不失为一种很好的方法。

b. 其实，应对手臂动脉血管撕裂的最好方法是对伤者的上臂内侧进行施压，确切位置在二头肌和三头肌之间。这就好比踩住花园浇水用的软管的中间，以便不让水流出来。如果是腿部受创，你应该按住伤者的躯干和大腿连接的腹股沟位置。

B.抬高伤者的腿

特里的动脉撕裂后，鲜血不断地喷涌出来，乔伊斯命令一个孩子拿来藤椅，并迅速地将特里的双腿搁置在藤椅上，这样抬高伤者的腿是非常有用处的。因为伤者的下身被抬高后，血液就会流向伤者上身的重要器官，就可争取一些时间，避免伤者因休克而致死。

特里在受伤之后的 20 分钟后才等到救护车的到来，虽然当时他已经全身都麻木了，并且意识不再清晰，但是幸好有乔伊斯和比尔为他所做的一切，所以他并没有陷入深度昏迷，为他的最后获救争取了宝贵的时间。

▲这就好比踩住软管的中间，防止水流出来

▼用力按住腹股沟位置

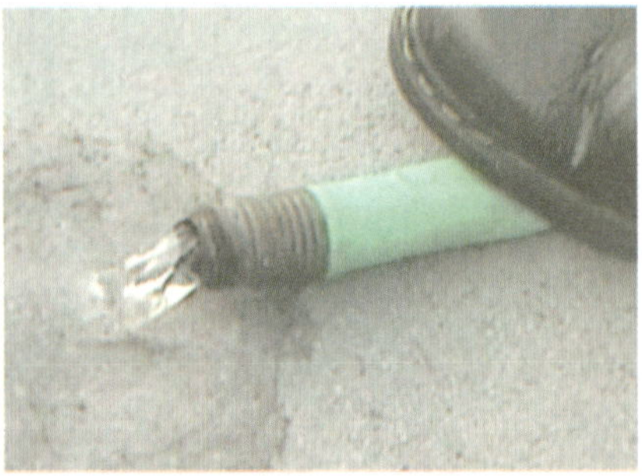

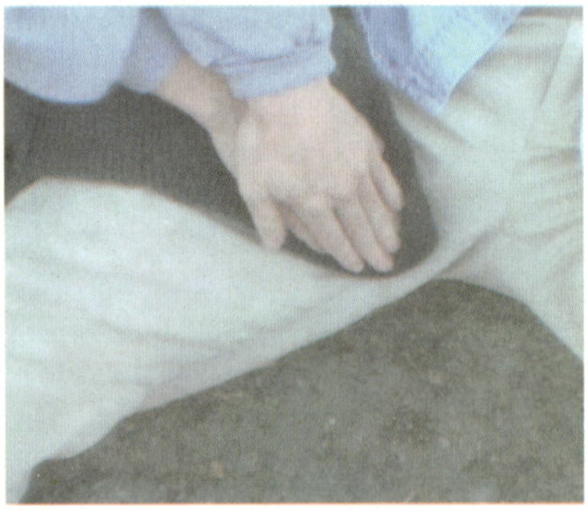

C.止血

a. 伤者动脉撕裂后，血会大量喷涌出来，首要便是对其进行止血处理。但是需要说明的是，止血带会导致永久性的组织损伤，只有在危急的情况下才可使用。若是有其他的方法进行止血，则慎用止血带！

美国食品药品管理局刚刚批准了一种新产品上市，它叫快速止血剂。这是一种能够减缓血液损失的粉末。派往阿富汗和伊拉克的士兵的急救包里就有它，它能迅速形成血液凝块。

b. 除了借助于止血带与药物止血外，一名学生的做法会给我们一些有益的启示：在英国，某辆校车失事，一位教师的手臂被严重撕裂，当时他的一位学生当即将自己的校服衬衫撕成条状，对伤口进行简单包扎，并且解下校服的领带，把教师的胳膊扎紧。

乔伊斯令比尔紧紧按着特里的胳膊血管，也是一种很好的方法，虽不能止血，也减缓了血液的流失。

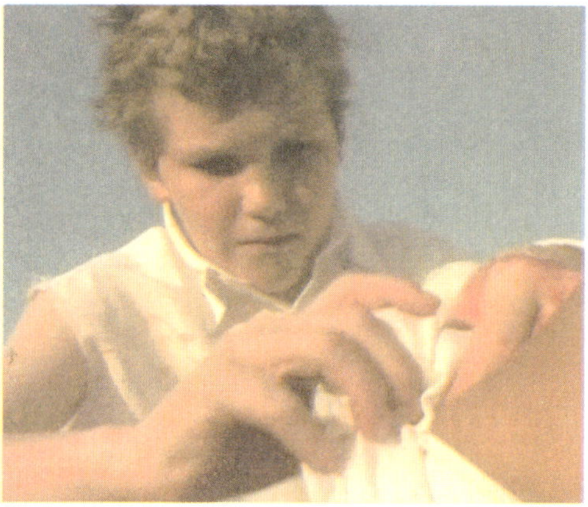

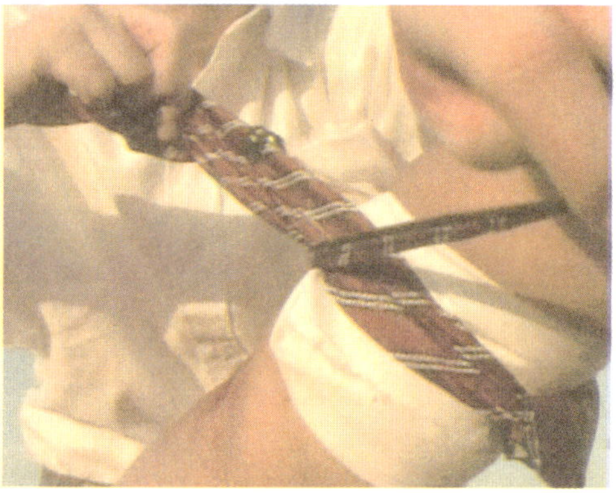

▲用衬衫和领带进行包扎

D.冷静

危难当前，唯有冷静才能快速地做出判断，也才能快速地采取措施，以挽救局面。乔伊斯在面对特里的突然遭遇时，不仅有急救常识，更是非常冷静地下达一系列命令：吩咐马克去打急救电话，让比尔去拿干净毛巾、并且让他紧压着特里受伤手臂的血管，当孩子们吓得手足无措的时候，乔伊斯命令孩子给她递过椅子，并将特里的双脚高高地放置起来……所有这些，如果乔伊斯非常忙乱，颠倒了先后顺序，事情都不会这么幸运地收尾。

当所有一切都做好之后，乔伊斯又拨打急救电话，向他们详细地描述了特里的一切状况，为急救人员将要做出的急救行为提供了依据，都是头脑清醒的表现。

无论采取什么措施，都要保持冷静。正是冷静再加上一点常识，才帮助乔伊斯战胜命运，挽救了特里的生命。冷静，是必要的素质！

孩子出生在车里怎么办？

引言

分娩对每一名准妈妈来说都如临大敌，可是，大部分的预产期都不是很准时。你的预产期意外提前了，可你既不在医院也不在家里而是在车上，你该如何应对？

本来怀上一对双胞胎是喜事一桩，可是对于尼科尔来说，她的这一场分娩无异于高速惊魂——她的预产期整整提前了5个星期，在高速行驶的车内，她的羊水破了，孩子急于来到新世界，情势十分危急……

▶▶▶全速！前进！

“已经来不及了！来不及了！停车！” 尼科尔·威廉斯忍着剧痛对着丈夫喊叫，她就要生了！

斯科特心急如焚，他都要哭出来了，妻子尼科尔在副驾驶座上已经痛到不行了，不断地呻吟。在疼痛的间隙就一迭连声地催促他：“再快点！再快点！”斯科特已经将车速提到极限，不能再快了，可是即将分娩的妻子仍嫌车速太慢。

斯科特一边十万火急地开车，一边照看着妻子的情绪。女人分娩是极其痛苦的，更不要说尼科尔已经进入分娩状态40分钟了！可是，医院还在很远的地方，怕是要来不及了！他在脑海里快速地盘算着，想要抄一条最近的路赶去医院。

“疼！我疼！哦——疼！”尼科尔双手捧着肚子，因为极度痛苦，她的面部肌肉已经有些不听使唤了。

“没事的，没事的，不会有事的！宝贝！”斯科特尽力安抚妻子，同时手下丝毫没有减缓速度，时间就是生命，这时，这句话用在这里再贴切不过了。当务之急就是快点赶到医院！

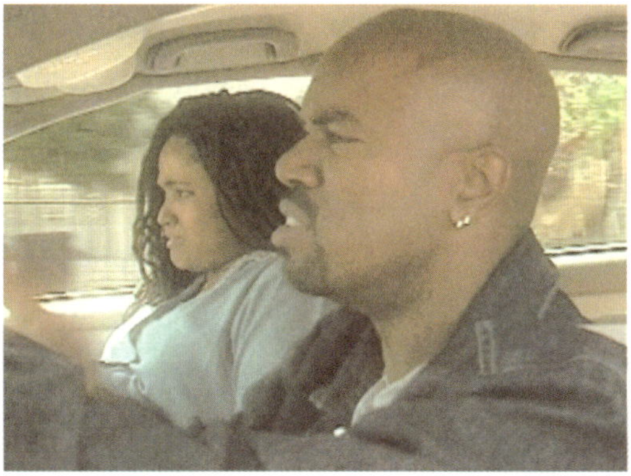

“哦，不行了，我不行了，求求你再开快点！”来势汹汹的阵痛让尼科尔无法安坐在座位上。

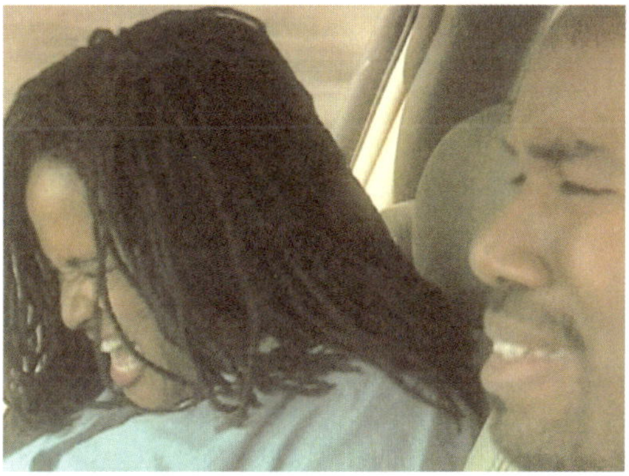

“深呼吸！保持呼吸！宝贝！”斯科特一路闯红灯，他已经管不了那么多了。

“我在呼吸，你也在呼吸！”正在快速剧烈地宫缩的尼科尔听见丈夫的话，气不打一处来。

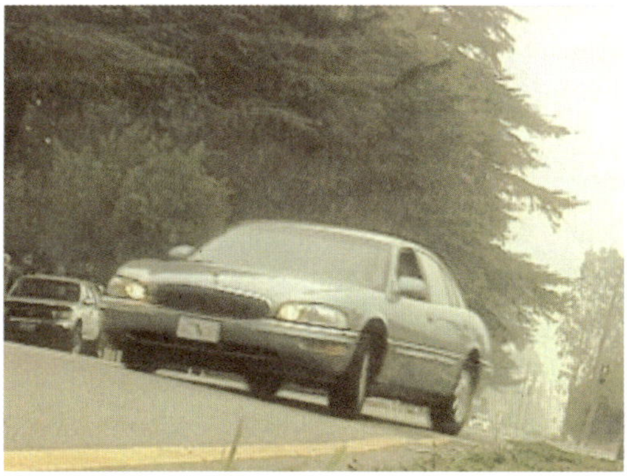

▲斯科特心急如焚，他都要哭出来了

“就快到医院了，宝贝。”斯科特心疼坏了，只能这样宽慰尼科尔，其实距离医院还有很长一段路。

“快点停车！”尼科尔挣扎着大叫。

“不，不，不行，我们得赶到医院去，宝贝！”斯科特看着妻子的痛苦样子，自己也要哭出来了，可是作为男人，他知道现在只有尽快将尼科尔送去医院，才能确保她和孩子的安全。

“她就要出来了！停车！”尼科尔痛得不住地倒吸冷气，她感觉到孩子正在抓挠，她就要出来了！

“不行，现在不行，现在不行！宝贝，坚持住！”斯科特知道此时不能停车，他唯一能做的就是开车！加速！

“我恨你！我恨你！”尼科尔挣扎着，肚子里的孩子也在挣扎。

“不要恨我，宝贝！不要恨我！我爱你，坚持住！”斯科特知道妻子是痛得不行了，她口不择言，这时也只能极力安抚她。

“快停车！”

“没事的！宝贝！”

“停车！我要生了！快停车！”尼科尔无法承受了，孩子就要出世了！

“没事的……我们得去医院！”斯科特知道，妻子再痛也不能停车，唯有去医院才是最明智的选择，公路上除了便利店和行人，什么都没有，停下来也无益。

斯科特将车掉头，拐了一个弯，他要抄近路去医院，而这条路要穿过铁轨。

▼过快的车速，让斯科特心惊胆颤

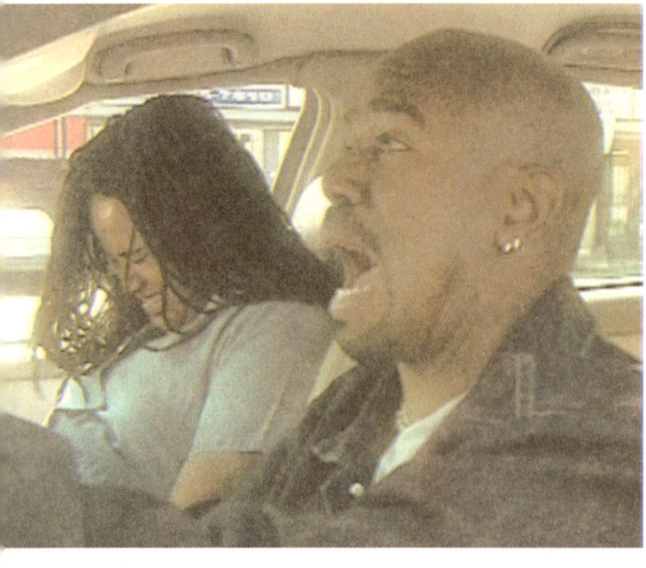

▶▶▶生　了！

“你最好停车拨打911，因为我已经把宝宝生下来了。”尼科尔对着丈夫这样说道。

“坚持住！保持呼吸，亲爱的！保持呼吸！坚持住，我们就要穿过铁轨了。”斯科特稍稍减缓了速度，前方就是铁轨了！

剧痛中的尼科尔挣扎着站起来，因为若母体脱离座位的话，铁轨的震荡就不会伤到她肚子里的胎儿了。

然而，当汽车的车轮碾过铁轨的时候，即使斯科特已经很小心了，但还是影响到了尼科尔。由于颠簸，就在尼科尔站起来的过程中，他们的女儿出世了——在小家伙将要掉到车底板上之前，出于母亲的警觉，尼科尔眼疾手快接住了她。

“宝宝出来了！”尼科尔对着丈夫大叫，手里捧着浑身湿答答的婴孩。

“什么？！”正在集中精神开车过铁轨的斯科特，听到妻子的话，整个人愣怔了一下。

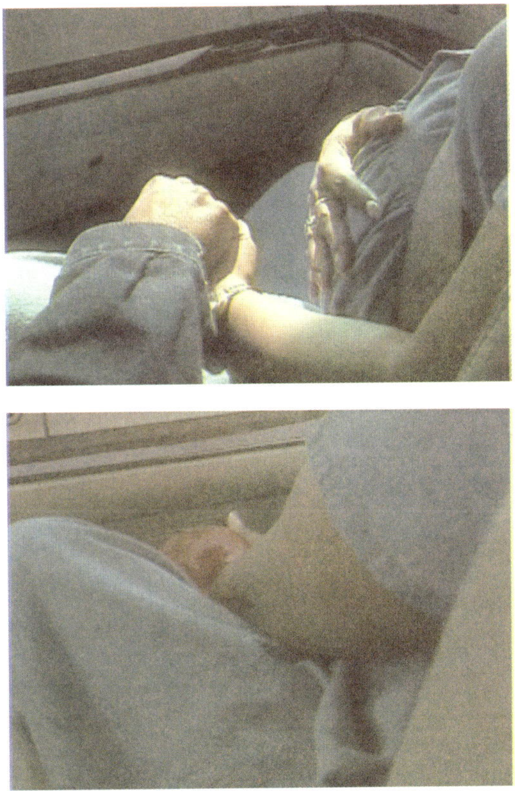

▲尼科尔双手接住提前出生的婴儿

“宝宝出来了！”尼科尔满是汗水的脸上泛出一个大大的微笑，她捧着女儿，发现她很干净，鼻子、嘴里什么都没有，这真是令人难以相信，刚出生的女儿全身都很干净！

“天哪！你把她生在了车里！”斯科特大叫一声。事发太突然了，他一时之间无法接受。

“她很漂亮！”斯科特在极大的兴奋中快速地看了几眼女儿，他更焦急了，妻子在车内生产了，这样太危险，得尽快赶往医院！

“等等！等等！”他们的第一个女儿刚刚出生一分钟，斯科特同时看见，妻子的痛苦又加剧了，第二个女儿也要出来了！

“哦——我的天！”尼科尔意识到第二个女儿的出

生遇到了难题——她明显感觉到疼痛比之前的所有都来的要猛烈。

“我们无法赶到医院了！宝贝！坚持住，我去打电话！”斯科特知道他们无法赶到医院了，尼科尔现在就需要急救医生，而且是立刻！马上！

“哦——怎么办？上帝啊！哦——”尼科尔双手捧着女儿，强忍着腹部传来的剧痛，可是这实在是令她难以忍受了。

“好的！好的，坚持住！宝贝！”斯科特快速地盘算，可以找到些微帮助的就是一个街区之外的加油站，这个加油站旁有便利店，他可以去打电话求救。

车子在便利店门前“嘎——”的一声停住了，斯科特快速地打开车门就向便利店冲过去，他紧张极了，跑得速度极快，尼科尔只能看见他身后扬起的尘土。

▲汽车开到了一家便利店傍边

▼男人根本不相信他说的话

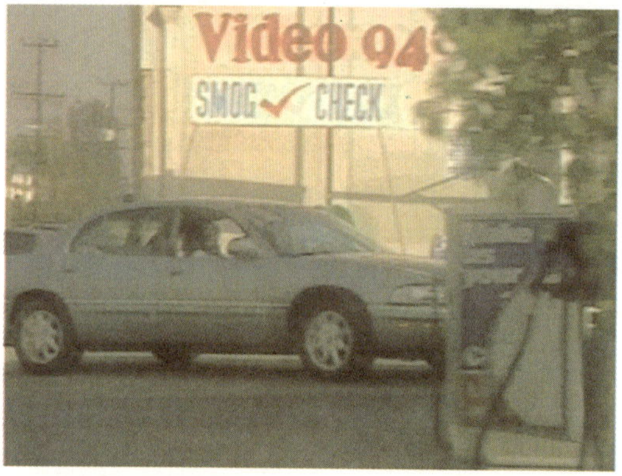

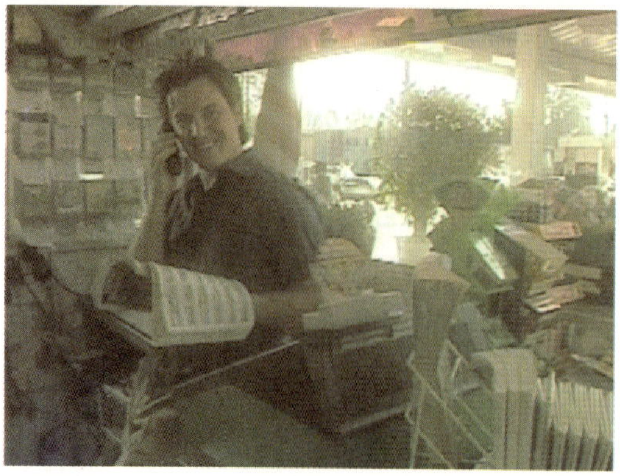

便利店里一名男子站在柜台里，正在闲适地一边看画报一边聊电话，斯科特冲进去，对着这名男子语无伦次地说：“我妻子在车里生了！帮帮忙！我妻子把孩子生在了车里！”因为极度紧张与担心，他的表情极其痛苦。

“你说什么？”男子和电话彼端聊得正开心，没听清楚斯科特的话。

▶▶▶帮　助

“快拨911！我妻子刚在车里

生了孩子！”斯科特又大声重复了一遍。

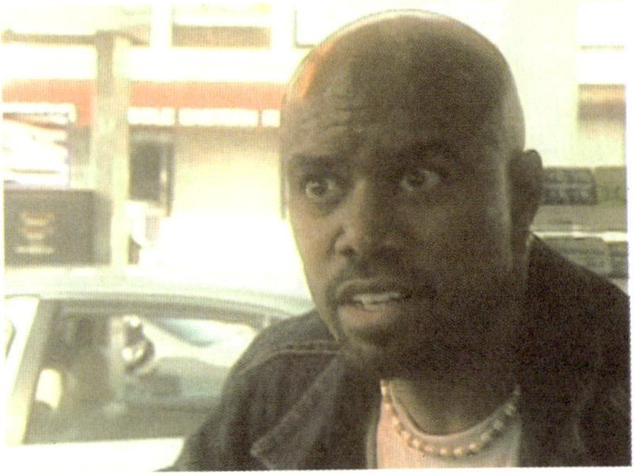

“哦，亲爱的，你稍等一下，我这边有个伙计在说胡话呢。”男子根本不相信斯科特的话，哪里会有孕妇把孩子生在车里呢？他慢吞吞地挂掉电话，掀开柜台小门就走了出去，他倒要看看这个伙计是不是在忽悠他。

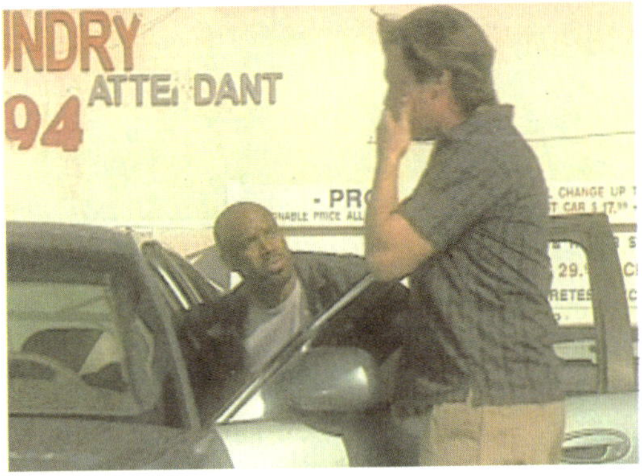

▲斯科特在求救

▼眼前的情景让他大吃一惊

斯科特已经跑回了妻子身边，男子一边嘴里嘟囔着一边小跑过去：“我倒要看看，有个孕妇在车里生了孩子？”等他站在斯科特的车子旁，看见尼科尔的境况时，他惊叫了一声：“哦——天哪！”这个孕妇真的在车里生产了！他情不自禁地用手捂住脸，低呼了一声“上帝！”

“快帮我们打电话！快！”斯科特看着痛苦万分的尼科尔，他也要疯了，扭头对着男子说道。

“哦，好的，天哪！”男子一时之间有些愣怔，回过神后，他立刻跑向便利店打电话求救。

当时加油站还有一些顾客，当他们了解情况后，很快就自发组成了救援队伍，纷纷围拢过来，以便及时帮忙。

“拿去给孩子保暖。”一名壮硕的男子赶过来，当即脱下自己的上衣从车窗里递过去，给尼科尔和小宝宝保暖。

车里的动静也吸引了一名女士，她刚刚结束在便利

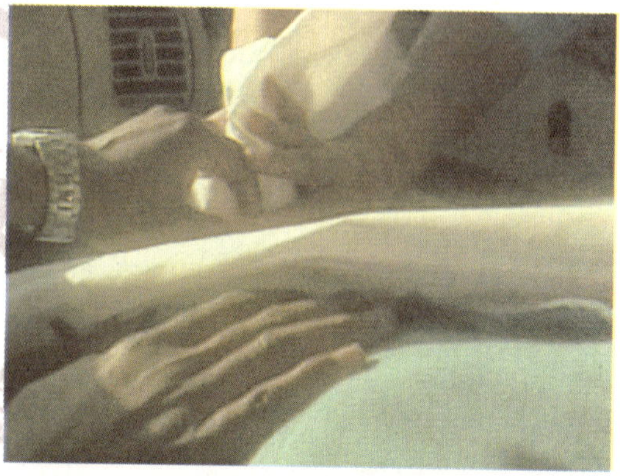

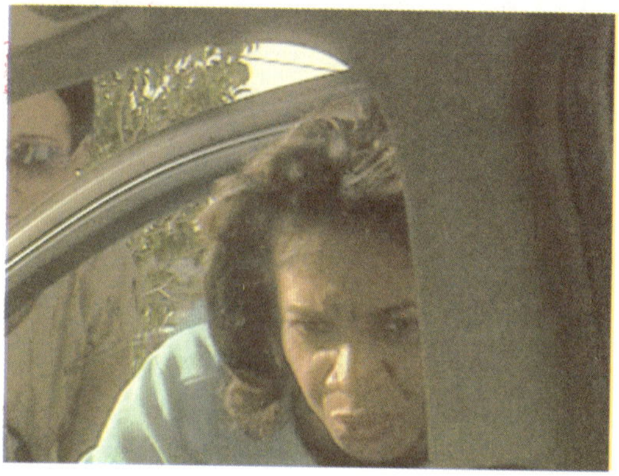

▲好心的女士帮助尼科尔闯过难关

店的采购。她赶过来，从自己刚刚购买的一套床上用品里拿出崭新的床单，覆在尼科尔和孩子的身上。做完这一切后她关切地俯下身子，密切注视着尼科尔。

“谢谢你，女士！谢谢，真的很感谢——”斯科特非常感动，在这个非常情况下，他只能连声道谢。

尼科尔生产的车边围拢着热心的人们，他们用自己的所能给尼科尔以帮助，贡献上衣的男子、献出床单的女士，还有一名戴茶色眼镜的女士，他们的脸上都是深深的关切。

斯科特不断地安抚着妻子，尼科尔被巨大的疼痛攫住了，她根本听不清丈夫和身边的人们在说什么。不过有一点，她心里特别清楚：危机远没有结束。另一个宝宝遭遇难产，而且第一个孩子也需要立即接受医疗护理。她一边强忍着一波又一波的剧痛，一边在心里祈祷，希望急救医生能够快点赶到——刚出生宝宝的脐带亟需剪断。因为女儿的脐带没有剪断，所以自出生到现在，尼科尔一直把她抱在怀中。

急救医生！急救医生！

急救医生快点赶到吧！要知道，如果尼科尔的第二个宝宝在医生赶到前出生的话，这个可怜又幸福的妈妈还得抱着一个宝宝同时去接住另一个孩子！

▶▶▶使点劲！

“我为她刺破了羊水囊，然后她就能出来了！使点劲！”急救医生对尼科尔说。

终于，急救医生紧急赶到了！由于要在车里接生第二个宝宝，医生让尼科尔尽可能舒适地躺下：“女士，尽量保持身体放松。对，就这样。”

尼科尔都要哭出来了，因为剧痛，她有时就紧紧闭着眼睛，却又在下一秒钟拼命张大眼睛，这样强烈的身体之痛，她实在是承受不了，可是作为一名母亲，她身体里涌动的母性迫使她再痛也要坚持下去。

虽然是夏天，但是对于刚出生的婴儿还有正在生产中的尼科尔来说，从打开的车门吹进来的凉风仍是不利的。为了抵挡凉意，围拢在车子边的一名热心女士为她们打开了加热器。

▼第二个孩子的出生给尼科尔带来巨大的痛苦

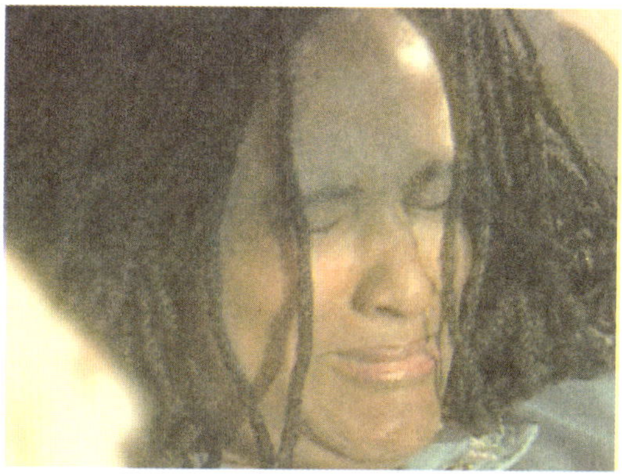

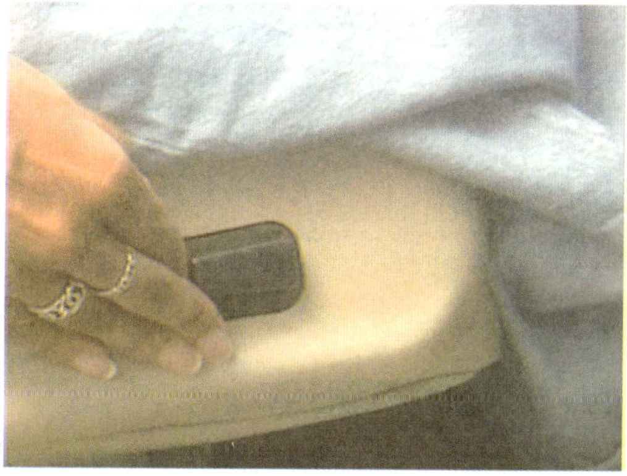

为了方便急救医生为她接生，尼科尔把脚搁在了仪表板上，然后笔直向后躺了下来，她尽力调整自己的身体，就像躺在床上一样。

急救医生知道首要便是剪断刚出生的孩子的脐带，他拿出工具，将尼科尔第一个女儿的脐带剪断，然后简单快速地处理一下孩子的卫生。孩子已经安全了，尼科尔一只手覆在脸上，她的心开始疯狂地担心她的第二个孩子，很奇怪——第二个孩子遭遇了难产，这是始料不及的。

一名急救医生查看了尼科尔的情况，凭借专业知识，他快速判断尼科尔第二个宝宝的羊水囊还没破，于是，他当即用手捅破了羊水囊。

“她要出来了！”尼科尔的手紧紧抓着床单，就要掐破自己的手心了。第二个孩子即将出世！

“宝贝使点劲！”斯科特紧紧注视着妻子，心疼无比。

“使点劲，使点劲！我碰到她了！”急救医生有节奏地引导着尼科尔，以助她生产。

“啊……”一声歇斯底里的尖叫之后，尼科尔虚脱地安静下来，大口大口地喘着气。

“宝宝看上去很健康，恭喜你！”急救医生迅速地将尼科尔和她的两个女儿——抬上移动担架，尼科尔一只手抱着一个女儿，脸上是幸福又疲惫的笑容。经过这样一场非比寻常的折磨，她已经筋疲力尽了。

斯科特抓着移动担架，跟着妻子走。尼科尔对丈夫微笑，他们是幸运的，足够幸运！全家都很幸运。斯科特又是开心又是担忧，表情极其复杂。

▼第二个孩子终于生下来了，急救人员要把她们母女送往医院

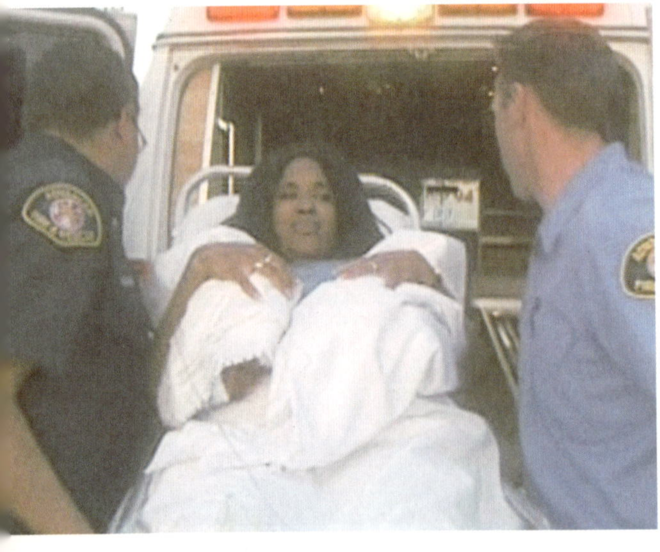

急救医生迅速打开救护车，将尼科尔和她的两个女儿安置进去，一名工作人员快速关上车门，然后救护车开动了。他们要尽快将孕妇和孩子送去医院，虽然两个宝宝早产了一个多月，但她们看上去很健康。但是这只是“看上去”，要火速将她们送去医院，接受严格的医疗检查，以确认这两个在这

种非常情况下出生的婴儿是不是真的很健康！

斯科特一直紧绷的神经终于松弛了下来，他在唇上按了一个吻给妻子，眼泪簌簌地涌出眼眶。

怀抱着两个女儿的尼科尔虽然明白她们母女已经脱离危险，但是她同样清楚，这只是暂时的，两个女儿的状况还是未知，虽然看起来她们很健康。

被紧急送进医院后，尼科尔和她的两个女儿都接受了全面的健康检查，当检查结果出来后，尼科尔开心极了！医生是这样说的："两个宝宝的状况都很好，都很健康，你真是个勇敢的母亲。"

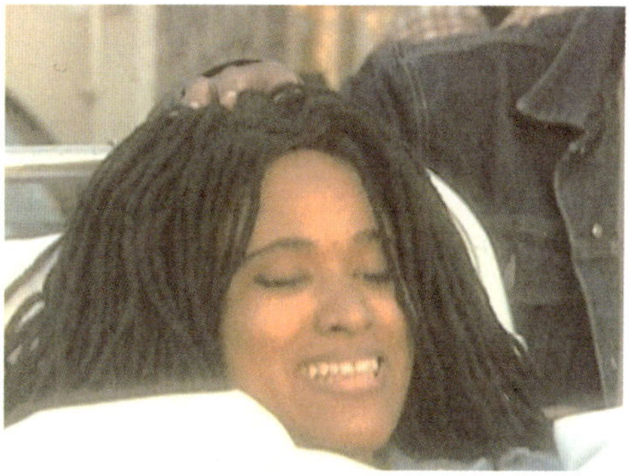

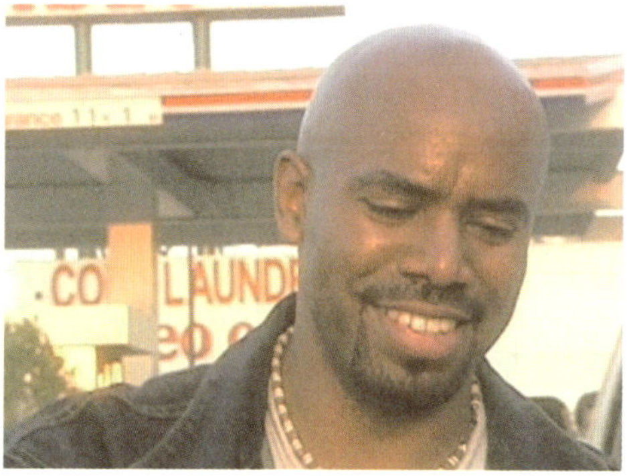

▲一切都过去了，两人露出了幸福的笑容

后来，当尼科尔和邻居们说起两个女儿的出生时，她满脸幸福地说："她们都很健康，她们的每只手都有五个手指头，一切都很正常。作为母亲，我还能要求什么呢？"

▸▸▸感　恩

斯科特和尼科尔的一双3千克的女儿都是在车里分娩的，但是她们和在医院里出生的健康孩子一样，活泼可爱、健康漂亮。双生花一样的双胞胎给斯科特和尼科尔带来了无数的欢乐，他们感激上帝赐予他们这一对无邪的美丽天使。

在后来的某些时刻，尼科尔回忆起当时的情形，简直不敢相信这一切是真实地发生在自己身上的。她对所

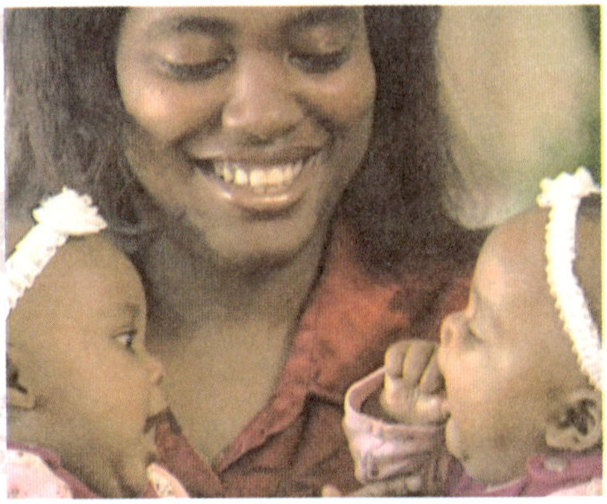

▲幸福的母女

有帮助过她的人充满了感激：脱下衣服给自己和宝宝保暖的男子，献出自己刚买的床上用品的女士，还有戴茶色眼镜的女士，以及那些围在自己身边，时刻准备着帮助自己的热心人们，尼科尔根本叫不出他们的名字，但是，他们为尼科尔一家所做的，尼科尔永远都不会忘记，也会在一双女儿长大后，告诉她们所有的一切，关乎爱，关乎乐于助人。

尼科尔多次对朋友们这样说，不少人都说他们对这个世界丧失了信心，他们认为好人已经不存在了。其实世界上的确有好人存在，就像她遇见的那些热心人，他们甚至连车门都来不及关就跑到尼科尔身边，看她出了什么事。在非常紧急的关头，作为毫不相干的路人，他们所给予的热心帮助与那份真诚，是真正让尼科尔感动并且永生不忘的。

尼科尔是在去往医院的途中分娩的，其实，无论新生命是在医院还是在家里或是在高速公路上诞生，生命的诞生过程本身都是一种冒险！就看当事人怎样运用自身具有的知识，或是借助于身边人的急救知识帮助自己脱离危险。

如何应对?

前面已经说到，其实预产期95%都是不准确的，而且，每一名孕妇的实际情况也不同。如果你快分娩了，却又无法及时赶到医院，想要确保你和小宝宝的安全，你该如何应对？

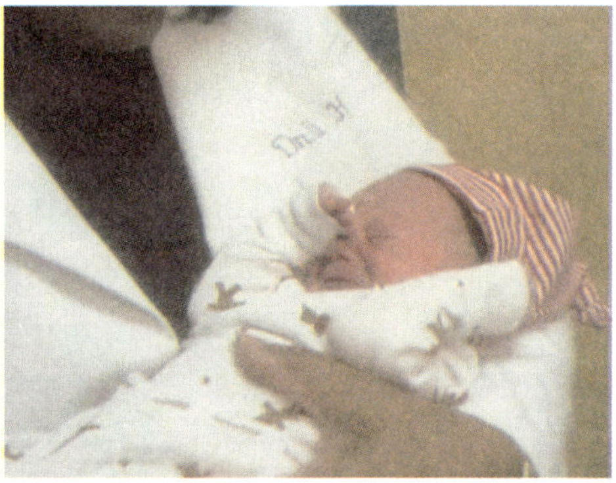

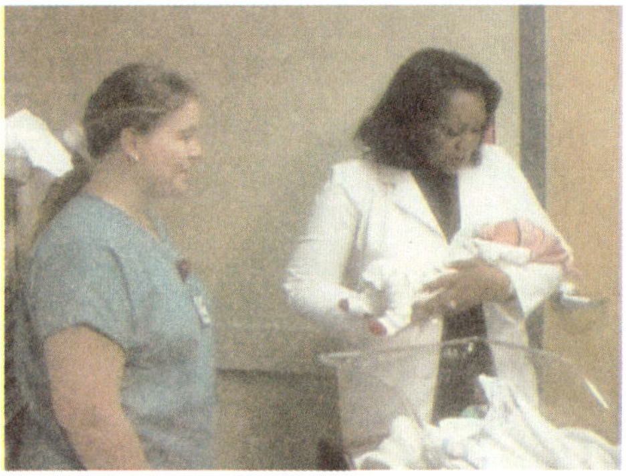

▲一定要擦掉宝宝鼻孔和嘴里的液体

A.分　娩

a．正常分娩。首先，如果是未出现并发症的正常分娩，你可以靠自己的天然力量生下宝宝。尼科尔的第一个女儿就很顺利地生下来了。但有时宝宝也需要一点帮助。正常分娩的情况下，孕妇是不用担心自己与孩子的安全问题的，并且，这样的事件也多有发生，均是母亲与孩子都平安。北卡罗来纳州的一位孕妇羊水破后一刻钟，也在赶往医院的途中生下了一个体重 4 千克的女婴，母女平安。

b．非正常分娩。正如尼科尔第二个女儿的出生一样，遇见了一些很棘手的问题，羊水囊没有破开或是羊水过少，母体还有很多并发症，如高血压等。此时，首要的就是快速安顿好孕妇，然后以最快的速度请别人或是自己打求救电话。时间一定要把握好，因为你唯一的希望就是急救医生能尽快赶到，也只有他们赶到，你和孩子的安全性才会多一份保障。在医生赶到之前，你需要像尼科尔一样，寻求到尽可能的帮助，向路过的行人求救，不要放弃任何可能得到的帮助，这个时候你需要的是大家的力量。

尼科尔的丈夫在妻子分娩出第一个婴孩之后，就疾奔去加油站便利店求救，这是一个很好的做法，因为加油站附近会有很多路人，他们可以在这里得到更多的帮助。事实证明他们是对的，在加油站，他们遇到了很多令他们感激一生的热心人。

B.如何对待宝宝？

a．卫生处理

宝宝出生后，用一块干净的干布擦掉小家伙鼻孔和嘴里的液体，以保证宝宝呼吸顺畅。尼科尔的第一个女儿出生后，着实令人欣喜，她全身上下都很干净，一名女士贡献出来的崭新床单派上了大用场。新生的宝宝，清理干净其鼻孔和嘴里的液体至关重要，切记！

b．呼吸处理

使宝宝的头部低于身体其他部位，这样能够帮助宝宝排除肺里的液体。做完这一切之后，如果宝宝仍然呼吸困难的话，切记一定不要拍打他的臀部，你可以轻柔地在宝宝背部做圆周按摩运动，这样会更有效。沿脊柱按摩也能起到刺激呼吸的作用。此外，你也可以用手指轻弹宝宝的脚底。

C.脐带的处理

a.宝宝一旦能自主呼吸，就不需要再通过脐带与母体相连了，这时通常应该剪断脐带。在剪断脐带前要先打个结，这样能够避免伤口流血。马萨诸塞州塞伦的一名男子的做法可以给我们些微启示，这名男子在妻子意外在家分娩后，是怎样处理脐带问题的呢？他快速解下自己的鞋带，用鞋带将脐带扎紧，他的快速反应也收到了很好的效果。

▼鞋带也能起大作用

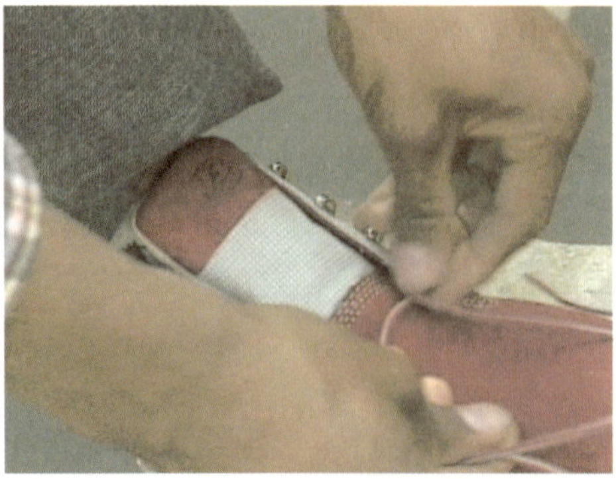

b.你也可以用干净的剪刀剪断脐带，但最好还是等专业医师来剪断脐带，因为剪刀无论看起来有多么干净，上面仍是携带着诸多肉眼看不见的细菌，而这些细菌对于刚出世的孩子来说，是非常危险的，因为婴儿没有一点儿抵抗力。等专业的医师来处理孩子的脐带问题，可以降低感染的机率。

尼科尔第一个孩子出世的时候，

她的身边并没有可以剪断孩子脐带的工具，她就一直捧着或抱着孩子，直到急救医生赶来才将宝宝的脐带剪断。如若急救医生可以快速赶来，则等待他们来给孩子剪切脐带，毕竟新生命的肌肤相当脆弱与娇嫩，一定要谨慎对待。

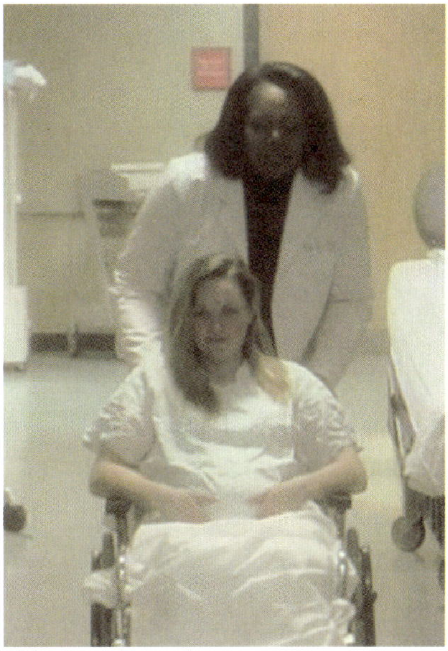

▲当妈妈对女人来说是一件最幸福的事

D.胎盘的处理

胎盘出来后，一定要用塑料袋、毛巾或者干净报纸包好，以留待医生检查，医生需要据此确认是否整个胎盘都已排出母体。如果孕妇在医院之外的地方分娩了，而胎盘却没有被妥善保管，直至送进医院，那么，这样的行为无疑给医生的检查工作带来麻烦。

所以，若是你分娩，则提醒身边的人，帮你代为保管胎盘，去医院的时候，一定要带上。若是你身边的人分娩，则提醒她，一定要保管好胎盘，切莫胡乱丢弃。

你知道吗?

如何对孩子的DNA进行取样并保存?

你知道吗？如果你的孩子被绑架了，警察可能会向你索要孩子的DNA，以便于他们破案。孩子的DNA，这你肯定没见过。那么，如何对孩子的DNA进行取样并保存？

小心棒棒糖！

引言

每年，美国都有三千多人因噎窒息而死。初学走路的孩子会被玩具噎住，成人会被食物噎住，当事情发生的时候，你根本来不及思索，此时，你该如何应对？

每一个孩子的童年记忆里总少不了一支又漂亮又香甜的棒棒糖，然而孩子们却不知道，棒棒糖美好的外表下潜藏着巨大的危险。有一个10岁的小女孩就险些在放学回家的校车上被棒棒糖噎死……

▶▶▶棒棒糖

太可怕了！孩子们不知道发生了什么事，他们都定定地盯着布里塔妮，没有人再继续刚才的话题与谈笑了。

在密西西比州的图珀洛市，和以往的诸多日子一样，这只是一个普通的上学日，孩子们坐在校车上放学回家。他们叽叽喳喳地谈论着自己感兴趣的话题，男孩子女孩子们都很开心，放学是令人兴奋的事情——家里有好看的动画片等着他们呢！

校车司机贝蒂·图特正专心致志地掌握着方向盘，一边时不时地从后视镜扫视几眼孩子们。她非常喜欢自己的这份工作，她同样知道自己的责任也非常重大——如果只是坐在驾驶座上开车，这并不是难事，但是作为一名校车司机，她要为孩子们的安全负责。

经过了一天的学习，孩子们此时得到了最快乐的放松，他们自由组合成几个小组，闲适地聊天或是开玩笑。在这些孩子们中间，有一个金发女孩，她很漂亮，像其他孩子一样，她开朗活泼，喜欢说话，可以很快地和小伙伴们打成一片。这个可爱的女孩就是优秀的布里塔妮。

布里塔妮是贝蒂最喜欢的乘客。她每天都是最后一个下车的孩子，和贝蒂非常熟悉，已经上五年级的她表现一直很好。

后排座位上，布里塔妮小小的身子在自己的座位上频繁地活动着，她想要调整出一个最佳的位置，以便和后面的小伙伴说话，金色的柔顺长发在她的背上甩来甩去，非常漂亮。

谈笑间，布里塔妮拿出一支棒棒糖，撕开包装纸后，便将棒棒糖幸福地塞进嘴巴里，这支棒棒糖是她为了支持一个俱乐部买的。

“当，当，当，我喜欢这种声音。当，当，当……”布里塔妮一边吃着棒棒糖，一边和座位后面的孩子说笑，草莓味的棒棒糖很好吃，她喜欢这种酸酸甜甜的味道。

“嗨，你有没有看过那本故事书……”孩子们都很听话，只是坐在各自的位子上聊天，为了孩子们的安全着想，校车司机贝蒂通常不允许孩子们在校车里站起身。

▼布里塔妮拿出了一个棒棒糖

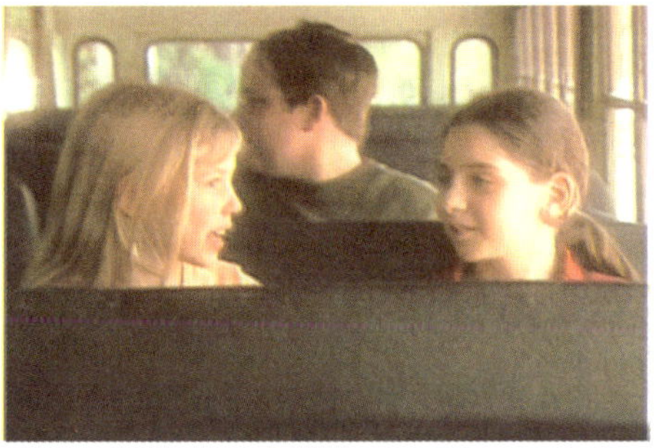

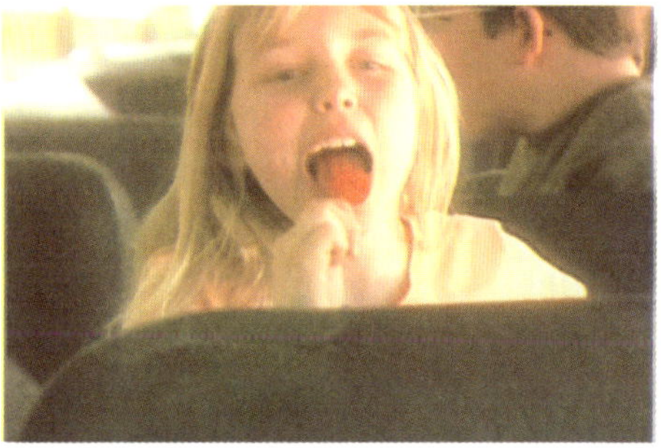

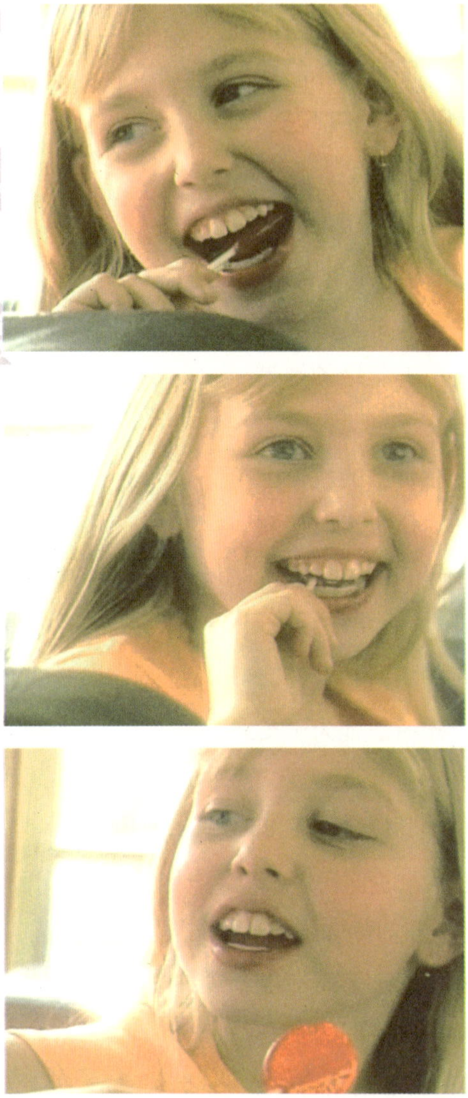

▲布里塔妮开心地吃着棒棒糖

贝蒂听着孩子们的说笑，偶尔扫视一下孩子们的表现，她很满意，孩子们今天如往常一样很乖，校车平稳地向前行驶。

突然，贝蒂从后视镜里发现布里塔妮站了起来，她看起来很不好，她试图想要表现什么，可是她无能为力。

贝蒂发现情况有些不对劲，她紧紧盯着后视镜，看着布里塔妮。布里塔妮扶着椅背，低着头，并没有说话。

“你还好吗，亲爱的？”贝蒂问。

可怜的布里塔妮说不出话来，她紧闭着眼睛，极力想呕出来。她一只手扶着椅背，一只手抚着喉咙处，小小的身子不时地前倾，她的行为非常奇怪！

“布里塔妮，你还好吗？亲爱的？”贝蒂再次询问道，她开始有些不安，她预感到有些不好的事情发生了。

而此时，布里塔妮的脸非常红，样子很恐怖，贝蒂注意到她发出了从喉咙里往外吐东西的声音。

贝蒂意识到布里塔妮出事了，她赶紧踩住了刹车，然后向布里塔妮走过去，她三步并作两步，走得非常快。

贝蒂从走道快速地冲到布里塔妮的身边，她一把扶住布里塔妮：“你做了什么，亲爱的？哦——天哪——”她双手抱着布里塔妮的小脸蛋，让她的嘴巴微张，几秒钟之后，她已经确定小女孩是被噎住了！

车厢内顿时一片安静，孩子们被眼前的事情吓呆了。

▶▶▶海姆利克氏操作法

“好的，孩子们，一切都会好起来的。”贝蒂安抚受惊的孩子们。所有人都在看着，吓得不敢说话，其实他们很少这样一言不发的。

贝蒂知道被噎住的人若得不到及时的救治，就会因窒息而死亡。她不允许自己最喜欢的布里塔妮就这么死去。她立刻将所有注意力都转向布里塔妮：“亲爱的，能咳出来吗？”

此时的布里塔妮嘴唇周围已经变成了青色，眼睛周围变得有点发白。贝蒂的心颤抖起来——布里塔妮的情况已经十分危急了！

▲布里塔妮的异常反应引起了贝蒂的注意

▼孩子们吓坏了，不知道发生了什么事

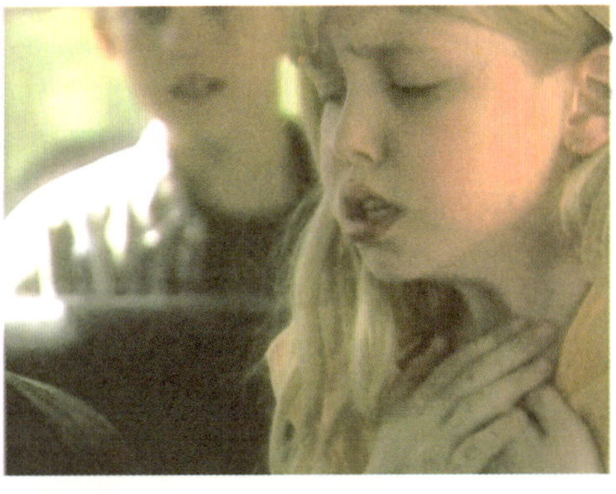

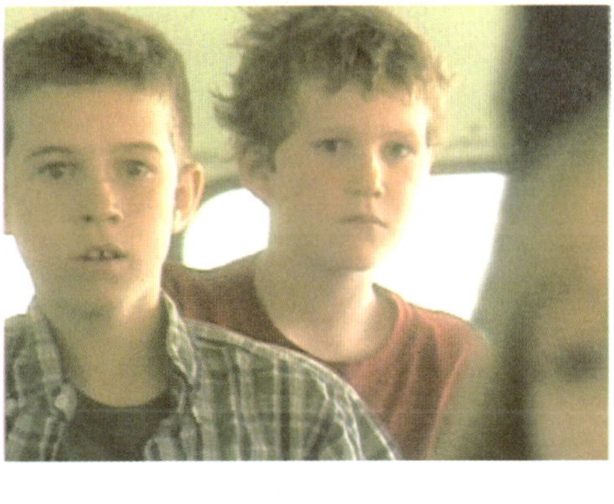

贝蒂立刻扶着布里塔妮向校车的前面走去，驾驶座附近的空间大，而现在她们在走道里，不利于展开救治。贝蒂走得很快，布里塔妮随着贝蒂的脚步快速向前移动。

贝蒂要将布里塔妮带到驾驶座附近的空地去，她知道此刻必须使用海姆利克氏操作法。她曾经上过培训班，也学过具体的做法，但那已经是 23 年前的事了，她有些犹豫自己是不是能成功地实施这救命的法子。贝蒂担心她会伤到布里塔妮，她不知道自己该怎么做，她很担心，万一自己用力过大，把布里塔妮的骨头弄断了怎么办？可是，转念一想，她意识到自己已经没有别的选择了。

布里塔妮的眼圈已经发黑了，尽管只是短时间的窒息，可是她小小的生命已经有些承受不住了。

“我们来试试。好的，我把手放在这儿。我会用力勒你的肚子，好了，我数 3 下。1，加油，亲爱的！ 2……”贝蒂将手放在布里塔妮胸腔上的正确位置，准备按照海姆利克氏操作法开始操作，她需要怀里这个小人儿的配合。

“亲爱的，加油！ 1、2、3！”贝蒂试了操作法，可是并没有效果。

“我们需要再试一次，亲爱的！听我口令，我们必须加油！”贝蒂又试了一次，可是该死的棒棒糖还是出不来，接着贝蒂又试了几次，她都要哭出来了，可是情况没有丝毫的好转迹象，可怜的布里塔妮已经渐渐失去了生气。

贝蒂根本就没有放弃的念头，她接着操作一直在重

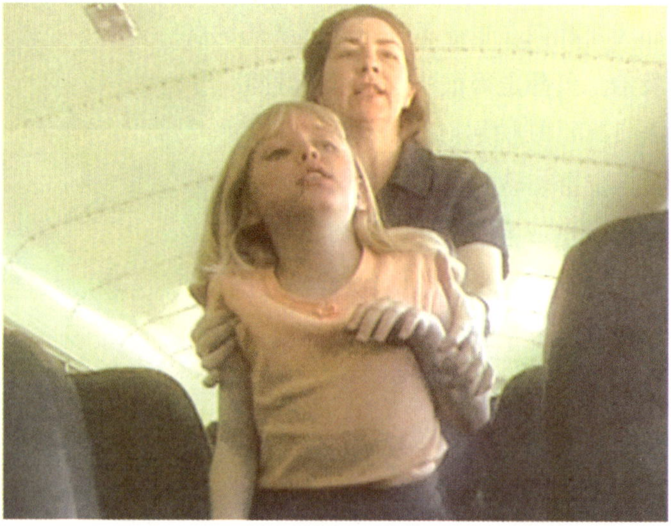

▶贝蒂帮助布里塔妮吐出喉部异物

复的动作，自己都不清楚自己试了多少次，可是，那东西还是没有出来。贝蒂开始怀疑自己是不是做得不对，她感觉到布里塔妮小小的身体已经越来越无力了。

▸▸▸成　功

“老天啊，帮帮我吧！天啊！”贝蒂仍在不停地做着努力，她在心里祈求上帝帮帮她，她不能让这个可爱的孩子死去。

车厢里的孩子们静静地看着他们的司机所做的一切，他们小小的心里，也大致明白了这是一个生死抉择，孩子们都缄默着，车厢里只有贝蒂的呼声与紧迫的语调。

经过快速思考，贝蒂觉得自己必须孤注一掷了，她不能总是因为顾虑到布里塔妮是否能承受得住她的力气就不敢用力，她必须要采取最后的措施了，布里塔妮已经没有时间了！

▲布里塔妮呼吸越来越弱，她快要撑不住了

▼棒棒糖出来了，她们成功了

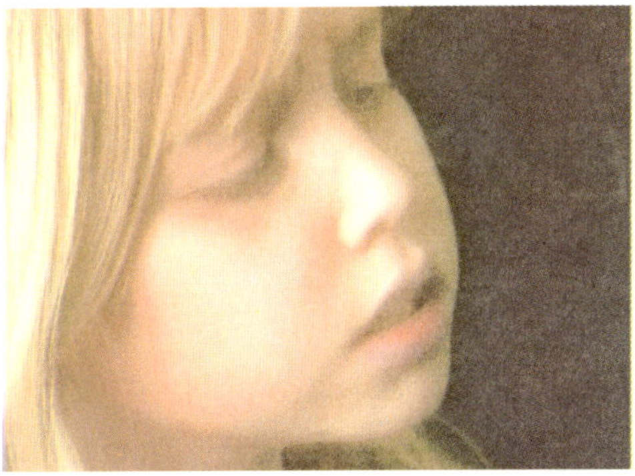

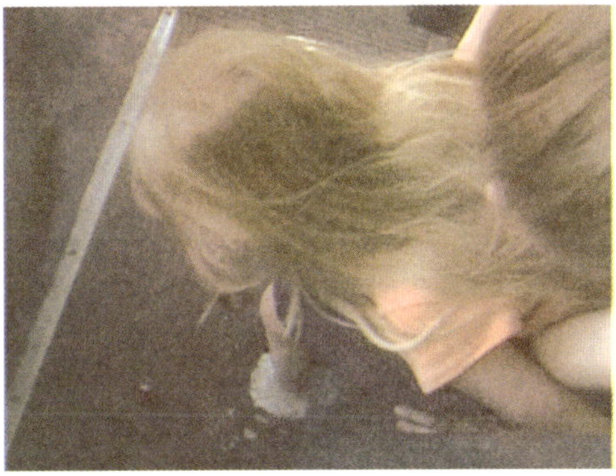

“你要配合我，布里塔妮，我这次要真正用力了，好的。听我口令，知道吗？1、2、3。出来没有？”贝蒂抱住布里塔妮，她一边说着，一边开始用力，贝蒂别无选择，她只能用力去做！

“噗——”布里塔妮的喉咙发出一声脆响，那块红色的棒棒糖一下子直飞出去，掉落在驾驶座旁边的地面上。

“出来了？噢，亲爱的，我太爱你了，知道吗？小家伙，你现在已经没事了！看，你没事了！”贝蒂欣喜若狂，她抱住布里塔妮，难抑内心的激动。

布里塔妮终于能哭出声来了，她用手捂着脸，根本不相信那刚刚过去发生在自己身上的一切，从自己被棒棒糖噎住，到后来的难以呼吸，再到贝蒂帮助她，她都处在混混沌沌中，只是极其难受，像是就要死去一样。

贝蒂紧紧地抱着布里塔妮，两个人都有劫后余生的感觉，贝蒂蹲下身子，又是开心又是难以置信，她的表情极其复杂，只是一个劲儿地问布里塔妮：“你还好吧，亲爱的？你还好吗？你感觉怎么样？”

布里塔妮的小脸被捧在贝蒂的手心里，她终于能够呼吸了，虽然嘴唇还是青紫色，但是她的脸色开始慢慢好转起来，毫无疑问，她在逐渐恢复。

▼贝蒂高兴极了

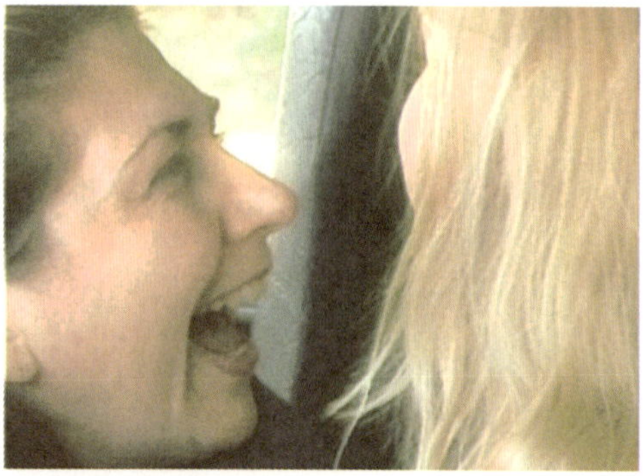

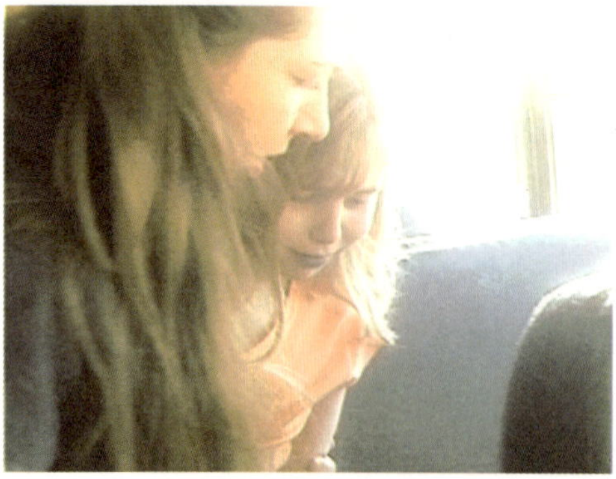

孩子们也释然了，他们看到危机解除，一直悬着的心也终于放下来了，好几个孩子都拍拍胸脯笑了起来。这么一场事故，在他们的校车生涯中还是第一次遭遇。万幸的是，他们的小伙伴布里塔妮终于又可以回到他们身边了。

▶▶▶经　历

“妈妈，我差点儿死了。”布里塔妮对着赶来祖母家里接她回家的妈妈大声说道，这名可怜的中年妇女被宝贝女儿的话吓得差点摔倒。

贝蒂环抱着布里塔妮，将她慢慢地扶坐在最靠近驾驶座的座位上，贝蒂握着布里塔妮的小手，让她感受到自己的力量和存在，布里塔妮坐在那里，贝蒂就能随手摸到她。

贝蒂关切地问布里塔妮：“布里塔妮，你还好吗，没事吧？”布里塔妮还没有从惊恐中完全恢复过来，她一直在哭泣。“是的，夫人；是的，夫人。”她惊魂未定，一边抽泣，一边回答贝蒂的问话。

贝蒂知道危机已经化解了，她快步走回驾驶座，她是一名校车司机，她要送孩子们回家。她从后视镜中密切关注着布里塔妮：“你没事了，你没事了，亲爱的。”

校车启动了，贝蒂要将孩子们一一送回家去。布里塔妮慢慢地从惊恐中恢复正常，贝蒂每隔一段时间就询问布里塔妮的情况，就这样一直持续到校车来到布里塔妮祖母的门前。

贝蒂停下车，打开自动车门，布里塔妮快乐地跳下车，刚刚从鬼门关晃荡了一圈回来，她大难不死，很是为自己庆幸。

贝蒂拎着布里塔妮大大的书包，在车门外给了布里塔妮一个大大的拥抱。布里塔妮抱着贝蒂，将脸深深地埋在她的臂弯里——经历了这样一场事故，她们之间的感情已经不必用言语来描述了。

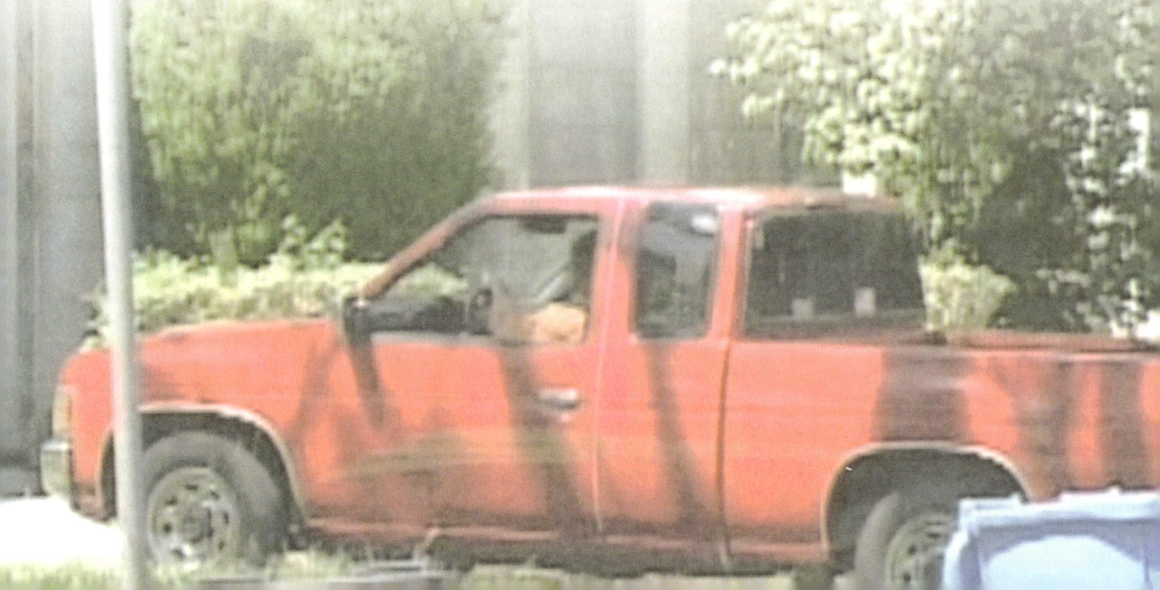

▼布里塔妮祖母家

贝蒂紧紧地抱着布里塔妮，她什么都说不出来，她知道一旦开口说话，是根本控制不住自己的情绪的。

深深的拥抱之后，贝蒂帮助布里塔妮背好书包，然后两个人挥手道别。她站在路边，看着布里塔妮慢慢走向祖母的家，布里塔妮要在祖母这里等到妈妈下班来接她。

贝蒂看着布里塔妮的身影隐入院子里，才重新回到校车上，回家。

布里塔妮在祖母家看电视等着妈妈下班，当时钟正好指向 6 点的时候，祖母家的门铃响起来，她知道是妈妈来了，一下子冲出去，一边打开门一边叫道："妈妈，妈妈，你知道吗？我差点儿死了。"

布里塔妮的妈妈是一名普通的公司职员，经过了一天的忙碌工作，她怀着轻松的心情来接宝贝女儿回家，可是女儿的一句话就将她吓得魂飞魄散，要知道，布里塔妮只有 10 岁，她一时之间有些无法接受女儿的话。

"布里塔妮，和妈妈说说，你怎么了？"布里塔妮的妈妈蹲下身子，想要问清楚到底发生了什么事情。

"我差点被棒棒糖噎死，是贝蒂救了我。"布里塔妮直视着妈妈的眼睛，认真地告诉她。在她看来，这场灾难更像是一次值得炫耀的经历。

"哦，亲爱的，你吓坏妈妈了！没事就好，没事就好！

◀▶经历了这场灾难，布里塔妮劫后余生

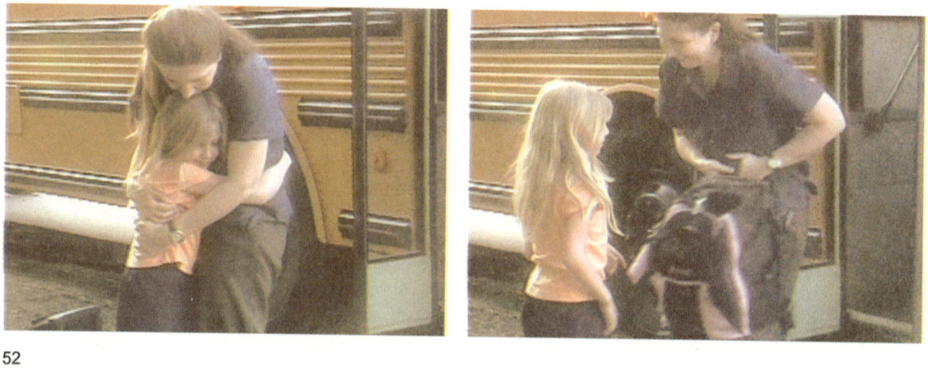

感谢贝蒂！感谢上帝！”布里塔妮的妈妈一把抱住女儿，连声说道。

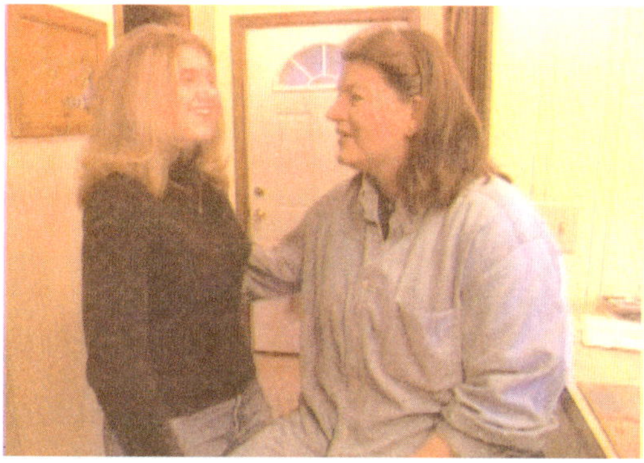

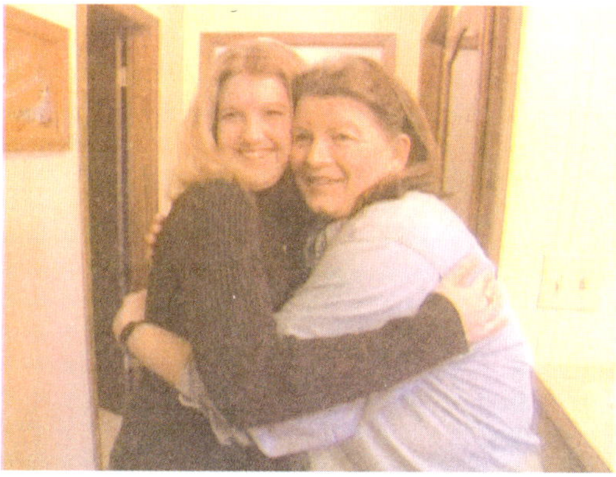

▲贝蒂与布里塔妮结下了永生不泯的友谊

▶▶▶友　谊

经历了这场灾难，布里塔妮劫后余生，她永远都不会忘记是贝蒂锲而不舍地救她，才挽回了她的生命。也因为这件事，幼小的布里塔妮获得了通常成年人才会获得的启示——生命是脆弱的，生命也是无常的。

布里塔妮这样对她的朋友们描述她的感受：“我突然意识到，不能把任何事都看作是理所当然的，因为……我想说的是，你永远都不知道哪一天你会遇上什么样的事。”

如今，已经长大的布里塔妮回想起10岁那年的棒棒糖事件，当年亲爱的贝蒂用海姆利克氏操作法一次又一次地救她的情形仍历历在目，贝蒂的冷静与事情发生时她所表现出来的决断和勇气，也是值得布里塔妮学习的品质。布里塔妮早已经从那所小学毕业，而贝蒂也早已不再是她的校车司机，然而，布里塔妮常常会挑一个阳光很好的午后去看望贝蒂，和她说说话，帮她做些整理花坛之类的事情。她爱贝蒂，就像贝蒂爱着她一样。

在生与死面前，贝蒂与布里塔妮结下了永生不泯的友谊。

如何应对？

当你本人意外被食物或是其他东西噎住，或是你身边的人不幸被阻塞物噎住了，被噎住的人根本无法说话，所以你无法告诉别人你有危险，他人也无法向你说明他的遭遇。正如布里塔妮一样，她被棒棒糖噎住了，只能从行驶着的校车中站起身来，却无法告诉伙伴们自己的情况。此时，你该如何应对？

A.你本人被噎住了，你该如何应对？

在对自己或是他人进行急救的时候，虽然清楚急救措施的必要步骤非常重要，但保持冷静往往能决定事情的成败，像贝蒂那样处乱不惊才能正确地采取措施以获得最大的成功。

a．保持冷静

遭遇危险的时候，保持冷静是最基本也是最重要的素质。当你被食物或是其他物体噎住的时候，切忌慌张。身体的胡乱扭动有可能导致你喉咙里的东西陷入得更深，从而为下面的救治带来更大的麻烦。你应该抓紧时间发出求救信号，以便在最短时间内获得帮助，要知道，越晚得到帮助，你窒息而死的危险将越大。

▼正确的求救手势

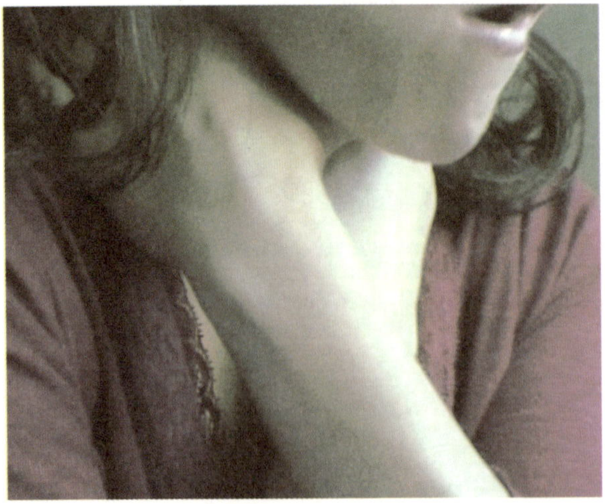

b．用手势告诉别人你有危险

如果你被噎住了，显然你无法说话，因此你有必要知道表示噎住的手势。这是一个很简单的手势——双手交叉放在喉咙处就可以了。田纳西州一所学校的秘书正在听着音乐吃早点，当她正陶醉在美妙的音乐之中时，却被一块糕饼噎住了。她立刻起身面向办公室的其他同事，当然，她就做了这个手势。看到她的手势，学校的管理员明白她被噎住了，于是当即采用海姆利克氏操作法救了她的命。

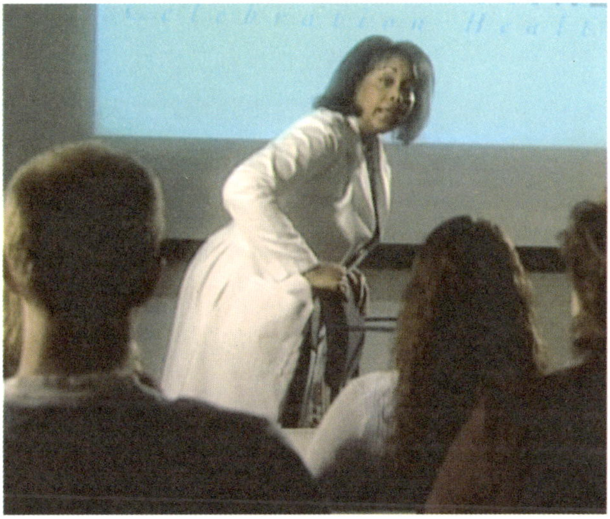

▲你也可以将上腹部顶在椅子上进行这种操作

c. 配合他人或是自救

你被噎住的时候，若有他人在场，则尽力配合对方对你施予救治，若事发现场并无他人，只有你自己，你完全可以采用海姆利克氏操作法进行自救。你需一手握拳，拇指放在胸腔和肚脐之间，用另一只手抓住这只手，用力向上击打你的胃部。如果因为你的力道不够，试了几次后阻塞物仍是出不来，你也可以将上腹部顶在椅子上进行这种操作。一定要反复地进行操作，力道一定要把握好。

堵塞物出来之后，被噎的人应该去医院做一下检查。卡在喉咙里的东西极有可能会造成损伤，实际上海姆利克氏操作法有时也可能会因为用力过猛或操作不当而造成一些瘀伤。去医院做一下检查，可以避免一些隐性的伤害潜伏在身体里。

B.他人被噎住了，你该如何应对？

大人和孩子都会被噎住，孩子最容易被哪些东西噎住呢？是小红肠！给孩子吃这类东西的时候，父母一定要确保把小红肠切成小块。小孩子吃的任何东西长度都不该超过1厘米。大人吃东西的时候，尤其是膨化食品或是发酵类的面食时，一定要小心，田纳西州那所学校的女秘书吃糕饼的时候，就是因为一边听音乐一边进食才导致其被噎住。

当他人遭遇被噎住的危险的时候，如果你接受过类似的急救训练，那就尽快采取正确措施，若你没有接受过相关训练，下面的方法可以给你一些帮助：

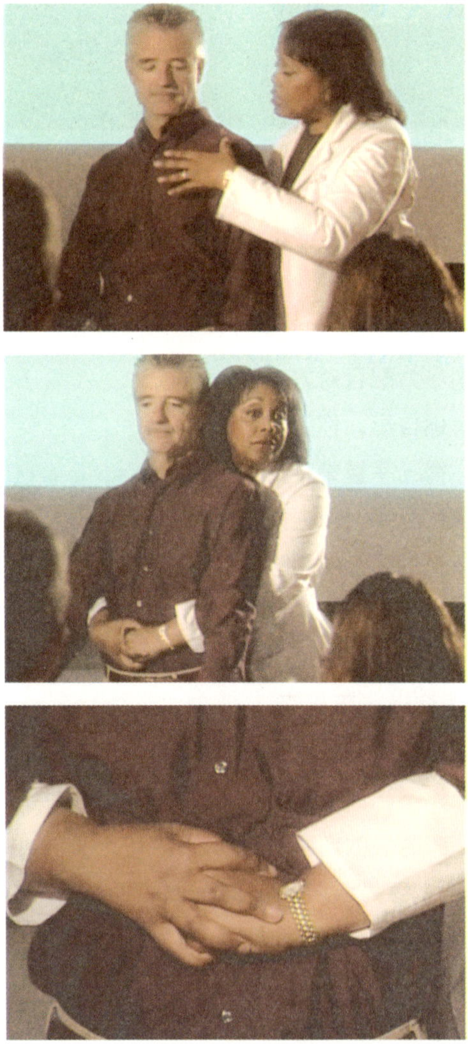

▼正确的海姆利克氏操作法

a．快速判断

布里塔妮被噎住的时候，孩子们当然不知道小伙伴发生了什么可怕的事情。贝蒂从后视镜里发现了布里塔妮的情况，她还注意到了布里塔妮从喉咙里发出了向外呕吐的声音。贝蒂当时比较冷静，她曾经接受过急救训练，几秒钟之后，贝蒂就找到了答案，她快速判断出布里塔妮是被噎住了，于是立刻采取措施救助她。

所以记住被噎到的症状非常重要：通常他们会呼吸困难，不能说话，血管凸出或者像布里塔妮那样嘴唇发青，眼圈发黑。

b．不要敲打受害者背部

切记一定不要敲打受害者的背部，否则卡在其喉咙里的东西会更深地陷入气管。这样的行为只会加重受害者的危机。贝蒂发现布里塔妮被噎住之后，并没有出于直觉去拍打布里塔妮的背部，而是快速地将她带到驾驶座附近的宽阔些的地方，立刻对其施予海姆利克氏操作法。如果被噎的人怀孕或者很胖，你要把手向上移到其胸骨的位置，从那里开始用力击打。

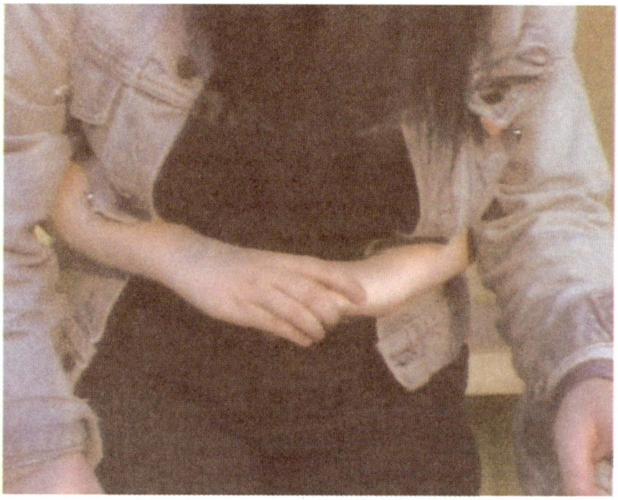

▲如果被噎的人怀孕或者很胖，你要把手向上移到其胸骨的位置

c．正确使用急救法

海姆利克氏操作法使用起来很简单：你可以站在受害者的背后，双臂环绕其腰部。一手握拳，大拇指的一侧顶在其肚脐和胸腔之间的位置。另一只手扳住拳头快速向上击打受害者的上腹部。一定要记住，千万不要用胳膊和身体去抱那个人，否则你有可能会压断对方的肋骨。一开始贝蒂就很担心自己的力道过大，会弄断布里塔妮的肋骨，所以她并不敢很用力。也正因为这点，堵在布里塔妮喉咙里的棒棒糖一直没有弹出来，布里塔妮因为长时间窒息非常危险，也导致了贝蒂误以为自己的手法不正确。

因为被阻塞物噎住的情况不相同，面对不同的受害者，海姆利克氏操作法所起到的效果也不同，也许你要试很多次才能把阻塞物弹出来，一定要坚持做。面对布里塔妮，贝蒂自己都不清楚自己试了多少次，她只是坚持做，一直到棒棒糖从布里塔妮的喉咙里飞出来。

人在被噎到的时候样子非常吓人，好在海姆利克氏操作法很简单，即便是小孩子也能操作。一个10岁女孩曾在一家餐馆的卫生间救了一名妇女。因为这名女孩个子不够高，无法把手放到正确的位置，于是她让对方蹲了下来，然后她使用海姆利克氏操作法救了妇女的命。

记得把药封存起来！

引言

每年美国都有200万5岁以下的儿童因为误食药物发生意外，许多普通的家庭用品对于儿童来说都是致命的。但有时，好东西也能要了孩子的命，譬如，我们每个人都离不开的维生素片……

因为你的一时疏忽，你的才5岁大的孩子偷吃了药片——“儿童安全盖”没能保证孩子的安全。你的孩子抱着肚子向你哭：“妈妈，我胃疼！”此时洗胃已经为时已晚，你根本不能失去这个孩子，你该如何应对？

▶▶▶肚子疼？

“妈妈，我肚子疼。”才5岁的格里芬午睡醒来后对着阿利森·奥斯廷这样说。阿利森·奥斯廷刚收拾好东西，正准备搬家，她非常害怕孩子这个时候生病。在这个节骨眼上生病？哦——真要命！

阿利森·奥斯廷正在收拾东西，她手脚麻利地将家里需要带走的东西都打包、收拾停当，等着丈夫回来。他们全家准备从桑迪搬到犹他州去。

▼孩子们在睡

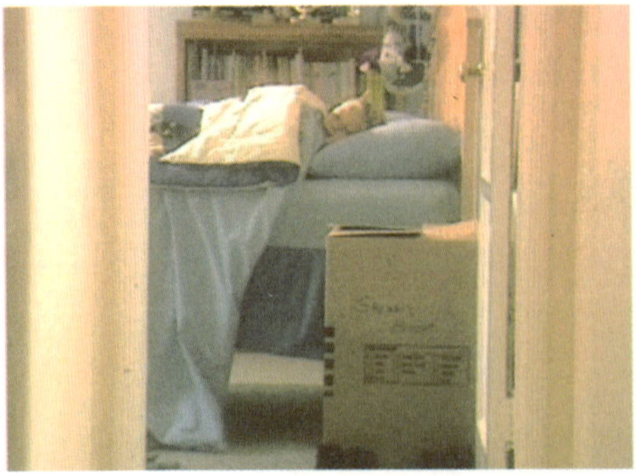

阿利森的儿子格里芬和杜鲁门，一个5岁大，一个3岁大，小伙子们正在午睡。这时的阿利森，已经进行到箱包的打点阶段了。

阿利森思索了一下，她决定先从日常必需品整理起，于是，她走进卫生间，开始清点、打包所有的药品和清洁用品，她把家里所有的非处方药和处方药都放进了一个纸箱里，当然了，都是分门别类地摆放的，阿利森是个很干净的女人，她是收拾家的一把好手。阿利森装好所有的药品和日用品之后，就将纸箱盖折叠合上了，她并没有用胶带封起来，事实证明，就是这样一个小小的疏忽，才给她的家庭造成了巨大的困扰。

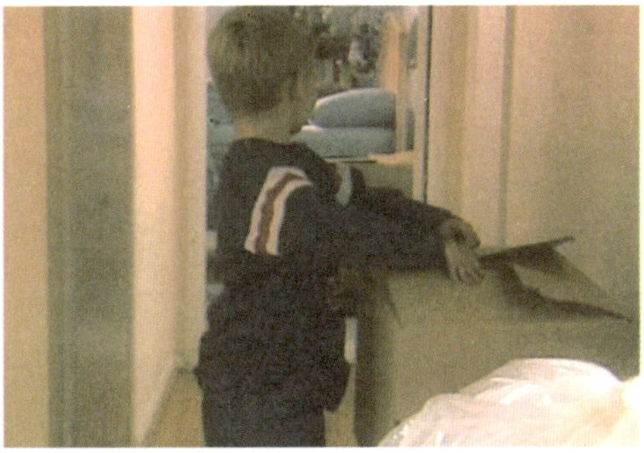

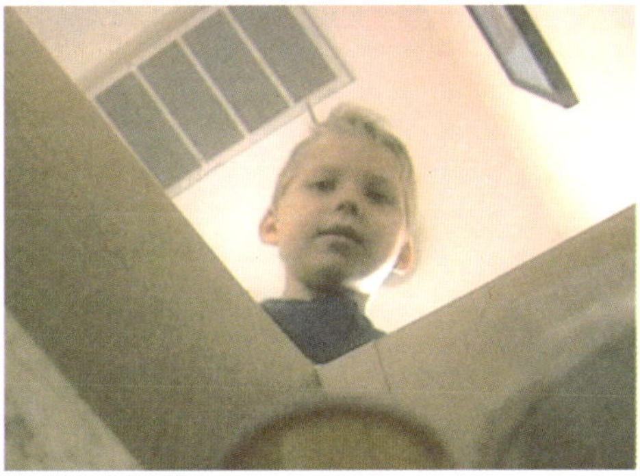

▲格里芬趁妈妈不在，偷偷来到了箱子旁边

阿利森将孩子们散落在走廊里的玩具轻轻地捡起来，拿到楼下去，她的脚步非常轻，怕吵醒孩子们。她下楼去了，准备继续收拾东西。

原本正在“睡觉”的格里芬听见妈妈的脚步声到楼下去了，他掀开被子跳下床去。先是在楼梯口警觉地察看妈妈是不是真的在楼下了，确定了之后，才轻手轻脚地跑过去。浴室门前有妈妈整理好的一个大包和一个纸箱子，纸箱子的盖子被妈妈交叉叠起来了。格里芬好奇地打开，想知道里面到底有什么好东西——哇，这么多东西啊！格里芬的小脸上满是好奇。

阿利森将楼下的东西也都打包清点了，又把一些小东西用收纳袋装好，她有些累了，看看时间，已经收拾了一个钟头了。她对楼上的事情一无所知，孩子们的午睡时间不能太长，阿利森上楼去叫孩子们起床。

“宝贝们，该起床了。”阿利森推开卧室的门，坐在床边，哄两个儿子起床。

小杜鲁门已经睡醒了，妈妈阿利森来叫他们的时候，他一个骨碌就爬了起来。

可是格里芬却赖在床上不起来，他满脸委屈，小手在肚子上抚摸着：“妈妈，我肚子疼……”

小孩子午睡起床后，多多少少都会有些不开心的，阿利森当然清楚这一点，面对格里芬的“撒娇”，她应答道：“我给你们做汤喝……快起来吧！”一边说着，一边把格里芬的被子掀开，抱起格里芬将他放在床下，又抱起3岁的杜鲁门，也一并放在床下。

小孩子都是会对妈妈撒娇的，格里芬也不例外，这次他不是撒娇，就是在学校感染了流感，毕竟快到流感爆发的季节了，肯定有体质稍弱的孩子早早得了流感，传染了格里芬。阿利森这样想。

阿利森没有注意到，被她放在地上的格里芬仍是揉着肚子，他觉得自己肚子疼，而且是很疼。

▶▶▶没胃口

“妈妈，我什么也不想吃，没有胃口。”格里芬有气无力地说着。

照顾孩子们起床之后，阿利森就要去准备晚饭了，丈夫一会就下班，大儿子也要从学校里回来了，一家人要吃晚饭了。

▼格里芬越来越难受

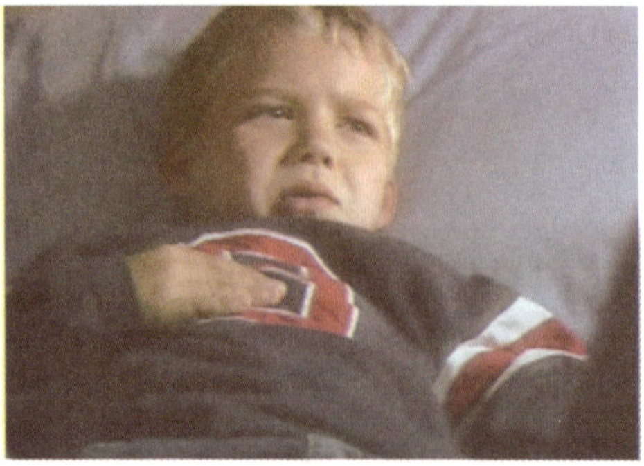

杜鲁门在自己的房间里玩儿，格里芬很不舒服，他躺在沙发上，盖着一床毛毯。他只是觉得胃疼，而且是越来越疼，他不想动弹，抓着毛毯躺着。

阿利森在准备晚饭的时候也时刻关注着孩子们，但她发现房间里只有杜鲁门的声音。格里芬是个喜欢吵闹的孩子，很调皮，他现在却不说话，难道有什么不开心吗？

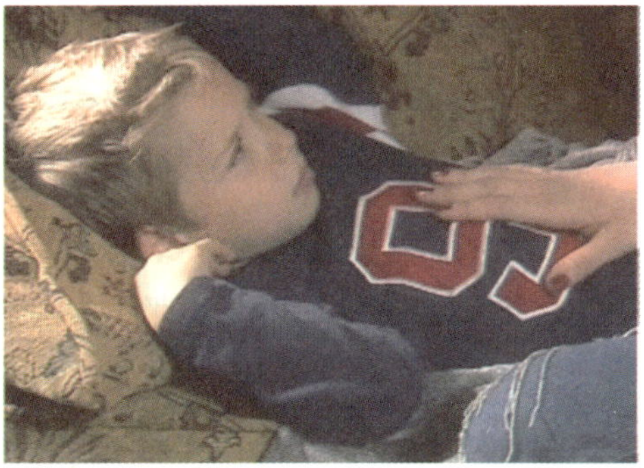

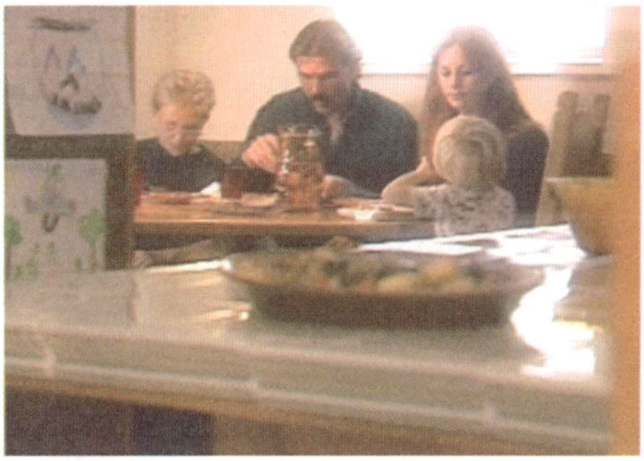

▲格里芬的不适并没有引起妈妈的足够重视

阿利森走进客厅，发现格里芬一反常态躺在沙发上，她走过去，关切地问：“怎么了，宝贝？我想你没有发烧。”阿利森用手背试一试格里芬额头的温度，并没有发现有什么异常。

“哪里疼？宝贝？告诉妈妈。”阿利森意识到孩子并没有发烧，可是他非常不舒服。

“妈妈，我这里疼。”格里芬掀开毛毯，小手在胃的地方比划了几下，他非常不舒服，不想说话。

“是胃吗？越来越疼了？”阿利森需要问清楚，小孩子很少胃疼的，这很奇怪。

“嗯。”格里芬看起来是真的很不舒服，他很委屈，只是对着妈妈点点头。

阿利森把格里芬的小手放进毛毯里面，给他盖好毛毯，心想孩子感觉不舒服，大概是要生病了。“哦，看吧——我在把所有的东西打包，准备搬家的时候，我的孩子却生病了。”还能说什么呢？作为一名母亲，她自然不希望孩子生病，可是，总有一些地方疏忽了。

“妈妈，我回来了！”阿利森 11 岁的大儿子德温放学回家了，走进家门的时候，他向妈妈大声打招呼。没一会儿，丈夫迈克尔也下班了。

“马上开饭了，亲爱的孩子们。”阿利森开始布置饭桌。

一家人围坐在饭桌旁吃饭，格里芬一个人躺在沙发上，他不想吃东西，他的情况越来越糟糕了，胃里一阵阵绞痛。

“他这样有多长时间了？”迈克尔看到格里芬的样子，问阿利森。

“我不知道，下午睡醒后就这样了。”阿利森很是担心，但是她又说不出个所以然来，“他没发烧，今天晚上我要早点儿让他上床睡觉。”或许是昨晚没睡好，才导致格里芬今天不舒服。

格里芬在沙发上扭动着自己的身体，他觉得怎么睡都不舒服，身体无论放在什么位置上都很难受。大家都在吃东西，可是他一点胃口也没有。

▼德温找到了已经空空如也的瓶子

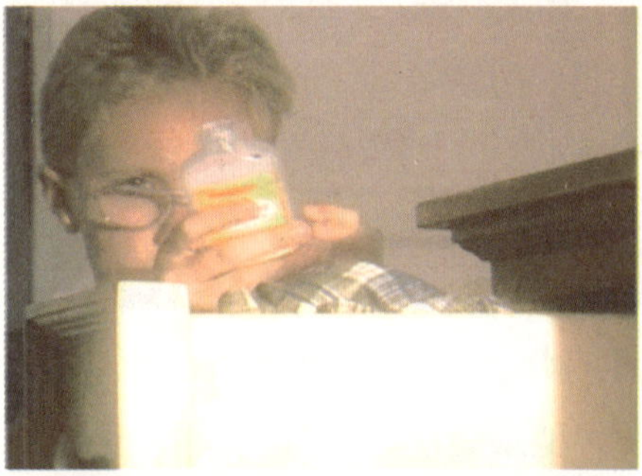

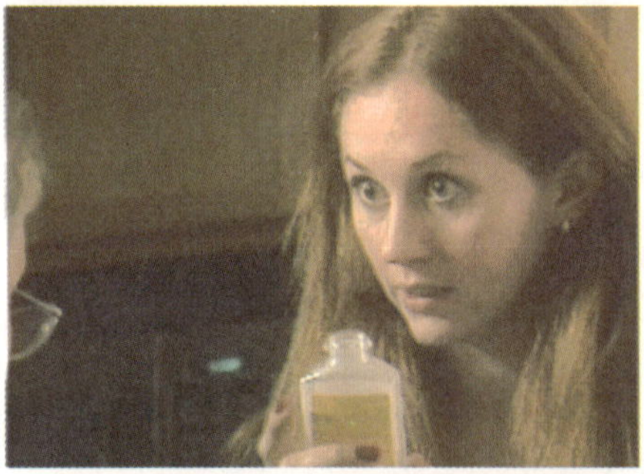

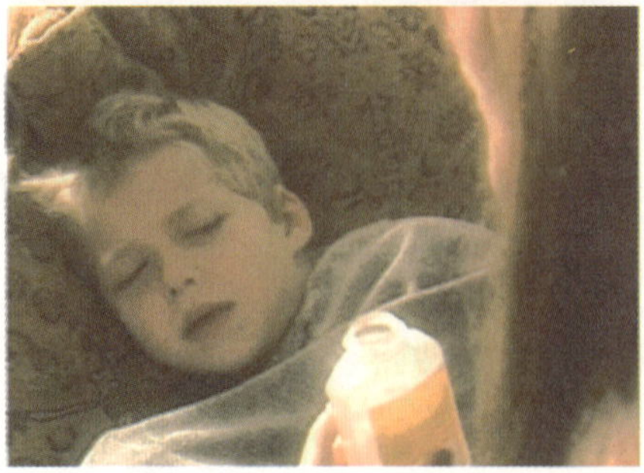

▸▸▸大发现

“给你，妈妈……我发现了这个瓶子。”德温拉开格里芬的衣服抽屉，他有了惊人的发现，他把空瓶子带到楼下给妈妈阿利森看。

“德温，亲爱的，帮个忙，去拿一下格里芬的睡衣。”阿利森要照顾小杜鲁门吃饭走不开，她请大儿子帮忙。

“好的，妈妈。”德温是个懂事的孩子，他放下面包，上楼去格里芬的房间拿他的睡衣。

“谢谢！”阿利森表示感谢。

谁也没有注意到，小杜鲁门眼光闪烁，他和哥哥格里芬做了什么，他小小的心里最清楚，只是他太小，并不清楚事情有多严重。

德温上楼去，在格里芬的房间里，他直接走向柜子，他知道，弟弟的睡衣一般都是放在第一个抽屉里的。他拉开了最上层的抽屉，在格里芬的格子睡衣下面，他发现了一个空的维生素药瓶，他将空瓶子反复地看了看。以前他和弟弟们每天吃一片，爸爸和妈妈一再地强调，并不让他们多吃，大人们告诉他，说吃太多维生素对身体有害。

德温拿好睡衣，把空瓶子一起带到楼下去，他要拿给妈妈看。

阿利森正在厨房里洗刷碗筷，德温走进厨房："妈妈，给你。"他把睡衣递给阿利森。

"谢谢！"阿利森接过睡衣。

显然德温的话还没有说完，他接着说："那个……我发现了这个瓶子。"他把手里的空瓶子递给妈妈。

阿利森的脸色立刻变了，她双眼圆睁："你在哪儿发现的？"语气也不知不觉加重了。

▼格里芬对自己做过的事情不敢承认

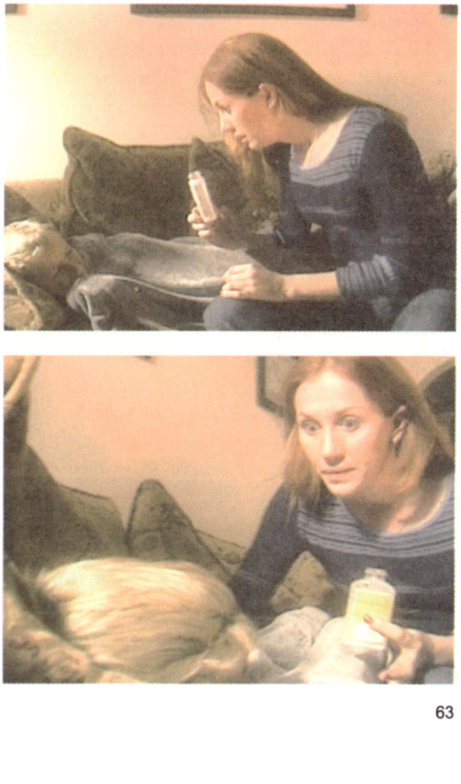

"在他的抽屉里。"德温看着妈妈的突然变化，有些害怕，小声地说。

"别开玩笑，在哪儿找到的？"阿利森的表情极其严肃，她拿着空瓶子，定定地盯着德温的眼睛。

"在他的抽屉里。"德温还是这样回答。

"哦，天哪。"听到德温这么确定的回答，阿利森不禁低呼一声，她真希望没有发生什么不好的事情。越过德温，她赶紧跑上楼去。

"怎么了？妈妈。"德温对着匆匆跑过去的阿利森问到。妈妈来不及回答他，直接冲到楼上去了。

阿利森拿着空药瓶冲到楼上格

里芬的房间。她看到，在格里芬的床底下散落着几粒维生素药片，她捡起这几颗药片，然后站起身，拉开装他小玩具的抽屉，她看到里面也有几粒维生素药片。阿利森慌张起来，格里芬此时还躺在沙发上。

阿利森直接冲过去，坐在格里芬旁边，她的语气非常急迫：“格里芬，亲爱的，瓶子里的维生素哪儿去了？你把它们吃掉了？”阿利森举着空的维生素瓶子，她多么希望格里芬摇摇头，对她说“妈妈，我没有吃”，可是格里芬并不做声。

“亲爱的，你是不是把它们吃了？格里芬？”阿利森摇晃着格里芬的小身体，格里芬躺在那里，支支吾吾的。

格里芬什么也说不出来，他还试图隐瞒妈妈。阿利森看着他的表情，一切都明白了。面对一个 5 岁的孩子，她不知道该怎么说：“哦……格里芬，你知道吗，你吃了一把毒药。”

▶▶▶中　毒

“我们带他去医院！”阿利森放下电话，就对着丈夫迈克尔说。格里芬和杜鲁门中毒了，情势危急！

▼出于好奇，两个人偷偷在床底下吃维生素

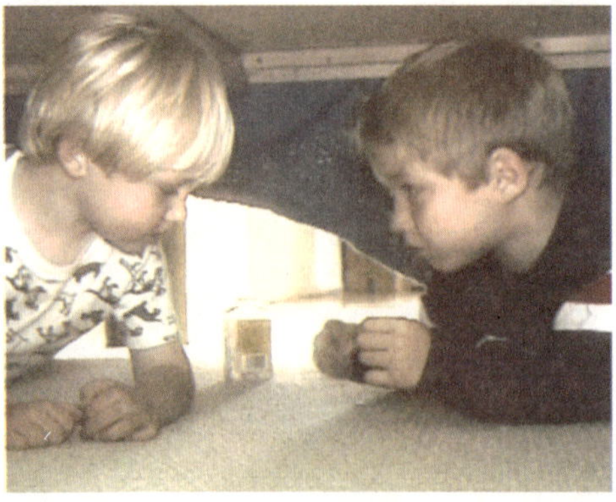

格里芬在妈妈的再三追问下，只好老实交代了。阿利森这才知道，原来格里芬和杜鲁门午睡中间起来过，趁妈妈不在楼上，他们开始翻箱子，并且格里芬打开了儿童本来打不开的维生素药瓶。

他们以为这些药片是糖果。于是格里芬就和弟弟杜鲁门把这些药片分吃了。他们躲在床下，你一片我一片地吃着，而此时阿利森正在楼下收拾东西、打包，她根本就不知道楼上发生的事情。

杜鲁门只是吃了几片，他不喜欢这个味道。而格里芬却吃了很多，他一片接一片地咀嚼、吞咽，他自己也不知道自己究竟吃了多少片维生素。

所有这些，他们都是瞒着妈妈在背地里进行的，吃完之后，格里芬当时并没有觉得异样，然后和弟弟爬回床上去继续午睡。等到妈妈阿利森来叫他们起床的时候，时间已经过去一个小时了，而格里芬只是隐隐地觉得肚子疼，他并不知道为什么会这样。

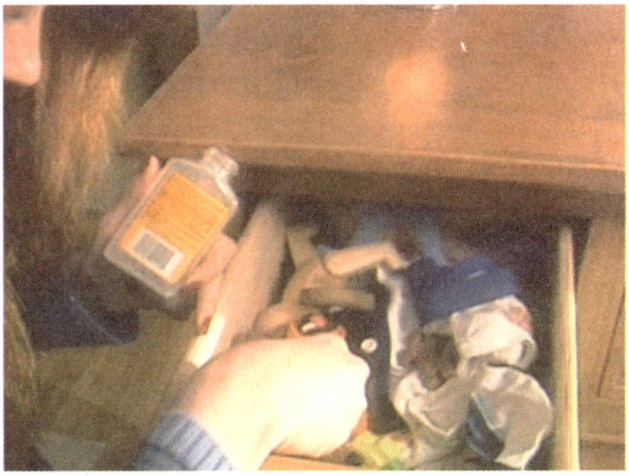

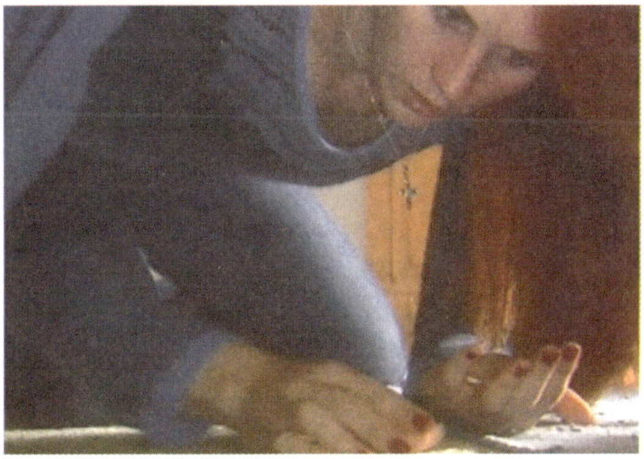

▲阿利森发现了剩余的药片

阿利森只在地毯上和抽屉里找到几颗药片，其他的全部被孩子们吃掉了。足足130多片维生素，统统不见了。

“我告诉过你们很多次，小孩子每天只能吃一片。我的天——”阿利森拿着空瓶子的手在颤抖，格里芬吃了一把毒药啊！

“迈克尔！”阿利森吓坏了，直着嗓子叫她的丈夫。阿利森见过这样的事情，她条件反射地联想到那件事情。那是阿利森最喜欢的一个电视节目，里面说到一个小女孩吞食了大量维生素药片，她妈妈起初并不知情，还以为是流感，于是就带她去了急诊室，医生发现孩子不是流感，就让她回家了。随后，小女孩再次被送进了急诊室，而这一次她心脏却停止了跳动……格里芬现在的情况和她几乎一样！

电视里面说，维生素里含有大量的铁，而大剂量的服用维生素片后，其中的铁可能会危及生命。格里芬吃了几乎一整瓶的维生素片！

阿利森拨电话的手止不住地颤抖，她很害怕，她害怕格里芬也像电视里的那个小女孩一样遭遇致命的危险。她打了距离家最近的医院的电话，简单说明情况后，她放下电话，对丈夫说："我们去医院！"

▲阿里森打电话求救
▼赶奔医院

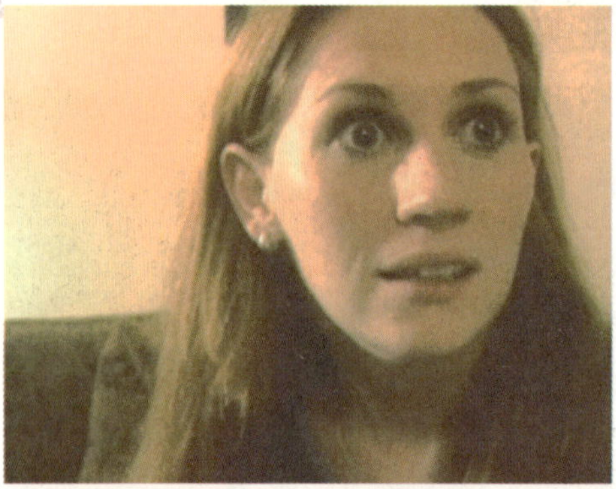

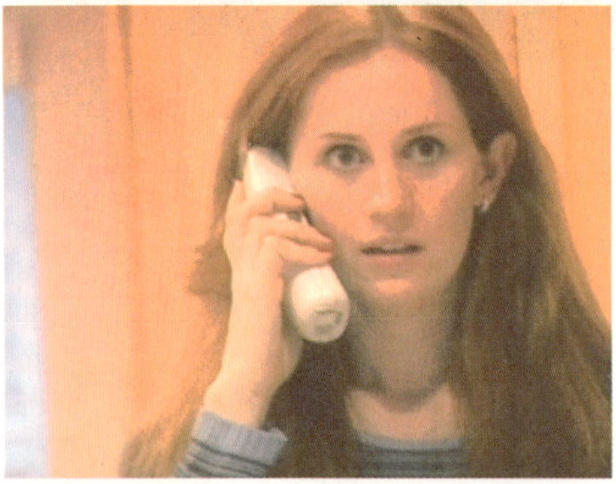

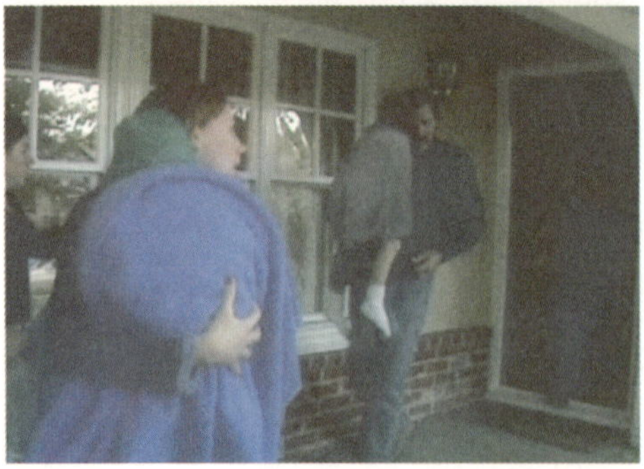

迈克尔一把抱起格里芬就朝门外跑去。

阿利森清楚时间紧迫，她和迈克尔必须马上送格里芬和杜鲁门到急诊室去。

"迈克尔！我抱着杜鲁门，走！"阿利森抱着小儿子。

邻居梅利莎快步跑过来看发生了什么事，阿利森已经和她打了招呼。她大声说："我会照顾家里，你们走吧。"

德温跟着爸爸妈妈跑出来，不知道他们要干什么："你们要去哪里？"

"德温，听梅利莎的话，好吗？"迈克尔抱着格里芬，他安抚着德温，"我待会儿给你打电话。"

"你们什么时候回来？"德温追问，他已经11岁了，他直觉家里出事了。

"我们待会儿会给你打电话。"迈克尔疾步走出家门，一边对着德温说。梅利莎抱住德温，安抚他。

阿利森开车去医院，一路上，她的眼泪在眼眶里打转，但是她总是在眼泪还没流下来的时候就擦掉，阿利森不能让它们流下来，因为她要集中注意力开车，在不违反交规的情况下尽快赶到医院。

▶▶▶急　救

“我没想到会碰上这样的事情，我一直在努力做个好母亲。这么小的孩子不应该遭受这样的折磨。”阿利森听完医生的话之后，懊恼地抱住丈夫哭泣，她在努力地做个好母亲，可是因为她的疏忽才导致孩子们中毒，她真的是懊恼死了。

在医院急诊室里，格里芬和杜鲁门都进行了血液检查。结果是，杜鲁门身体里只有微量的铁，格里芬却达到了中毒程度——杜鲁门只吃了几片，所以没有他的哥哥严重。可怜的格里芬吃了太多的维生素药片，又因为耽误的太久，洗胃已经来不及了，而诱发性呕吐也不起作用。

▼格里芬的情况不容乐观

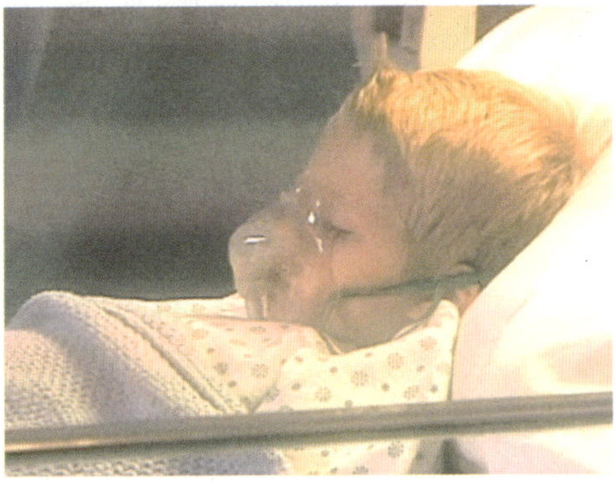

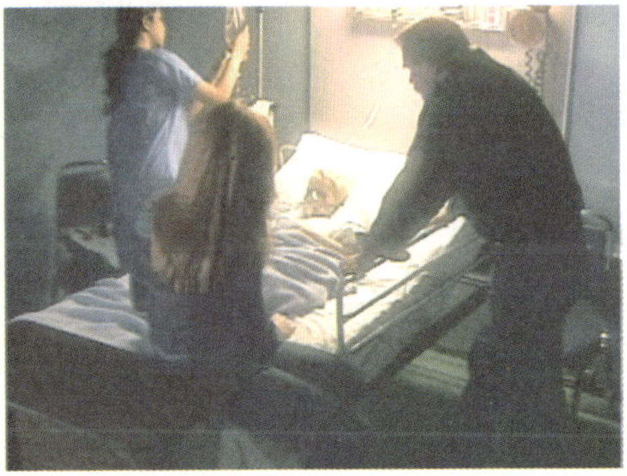

唯一的希望就是尝试“螯合疗法”，阻止致命的铁元素在体内扩散。医生将把化学药物注入格里芬体内，在铁粒周围形成一层保护膜，阻止身体吸收这些铁，然后通过尿液排出体外。但如果治疗失败，格里芬的大脑就会受伤，甚至出现心跳停止。

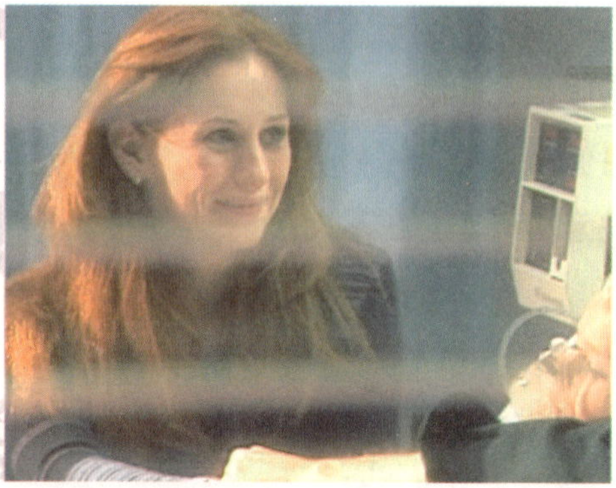

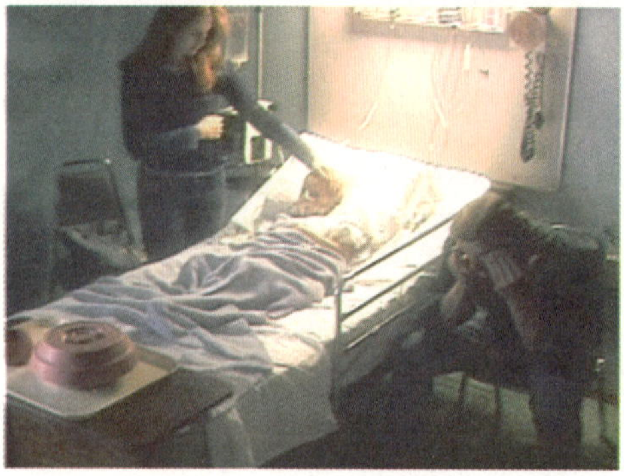

▲夫妻二人彻夜守候在病床前

医生一字一句地说完之后，阿利森和迈克尔惊呆了，阿利森抱着丈夫失声痛哭，她无法表达内心的感受，她觉得万分难过，她不能失去格里芬。

迈克尔抱着妻子，尽力安抚她，他的内心也十分悲痛，他也失去不起，可是，就目前的情况来说，他们一定要赌一把！

迈克尔和阿利森接受了医生的建议，他们和格里芬共同面对“螯合疗法”！

就这样，阿利森和迈克尔彻夜陪在格里芬的身旁。他们陪着儿子，细心看着他的每一个动作，聆听他的每一次呼吸。这是一个难熬的夜晚，作为父母，看着自己小小的孩子躺在那里，身体里承受着巨大的煎熬，他们心里也是翻江倒海。

最后，阿利森和迈克尔得到消息：治疗取得了成功，格里芬可以出院回家了。医生把这个好消息告诉这对夫妻的时候，脸上带着微笑。

“格里芬没事了。”医生笑着说。

“谢谢你，医生。”阿利森用手捂住嘴，她太高兴了，有点想哭。

“谢谢你，医生。”迈克尔和妻子的手紧紧地握在一起，他们都太高兴了，孩子终于没事了。

躺在病床上的小格里芬也虚弱地笑起来，他终于脱离危险了。

▶▶▶新的认识

格里芬、杜鲁门和死神擦肩而过。这家人认识到，即使是对儿童有益的药物，大剂量服用也会致命。迈克尔和朋友说起儿子格里芬的遭遇时，他这样对朋友们说：“我做梦也没有想到，过量服用维生素也会中毒。我甚至从来没有这么想过。但是，后果确实非常严重。这就是个例子，通过这个例子，我们认识到了这一点。”

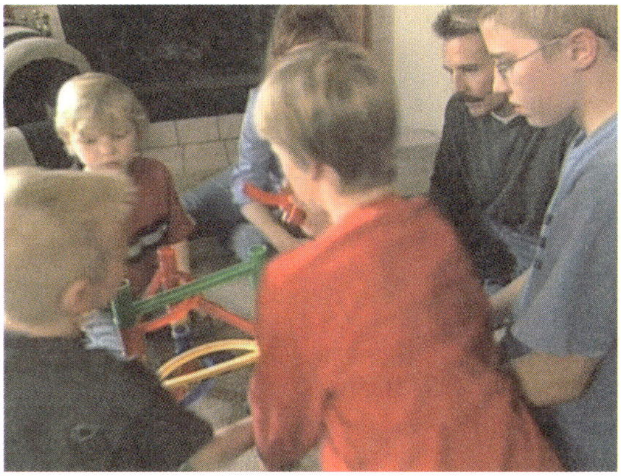

▲格里芬和杜鲁门与死神擦肩而过

从鬼门关侥幸逃脱的格里芬和杜鲁门，他们也从这件事中得到了教训：并不是所有看似好吃的东西都是糖果，更不能胡乱吃东西，尤其是在瞒着大人的情况下。

如何应对？

美国每年有200万儿童中毒，其中有14万儿童最终死在了急诊室里。其中死亡率最高的，毫无疑问，就是铁中毒。如果你的孩子偷吃了药片，或是因为大人的缘故，误服了含铁量高的维生素或是其他的药片，下面的一些措施或许可以帮助你：

A.走出误区

人们会认为维生素没有危险，其实这是不对的。几乎所有的维生素中都含有铁，过量服用铁会引起严重的疾病：内出血，脑损伤，肺功能衰竭，肝脏、肾脏损伤。铁无处不在，孕妇服用的维生素和治疗贫血的药物中都含有铁。

密歇根州有一家人整个冬天每天都在大量服用维生素A。他们以为这样可以预防感冒。这样吃了一段时间之后，他们3岁的女儿最终躺在了医院里，经过抢救才有惊无险，这就是过量服用维生素的害处。格里芬也是因为吞吃了130多片维生素才被送进了医院，导致体内铁含量过高，达到了中毒的程度。

B.及早发现、尽快送往医院

10粒复合维生素药片内含有的铁足以杀死一个1岁的婴儿。如果过量服用了维生素，必须在4小时内送往医院接受“螯合治疗”，这是唯一有效的铁中毒疗法。铁中毒没有家庭治疗药物，使用吐根催吐剂或其他药物也于事无补，因为铁进入血液循环系统的速度非常快。从药片咽下到接受“螯合治疗”，你只有4个小时的时间。超过这个时间将十分危险。

C.一定要收藏好药品

预防是关键，所有的维生素药物要放在孩子够不到的地方。祖父母特别要注意，有一组统计数据表明，每5个中毒的儿童中就有1个是在祖父母家中中毒的。

大人们更不要被“儿童安全盖”的概念误导。“对儿童安全”是指在实验室安全测试中，一半以上的儿童很难打开瓶盖。“对儿童安全”不是指儿童绝对打不开。格里芬和杜鲁门就打开了“儿童安全盖”，并且他们一个5

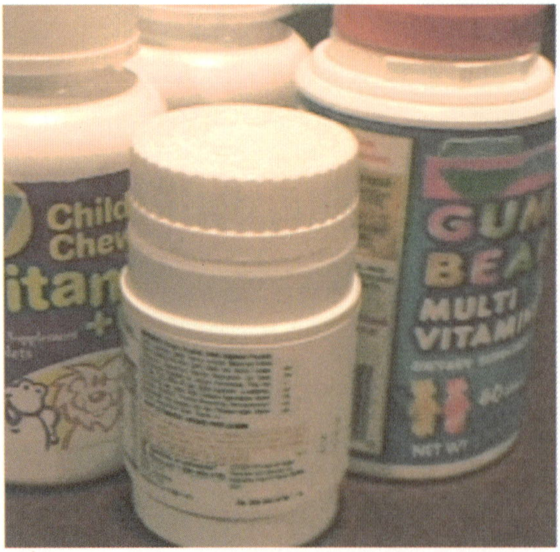

▼过量服用维生素片会导致身体内铁含量过高，从而中毒

岁，一个才3岁。“儿童安全盖”并不是最值得信赖的保险杠，将药品收藏在孩子不能拿到的地方才是最重要的。

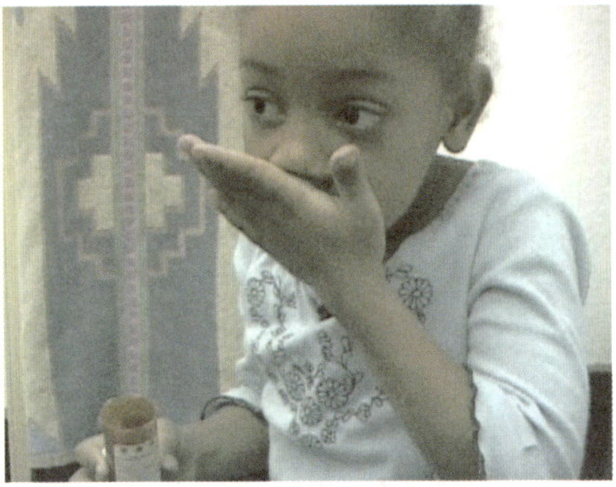

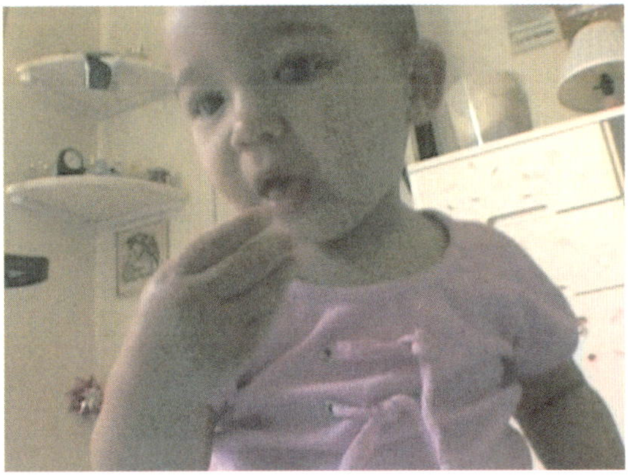

▲所有的维生素药物要放在孩子够不到的地方

D.不要误导孩子

请家长们一定不要为了哄孩子吃药就把药说成是“糖果”。当你不在身边的时候，孩子们就会自己去拿更多的“糖果”吃，等你发现这一切时，有可能为时已晚。防患于未然，切记不要灌输给孩子这样一个错误的观念——治病的药是美味的“糖果”。

你知道吗？

婴儿分阶段最常见的伤害是什么？

婴儿是最娇嫩的生命，但是生活对于他们来说过于艰险了，伤害无处不在，家长要时刻保护着婴儿。那么，你知道婴儿的损伤可以分为几种可预知的情况吗？你知道婴儿最常见的是什么伤害吗？

我的手指卡在电梯里了！

引言

还记得小时候坐电动扶梯时父母说过多少次“抓住我的手”吗？他们的担心可不是多余的。美国每年会发生近6000起和电动扶梯有关的损伤事故，当你碰见这种情况时，你该如何应对？

你的小女儿的手被电动扶梯卡住了！她大声哭喊着，而此时你无法请求别人的帮助，电动扶梯也没有紧急停止按钮，情势十分危急！小女孩的手会安然无恙吗？还是，她会遭遇更大的伤害？

▶▶▶童装区

“我们今天一定能选到你喜欢的衣服的。”利萨·贝利直接来到了商场的童装区。凯特已经是个懂得打扮自己的小女孩了，她甜甜地笑着，她似乎很清楚自己穿什么样的衣服更好看。

对利萨·贝利和她女儿凯特来说，这个周末本来是个愉快的购物日。她们离开格洛斯特市的家，开车前往附近的一家商场，这是个阳光明媚的春天，天气非常好。

利萨想为女儿凯特挑选一些夏天穿的衣服，于是，停好汽车后，她带着女儿走进商场，直接到童装区去看衣服。

这家商场的童装区就在电动扶梯的旁边，距离非常近，只有两三米的样子。利萨牵着女儿的小手，走下电动扶梯就直冲着漂亮的童装区走了过去。

凯特很开心，她把玩着一个小马玩具，站在一排一排的衣服前面看着妈妈为她挑选衣服。她是个爱漂亮的女孩子，喜欢穿新衣服，而妈妈利萨的眼光非常好，凯特很喜欢妈妈为她选的衣服。

“宝贝儿，你看这件怎么样？”利萨拿起一件粉色的小T恤衫，征询凯特的意见。

“妈妈，你再找找。”凯特甜甜地微笑着，向着妈妈撒娇。

“好吧，你个小淘气。”利萨将T恤衫放回原处，继续挑选。女儿凯特是个挑剔的小家伙，幸好自己还能应付得了。

“亲爱的，这件衣服你喜欢吗？”利萨取出一件深蓝色的小上衣，放在凯特的身上试看效果。

▼凯特已经是个懂得打扮自己的小女孩了

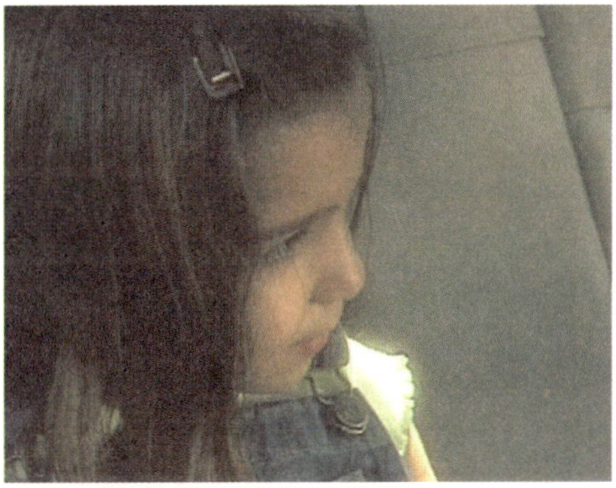

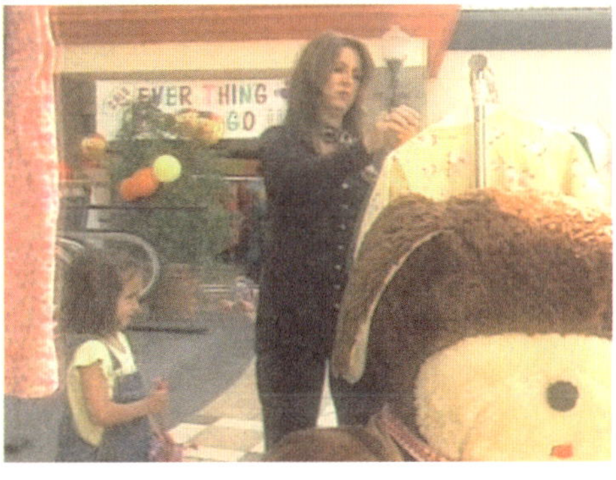

凯特对妈妈笑笑，扭动着小身子，把手里的小马玩具甩得“啪啪”作响。小马玩具上用一根绳子穿着几颗塑料珠子，碰撞在一起就会发生清脆的响声，凯特很喜欢这种声音，于是，她就不停地摇晃着手臂，弄响玩具。

“哦，看样子你不喜欢。好吧，妈妈继续挑。”利萨耸耸肩，把衣服挂回去，她只能继续挑。

“宝贝，这件怎么样？”终于，利萨找到了一件看起来非常可爱的小上衣，她很喜欢这件衣服的款式，她相信凯特也会很喜欢的。她拿着这件衣服，蹲下身子，询问女儿的

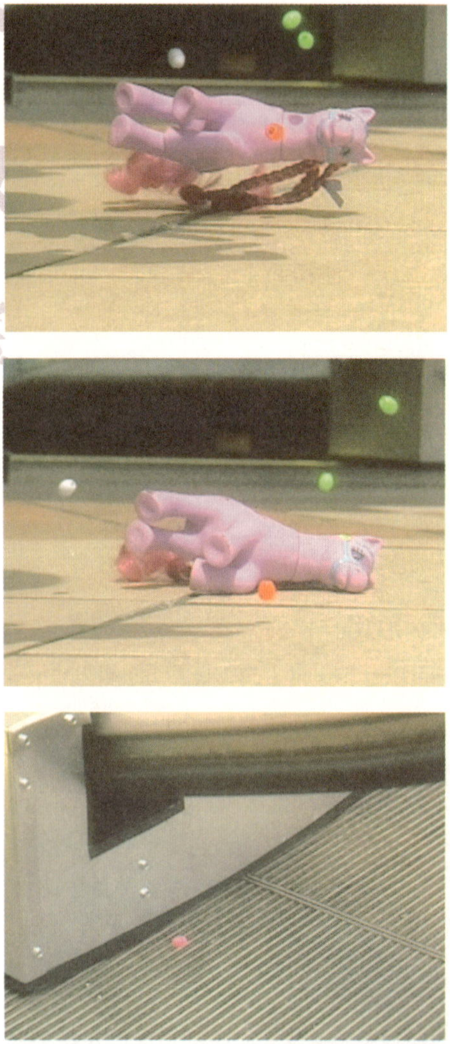

▲小马“啪”的一声掉落在商场的地板上，珠子四散开来

意见。

“妈妈，我更喜欢蓝色的。”凯特也很喜欢这件衣服的款式，只是她不喜欢黄色，她俏皮地冲着妈妈利萨笑。

“更喜欢蓝色的？你已经有那么多蓝色运动衫了。”利萨笑着，捏一捏女儿的小鼻子。凯特喜欢蓝色，可是家里已经有很多蓝色的小衣服了，她想给女儿换个颜色。

站起身，利萨回到衣服架旁边，继续用心寻找，她一定要找出一件女儿喜欢的衣服来。

利萨专心致志地看衣服，凯特就站在她的身边玩小马玩具，她扭动着身子，摇晃着小手，将玩具甩来甩去，“噼啪噼啪”的声音很好听。突然，小马玩具的绳子断开了，那些原本穿在绳子上的塑料珠子散落在地上，小马“啪”的一声掉落在商场的地板上。

颜色各异的珠子在地板上弹跳了几下，四处散开，其中有一颗粉色的塑料珠子蹦到了电动扶梯旁边，在电动扶梯金属支座那里跳了几下，就躺在那里不动了。

凯特一直密切关注着这些可爱的小珠子们的动向，当她看见这颗粉红色的珠子躺着不动的时候，她立刻高兴地跑过去——她要捡起它来，她喜欢它！凯特向着珠子跑过去，她的全部注意力都在自己的玩具上，根本就没想到旁边的电梯会对自己造成威胁。

而此时电动扶梯一直在运行，它根本就没有停止过。

凯特摸到那颗珠子了，她蹲下身子，捡起来，就准备起身离开，可是，灾难就在这个时刻发生了——凯特的小手被吸进了电梯扶手移动橡胶和金属支座的缝隙里！

▸▸▸被卡住

“谁能让这东西停下来？”利萨仰起头向着商场大叫了一声，她多希望这时候有人可以紧急地停下这部电动扶梯，凯特的手被卡住了，她要挽救女儿的小手！

一股巨大的疼痛袭来，小凯特下意识地尖叫起来：“啊——啊——”她的眼泪一下子涌了出来。

此时利萨仍在给凯特挑衣服，她刚刚看到粉色小裙子那一排。粉色的小裙子是今年的流行款，样式很好看，她打定主意给凯特买一件这样的小裙子。

这时候，她听到了女儿的尖叫声。

▼她的手被卡住了

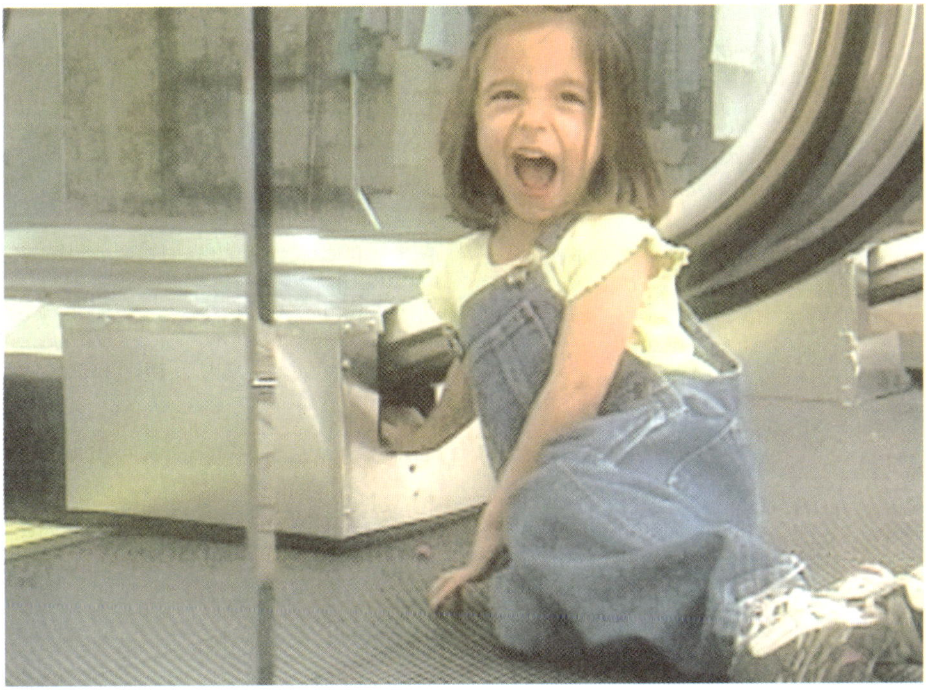

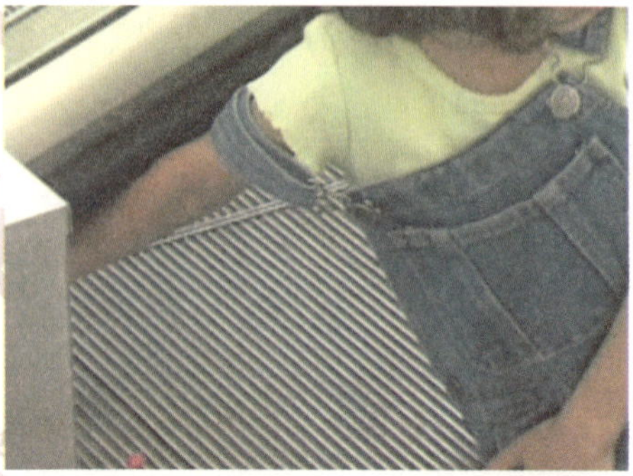

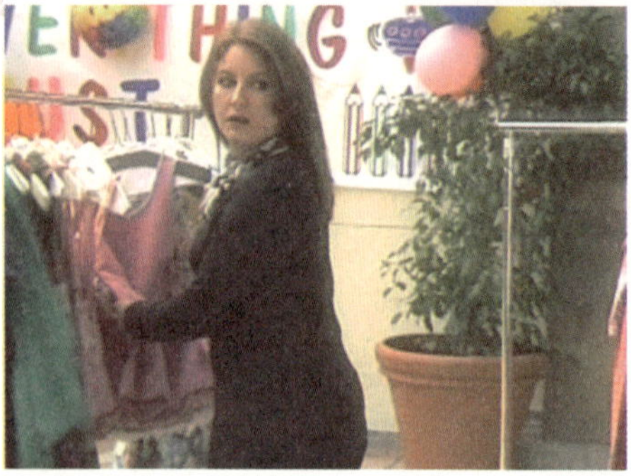

▲眼前的一幕让利萨大吃一惊

利萨立刻转过身子去看到底发生了什么事。看到眼前的一幕，利萨吓得魂飞魄散——女儿凯特的一只手在电动扶梯的卡口里，她的整个身子都在向外猛拉。

电动扶梯一直在运行着，转瞬之间，她的手就被拖进了机器的扶手和支座之间的地方。利萨吓坏了，她必须立刻做出反应，她也根本没有时间求助。

利萨向着女儿奔跑过去，此时的小凯特已经哭成了一个泪人，她的手非常痛，可是她根本就无法动弹，同时身体也在一个劲儿地被向里拉扯着——电动扶梯的力量非常大。

利萨跑着，可是脑袋却没法思考，她全乱了——女儿凯特被卡在电动扶梯里，但她并不知道凯特是整只手还是什么地方被卡住了。利萨尖叫着跪到了女儿身边的地板上。

凯特的尖叫早已经引起了商场里其他的顾客的注意，他们看见发生了这样的事故，也都乱作了一团，不知道该怎么办。有的女士用手捂住了嘴巴——小孩子的手被电动扶梯卡住了——这是多么惨的事情啊！尤其是对于一个母亲来说。

利萨跪在了凯特的身边，她把手伸过去，想触碰到女儿的小手："亲爱的，没关系。没关系，别哭，妈妈在这儿。你能把你的手抽出来吗？"她试图将自己的手也伸进卡口里，这样的话，她就可以用自己的手为女儿挡住伤害了。

“天哪，谁能让这个东西停下来？我的天——”利萨觉得这件事要命极了，她根本无法向别人求救。她想要这个巨大的东西停止工作，可是这是不可能的！

电动扶梯非常巨大，它一旦工作起来就不容易停下来。即便是商场收到求救信号，立刻就按下停止键来停止这该死的电动扶梯，也是几分钟之后的事情了。最快也得几分钟，那时候，女儿的小手就保不住了。她的手可能会被拖进去，也可能会被压坏，手上的皮可能会被擦破。

利萨越想越惊慌，事态也非常紧急，她知道，想要救女儿，她得必须抓紧时间！

▶▶▶吓坏了

“好的，现在，妈妈要把手放在这儿……”对于利萨来说，作为一个母亲，她一万个愿意用自己的右手换女儿的手……

商场保安正在赶来，利萨已经听到顾客们在帮她拨打商场的服务电话了，而此时旁观者们也根本不知道如何是好，这件事太棘手了，谁都没有把握去做好，再说，还是凯特这样的一个小女孩。

没有时间了！来不及了！

◀凯特的尖叫声吸引了商场里其他顾客的注意

▶利萨也不知道该怎么办好了，她也把手伸进了电梯里

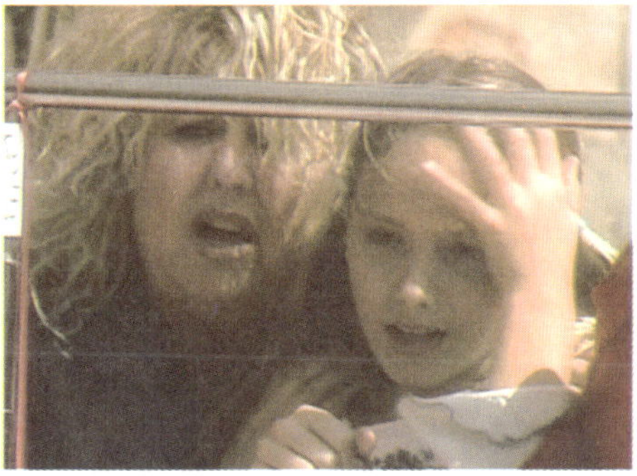

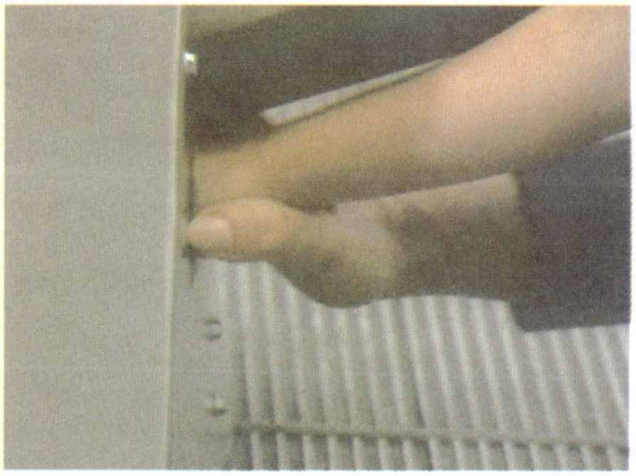

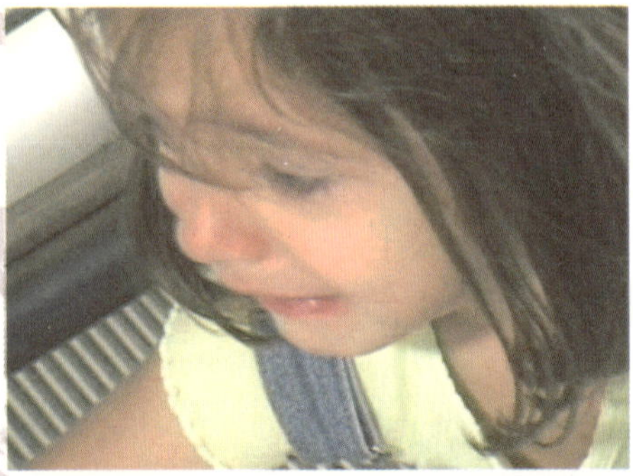

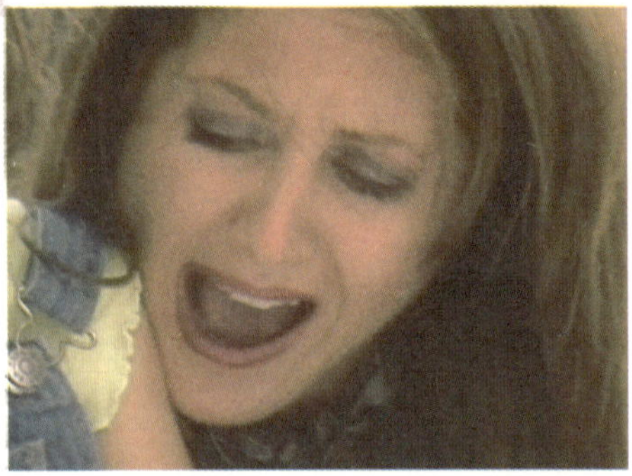

▲利萨把女儿的手拽了出来

利萨根本来不及思考，她直接把自己的手塞在扶手下面并抓住了女儿的手。她成功地把手塞进去了，虽然还有一些地方她无法触摸到。

很痛，是的，很痛，她咬紧牙关，不去管这种痛，现在要做的，就是把女儿的手救出来，

“宝贝儿，妈妈把手放在你的手上。然后我们一起把手抽出来，好吗？……好的，妈妈要把手指放在这儿……”利萨尽量用自己的手覆盖住女儿的小手，当她感觉到自己已经抓住女儿的手后，她立刻非常用力，同时也非常迅速地向后拽，就这样，利萨把凯特的手从扶手末端的卡口那里拽了出来。

凯特还在哭泣，她的手非常痛，加上害怕，所以她一个劲儿地哭个不停。

利萨待女儿的手从卡口里脱离出来，立刻抱起她，她握着女儿的手，想要看看凯特的手怎么样了。凯特小手上的皮肤看上去非常红，而且被擦伤了。她的手几乎要起血泡了。

利萨非常慌张，她害怕女儿的手被压坏了，她抱着凯特，晃她，问她：“给妈妈动动手指，好吗？给妈妈动动手指。你没事吧？你没事吧？亲爱的！”利萨的担心是有道理的，电动扶梯很重，力道也非常大，凯特的小手极有可能会被那个机器压坏。

凯特伏在妈妈的肩上不住地哭泣，她吓坏了，无法说话。

利萨抱着凯特，小心地抓住电动扶梯的把手下到

商场一楼去，她要立刻带女儿去看医生，她不知道女儿的手伤得有多重，小凯特自己更不清楚，她那么小，完全被吓坏了。利萨安抚着女儿：“好的，我们要，我们要……去汽车那儿，然后开车去看医生，他肯定会治好你的手。”

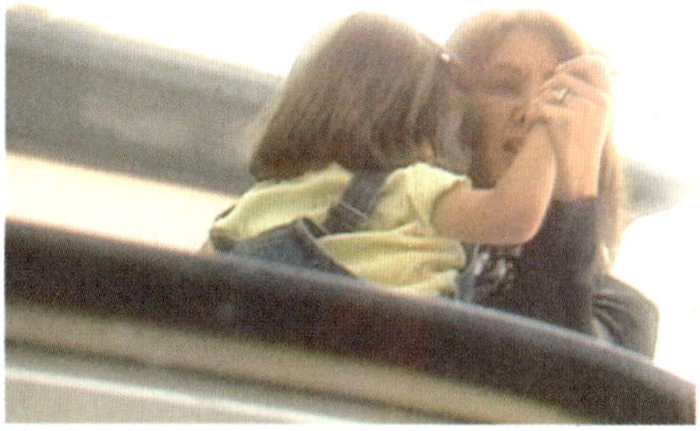

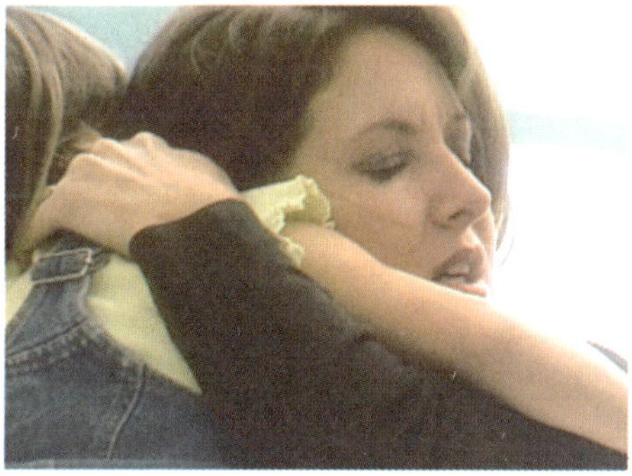

▲凯特伏在妈妈的肩上不住地哭泣

利萨抱着女儿，她要开车带女儿去看医生，她并没有找商场的工作人员理论，她不想浪费时间。利萨只想马上赶到医院，尽快让医生看看凯特的手，女儿还这么小，她的手不能有事！凯特还要写字，还要弹钢琴，还要玩玩具……

▶▶▶急诊室

“好的，你能握个小拳头给我看看吗？握拳，展开手——动动你的手指。”急诊室医生对小凯特说，凯特很配合，听医生的话做着各种各样的动作，医生要知道她的手到底伤势如何。

“会没事的，亲爱的。”利萨抱着女儿，凯特一直伏在她的肩膀上哭，她握着女儿的小手，不停地亲吻着，不停地安慰着女儿，“亲爱的，你能动动手指给妈妈看看吗？亲爱的。”凯特不说话，利萨虽然心里焦急万分，可是她不能表现出来她的害怕，她知道自己一旦慌张，女儿会哭得更厉害，幼小的心灵也会

▼医生为凯特做检查

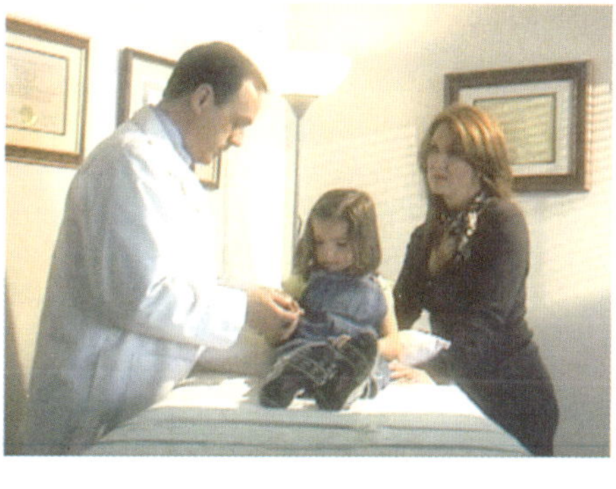

更害怕。

利萨抱着凯特疾步跑到商场外面，打开车门，护着女儿的小脑袋，将她放置在座位上，嘴里不住地说着：“妈妈尽量快开。我要带你去医院看医生。亲爱的，没事的。”

凯特护着小手，安静地坐在座位上，她不说话，也不叫“妈妈”，她只是坐在那里。利萨知道凯特是吓坏了，她这么小，无论哪个小孩子遭遇到这样的事情，都会感到害怕的。

“没事的，亲爱的，能动动手指给妈妈看看吗？”利萨一边开车，一边重复着这样的话，然而，小凯特依然是一语不发。

利萨只能尽量地快开，她要在最短的时间内赶到急救室去。

终于来到急救室，利萨抱着女儿冲进去。一名专业的外科医生接待了她们。小凯特坐在那里，医生托着她的小手：“好的，我们来看看。……好的，很好。”凯特在医生的指导下，慢慢地把小手伸展开来。

“动动你的手指。好的，看起来很好。”医生继续让小凯特配合着做出一些动作，这些动作凯特都做得很好，

▼医生托着她的小手

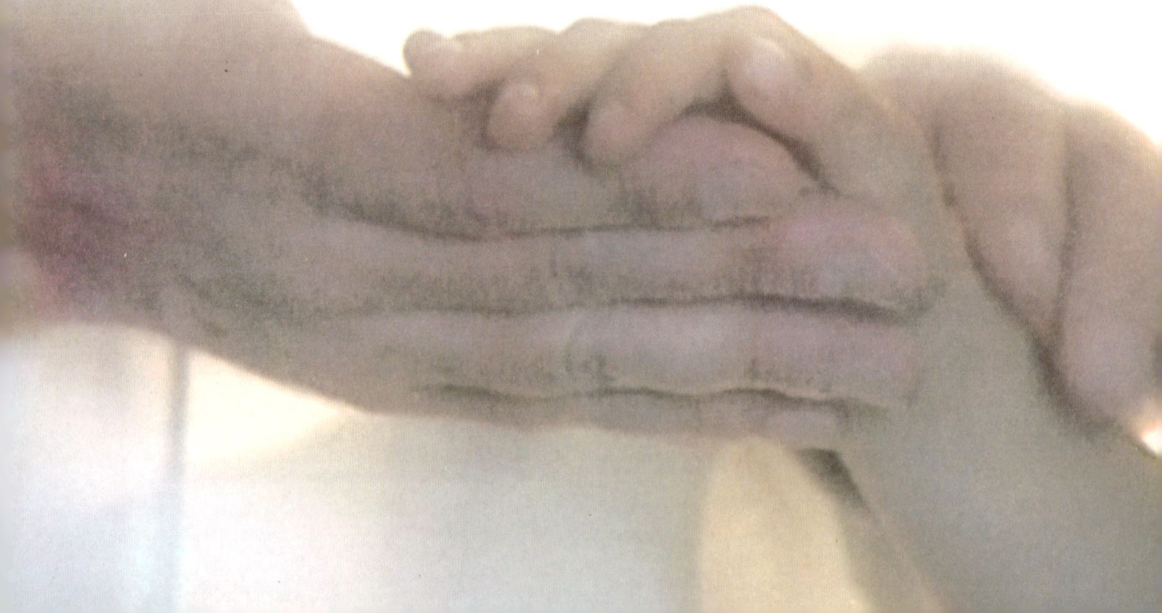

她的伤势还算好，并没有伤到骨头。

可是皮外伤照样很严重，凯特的小手已经肿了，手指肿得非常厉害。整个小手看上去红了一大片，而且起了很大的血泡。

医生在检查了凯特的手指之后，对利萨说："小家伙的手生了血泡，这些泡最终都会一一破裂的，要让它们保持干净，避免出现感染，因为血泡破裂后，下面的皮肤会得不到保护。"

利萨将医生的话全部记在心里，她要好好地保护女儿的小手。

医生将凯特的手做了消毒、包扎处理之后，利萨就带着女儿回家了，幸好凯特的手没有大碍，这是不幸中的万幸。

▼利萨给那家商场写了封信

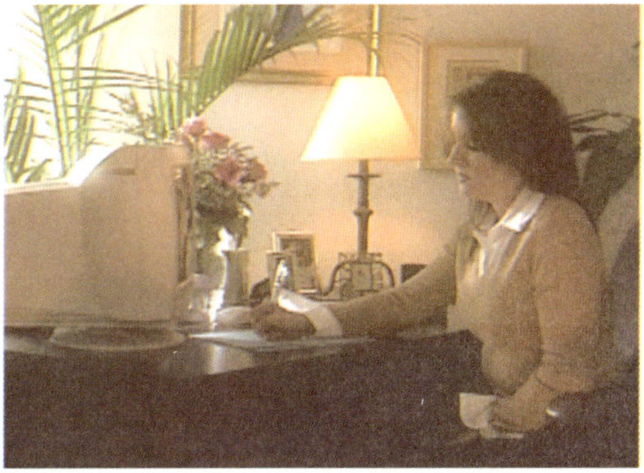

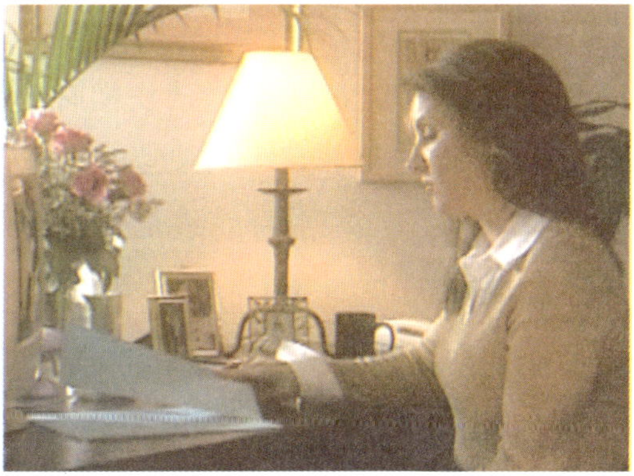

回家的路上，利萨抱着女儿狠狠地亲了几口："亲爱的，宝贝儿，你是最棒的！妈妈爱你！"

小凯特举着伤手，甜甜地笑了。

▶▶▶利萨的信

回家之后，利萨细心地照顾着女儿凯特，凯特的手一天天地恢复了。她看起来已经忘记了在商场里的那次不愉快的受伤经历。可是利萨并不会忘记，利萨给那家商场写了封信，告诉他们电动扶梯距离童装区太近，这样十分危险，很容易

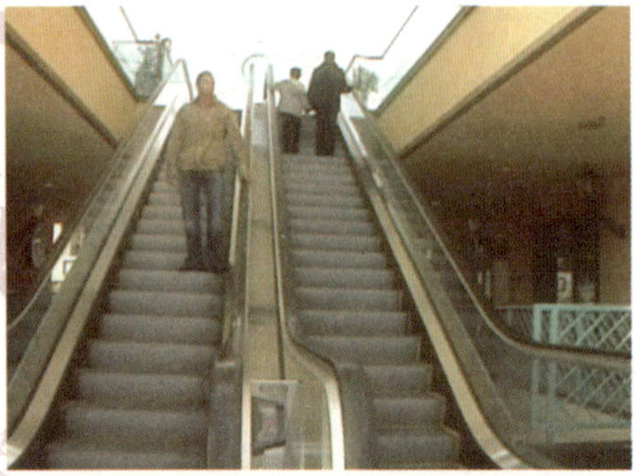

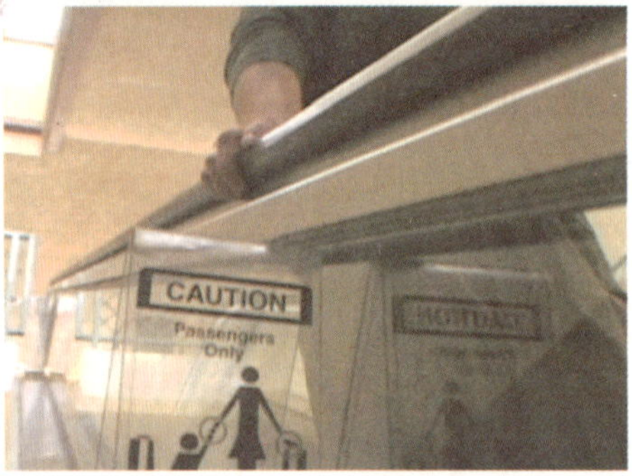

▲扶好扶手，以免摔伤

让其他孩子像自己的女儿凯特那样被卡住。

这封信发挥了作用。商场按照利萨的建议做了一些改进。

后来，当利萨带着凯特再到那家商场的时候，利萨看见电动扶梯旁贴上了非常明显的警告标志，而商场的布局也和以前有了很大的不同——童装区距离电动扶梯非常远。利萨很高兴，商场听取了她的意见，这样至少孩子们就不会很容易便遭遇电动扶梯的危害了。

而利萨呢，她再带着女儿凯特出去逛商场的时候，对于电动扶梯非常在意，她的眼睛不会离开凯特，凯特再也没有在电动扶梯旁边受过伤。

如何应对？

电动扶梯存在安全隐患，美国每年都会有很多人乘坐电动扶梯时受伤，其中有30%是孩子。当你带着小孩乘坐电动扶梯时，不幸你的孩子被电动扶梯卡住了，或是其他人遭遇电动扶梯事故时，你该如何应对？你需要怎么做才能帮助自己或是他人？

A.避免在电动扶梯上摔倒

摔倒是电动扶梯事故最常见的诱因。人们失去平衡后，经常倒在其他人身上，接连撞倒后面的乘客，而电动扶梯是一直在运行的，人们倒在电动扶梯上，后果非常严重，易造成擦伤、摔伤及一些更严重的伤害。

a．抓紧扶手

显然，避免摔倒的最好办法是抓住电动扶梯的扶手。不要在电动扶梯上追逐、打闹，如果你带着孩子，则抓紧孩子的手，让孩子抓紧你，以固定住身体。

b．有选择性地乘坐电动扶梯

不要把婴儿车放在扶梯上，因为你要顾着照顾车里的婴儿，你需要抓住婴儿车，这时候你就无法抓住扶手，那么，你摔倒的可能性会加大。所以，如果你推着婴儿车、购物车或是拿着重东西，你一定要乘坐直升式电梯。

电动扶梯虽然很方便快捷，但是你也要根据自身的实际情况进行有选择地乘坐。

B.注意危险区域

电动扶梯事故的第二个主要原因是被电动扶梯困住。每个电动扶梯上都有三个会出现这种危险的区域。

▼摔倒是电动扶梯事故最常见的诱因

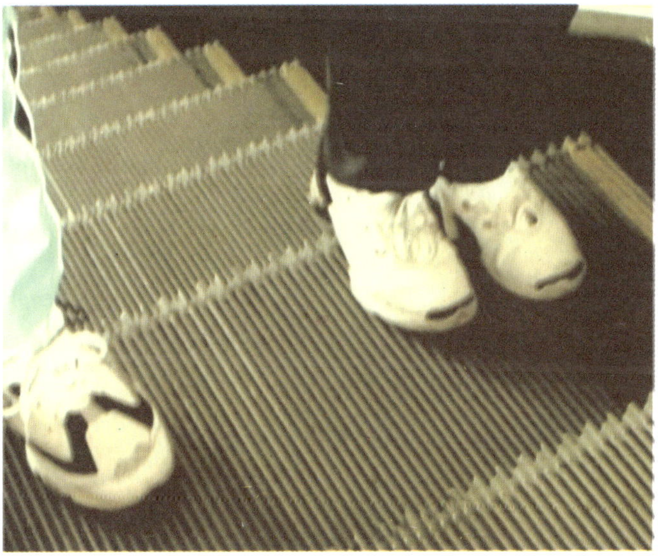

a．梳板

第一个危险区域叫做梳板，任何电动扶梯都有这样的台阶。确保你的衣服没有碰到它们，如果你有小孩子，千万不要让他们坐在扶梯上，带着他们乘坐电动扶梯的时候，帮助他们迈过最上和最下的梳板。一般情况下，帮助孩子们越过这个危险区域，也就不会发生事故了。

但是，如果不幸，你自己或是你的孩子被栉板困住，此时你该如何应对？一位妇女的做法或许会给你一些启示：马塞诸塞州一个 8 岁的小女孩在坐电动扶梯时，她的运动鞋被卡在了栉板里。小女孩的妈妈立刻把她的脚从运动鞋里拔出来。结果，运动鞋毁了，小女孩却没有丝毫的损伤。如果你的孩子的衣服被栉板卡住，你需要迅速地脱掉孩子的外衣，以避免孩子被卡住、受伤。记住，动作一定要快！

b．橡胶扶手

橡胶扶手是第二个危险区。凯特的小手就被卡在了里面，她去捡塑料珠子的时候小手误伸进了橡胶扶手底座的卡口里，才给她的妈妈利萨带来了极大的恐慌与困扰。除此之外，扶手也会挂住小孩子的衣服，这些都是非常危险的。在乘坐电动扶梯时，小孩子应该抓着妈妈或者爸爸的手，千万不要让小孩子碰扶手。

c．边墙

边墙是第三个危险区。如果你的鞋和边墙产生摩擦，鞋很容易就会被吸进去，这种事情在穿胶底鞋的人身上经常发生。乘坐电动扶梯时，千万不要用你的鞋踢边墙，也不要让你的孩子贪玩，将脚抬起一直蹭着边墙——这样更危险，不仅容易摔倒，还会产生更大的摩擦。

在电动扶梯上，最安全的站立位置是在楼梯的正中间，尽量远离边墙。同时，你的手一定要抓紧电动扶梯的扶手。

▼赶紧把脚从运动鞋里拔出来

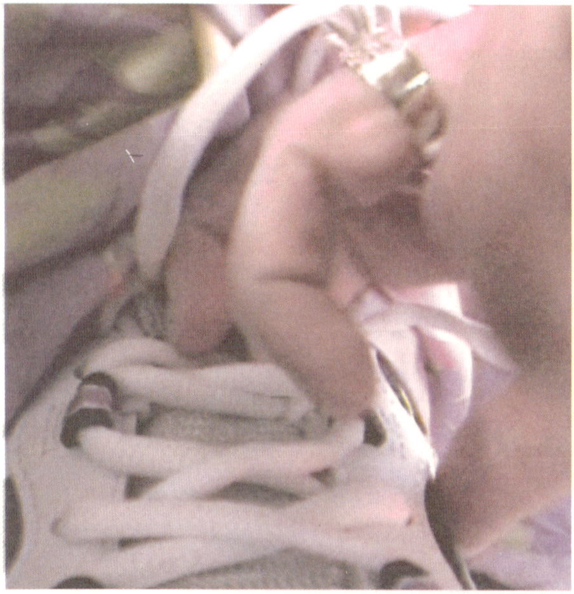

C.按下紧急停止按钮

电动扶梯必须安装紧急停止按钮。美国多数州都要求把紧急停止按钮安在电动扶梯的同一位置上，上下各一个，在右手边，通常为鲜红色。

▼注意紧急停止按钮

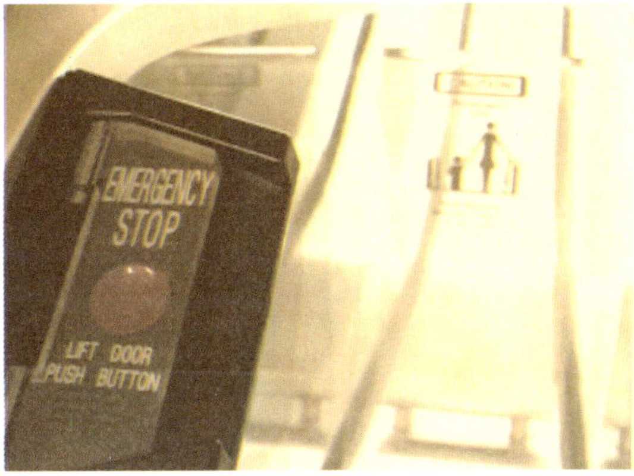

如果你看见有人在电动扶梯上遇到了麻烦，立刻找到并按下“停止”按钮，然后去帮助那个人。如果要挽救一个人的肢体或生命，迅速反应和阻止扶梯行进是非常重要的。

如果你的孩子或是你自己遭遇了电动扶梯事故，你一定要尽快呼叫，请其他人找到并按下紧急停止按钮，为你帮助孩子或是你自己脱险争取时间。

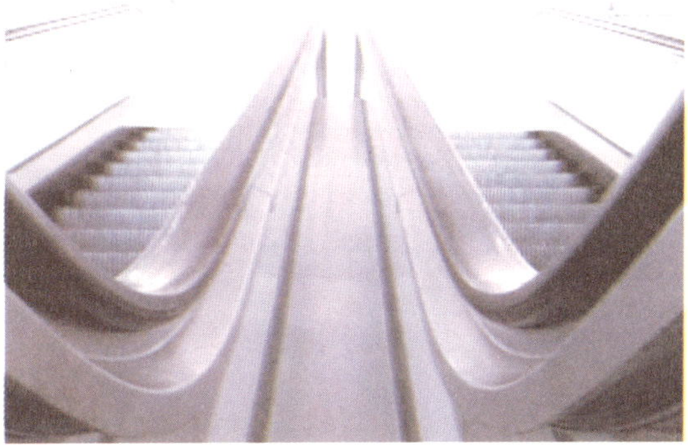

凯特的惨痛遭遇在于童装区距离电动扶梯太近，而这家商场的电动扶梯又没有安装紧急停止按钮，其他的顾客即便看见了凯特的遭遇，他们也只能帮助利萨打电话给商场的工作人员，无法做出更实际的行动来。如果有紧急停止按钮，凯特的手的伤势就不会这么严重。

狗狗全知道！

引言

狗的嗅觉极其灵敏，它可以帮助警察寻找罪犯，也可以嗅出正在逼近的危险。当你的爱犬向你狂吠，而此时你刚出生不久的孩子已经入睡，面对狗狗的吼叫，你知道它在说什么吗？你该如何应对？

有一类危险会在你完全不知道的情况下发生。刚做妈妈不久的帕姆正在厨房里为孩子冲奶，爱犬把她带到婴儿房，眼前的一幕让她震惊——宝宝窒息了！

▶▶▶一家人

▼帕姆和特罗伊·西卡的家其实也是个“三口之家”

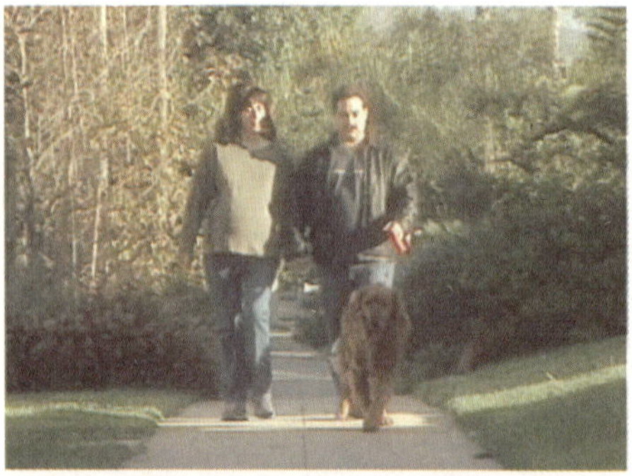

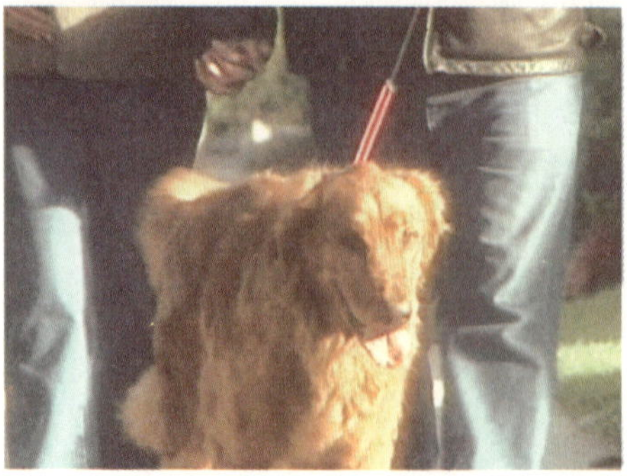

“要见布利特了，高兴吗？”帕姆抱着小宝宝坐在沙发上，她要将刚出生不久的小宝宝给爱犬布利特看看，她和丈夫特罗伊都希望小宝宝和布利特成为好朋友。毕竟，布利特是他们家不可或缺的一员。

和所有渴望有个可爱孩子的夫妻一样，帕姆和特罗伊·西卡结婚多年，却一直没有孩子，他们迫切地想要一个可爱的孩子，男孩也好，女孩也好。为此，他们一直在努力。

帕姆和特罗伊的家其实也是个“三口之家”，只是除了他们夫妻之外，另外的一个家庭成员是一条名叫布利特的狗。布利特长得体格强壮，神态威猛，通晓人意，是条不可多得的好狗。他们非常爱它。

他们之间的感情非常深厚，这么多年以来，都是布利特陪着帕姆和特罗伊，每天吃过晚饭之后，帕姆和特罗伊都会带着布利特出去遛弯儿，赶上天气特别好的日子，夫妻两人也会带着布利特出去野营或是游玩，俨然幸福的一家人。

可是，没有孩子的家庭不是一个完整的家庭，帕姆和特罗伊希望有个孩子。终于，他们的愿望成真了，帕姆和特罗伊高兴坏了！

高兴归高兴，他们还是要面对爱犬布利特的。在此之前，他们看见过很多报道，也听过邻居们的述说，很多家庭宠物会不满主人对于新生儿的宠爱，从而对小宝宝心生嫉妒，甚至还会做出一些伤害小宝宝的行为。

帕姆和特罗伊也担心布利特会像很多其他宠物那样妒忌自己刚出生的婴儿。所以在孩子刚出生的时间里，帕姆和孩子住在医院里，特罗伊在医院和家里两头奔忙，他要照顾妻子和孩子，同时也不能疏忽了布利特的饮食起居。

▼一家人回到了家中

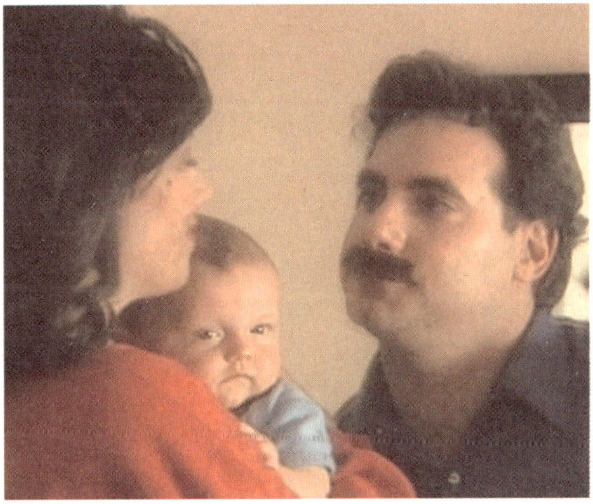

帕姆和小宝宝经过一段时间的休养，可以不用住在医院了，特罗伊起了一个大早去接妻子和小宝宝回家。

夫妻俩心情都非常好，小宝宝健康可爱，真是再没有比这更令人幸福的事情了。

特罗伊一手拎着东

西，一手打开房门，“我们到家了。”帕姆用甜甜的声音向小宝宝介绍，孩子肯定听不懂，可是，作为妈妈，她很喜欢和孩子“聊天”，这样的交流让她觉得很快乐。

“到家喽！好的，让布利特过来见见小宝宝。”作为爸爸的特罗伊心情非常好，他放下手里的东西，就呼叫爱犬出来，“布利特，布利特来呀！”

►►►好朋友

“布利特喜欢小宝宝。”帕姆开心地叫了出来。

“看看你的兄弟，布利特。到这儿来，到这儿来，好的，那是小宝宝。”特罗伊带着布利特来到帕姆和小宝宝的面前。布利特真是个好孩子，在它见到小宝宝的第一面，它就爱上了这个可爱的孩子，它用鼻子蹭蹭小宝宝娇嫩的脸，用温润的舌头去亲吻他。

“哦，好，我说什么来着，布利特会喜欢小宝宝的。好样的，布利特。”特罗伊和帕姆看见爱犬布利特这样喜欢他们的孩子，心里所有的疑虑都消除了，在他们的欢笑声中，布利特和小宝宝蹭着鼻子，亲热不已——他们成了朋友。

布利特很爱它的小主人，甚至它的小窝也是在小特罗伊的睡床旁边，小主人睡觉的时候，布利特守着

◄特罗伊介绍布利特和宝宝认识

►布利特的窝就在小宝宝的婴儿床旁边

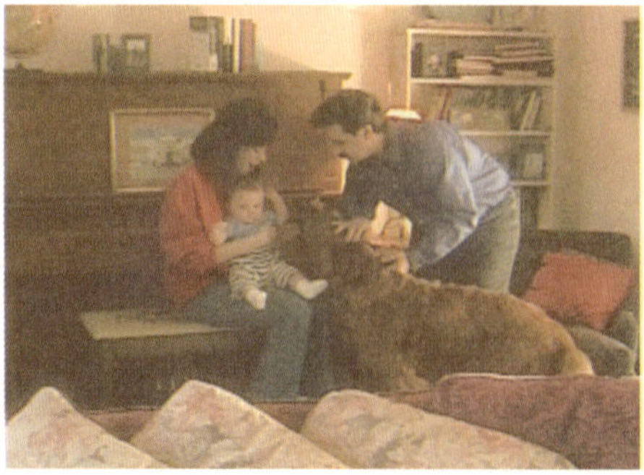

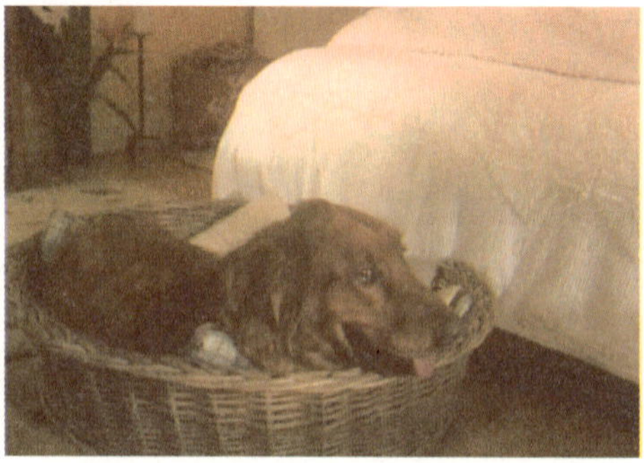

他。它像一个真正的哥哥一样关心小宝宝。

转眼间，小特罗伊回家已经一个月了，在这过去的一个月里，帕姆开心地发现小宝宝和爱犬布利特之间的关系更加亲密了。这可是一件大好事呢，她立刻将这个重大发现告诉了丈夫特罗伊："亲爱的，布利特和小宝宝是很好的朋友了！"

"我就说布利特是很懂事的孩子，你看，我说的没错吧。"特罗伊大笑，对妻子说道。

这一天，和过去的所有日子一样，帕姆起床的第一件事就是先把小宝宝料理好，上午，需要给小宝宝换尿布。小特罗伊是个安静的孩子，他很少哭闹，除非是尿布湿掉了，他感到非常不舒服，或是肚子饿了才会哭几声。帕姆非常了解自己的孩子，她给小宝宝换上干爽舒适的尿布后，就把他放在小床上，让他躺着自己玩。小特罗伊还是个会自娱自乐的孩子，和所有的婴儿一样，他对这个世界充满了好奇，手脚快乐地扑腾着。

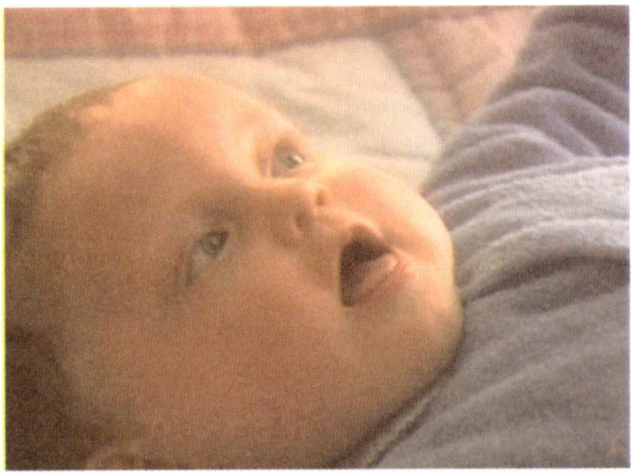

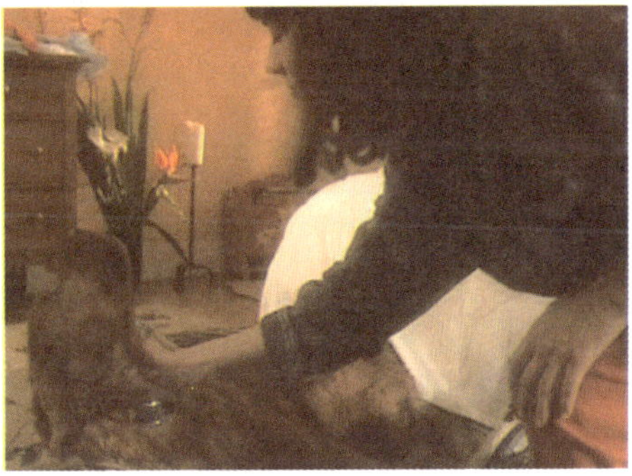

▲布利特和小宝宝相处得很好

走出卧室之前，帕姆蹲下身子摩挲着布利特毛茸茸的脸蛋和脖颈，和爱犬逗了一会乐，然后走进厨房，去给小宝宝准备奶瓶。

卧室是个安静的天地，小特罗伊非常享受这美好的时光，他躺在自己的小床上，随意地动弹着小手小脚，他的好兄弟布利特卧在他的婴儿床旁边。

帕姆刚刚把小宝宝的奶瓶放进加热器里，通上电源，打开奶粉盒的盖子，准备给儿子冲泡奶粉。就在这个时候，布利特闯了进来，它站在厨房的门口，向着帕姆大声叫："汪——汪汪——"

▶▶▶守护者

"布利特，怎么了？要出去吗？怎么了？要出去？"正在忙碌的帕姆被爱犬布利特的叫声弄得惊诧不已，这么多年来，她从没有听过布利特用这种腔调叫唤。

帕姆不明所以，按照以前的习惯来说，这个时候并不是带布利特出去兜风的时候。"布利特，你怎么了？"

布利特仍是不停地叫着，它的声音和以往全然不同。帕姆觉得非常奇怪："怎么了？布利特？"

▼布利特越发地焦躁不安起来

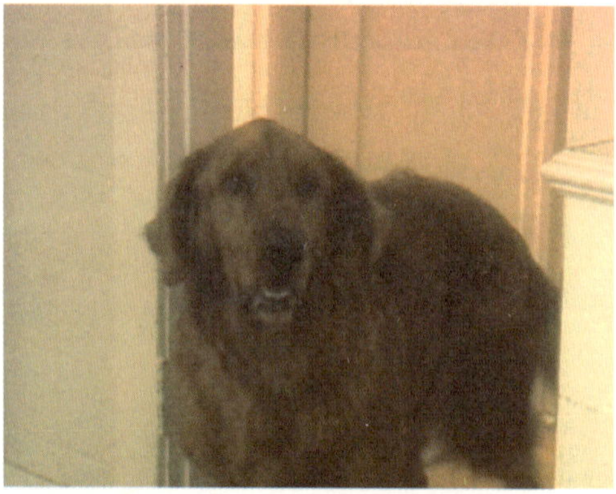

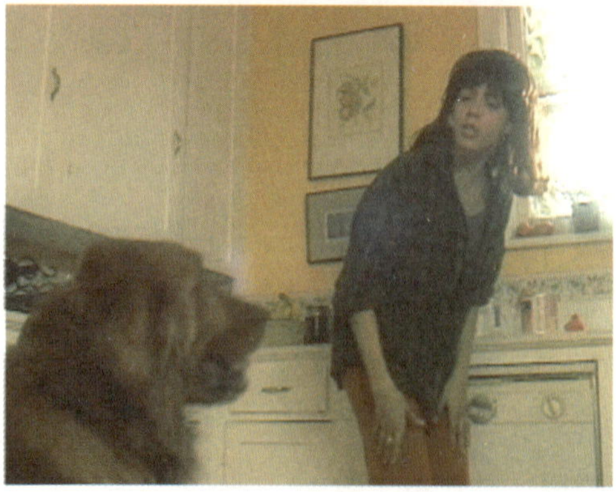

"汪汪——汪——汪汪——"布利特一边叫着一边后退，退到了房间的走廊里。

帕姆看着布利特走出去了，赶紧跟上去看看到底发生了什么事。她一边跟上去，一边问："布利特，到底怎么了？怎么了？"

布利特不停地转，转着圈。它走到走廊一半的地方向帕姆再次叫，看她跟上来了没有。

帕姆没有跟上来，布利特转回去，继续向着帕姆大声叫："汪汪——汪——"

此时，特罗伊正在浴室洗澡，他刚打了满身的泡沫，就听见布利特的叫声了，对着妻子喊道："亲爱的，布利特和宝宝怎么了？"

帕姆不知道出了什么事，她

想起小宝宝的奶瓶还放在加热器里呢，现在该断掉电源了，她转过身想回到厨房。可是布利特并不打算让她去厨房，它向着卧室倒退。

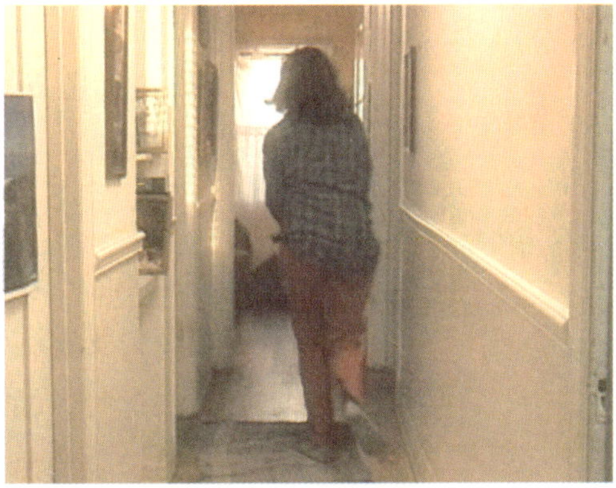

帕姆走上前去，抓住布利特脖子上的项圈，想把布利特带回客厅。可是，布利特挣脱了帕姆，再次向着卧室跑去。

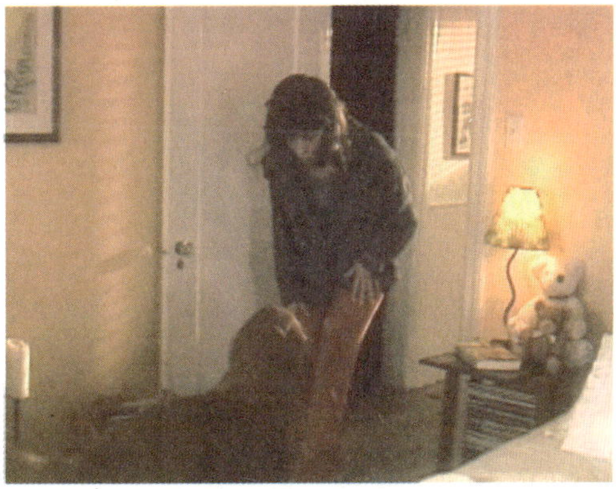

▲帕姆不知道它在叫什么

帕姆被甩掉了，她还想着安抚布利特，就一边拍着手，一边追上布利特。布利特把女主人带进了卧室，它发现了什么呢？

帕姆跟着爱犬跑进了卧室："布利特，出什么事了？"帕姆站在卧室里，说完这句话，出于女性的直觉，她觉得事情不妙。她立刻跑向儿子小特罗伊躺着的婴儿床——

帕姆的心就要从胸腔里跳出来了！她现在终于明白了布利特的意思。小特罗伊的头向后仰，从喉咙里发出"咳咳"的声音，在帕姆听来，这是很不好的声音。宝宝怎么了？！

"哦，天哪！我的天！"帕姆大叫起来，她根本无法相信自己看到的一切！

▶▶▶窒　息

"醒醒，我们不想失去你——"特罗伊轻轻摇晃着小宝宝，他抚摩着小宝宝的胸口，他强忍着内心的惊恐，一直在努力，想让宝宝醒过来。

"咳……咳……"小宝宝只能发出这种声音来，他不停地动弹着，他可爱的小手和小脚痛苦地挣扎着。

"出什么事了？"帕姆握着小宝宝的手，一时之间不知道怎么办才好。她根本不知道刚才还好好地躺着的宝宝怎么会变成这个样子。

就在这时，帕姆看到小宝宝的脸从深红色变成了紫色，然后又变为黑青色。这只是瞬间发生的事，帕姆根本就没法做出反应，她看着小宝宝惊人的变化，不停地喊着："天哪，怎么办，天哪！怎么办？"

▼小特罗伊快要窒息了

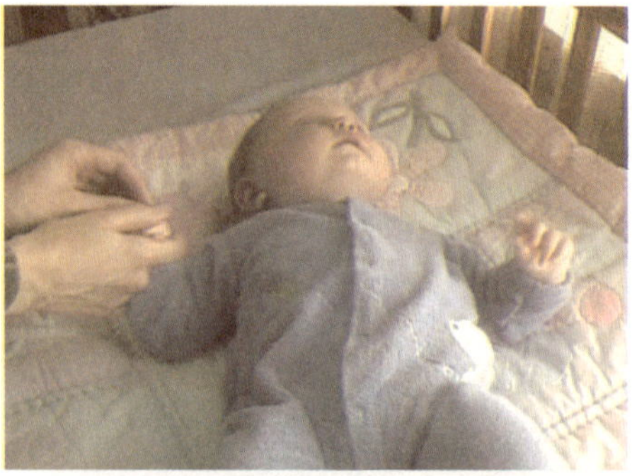

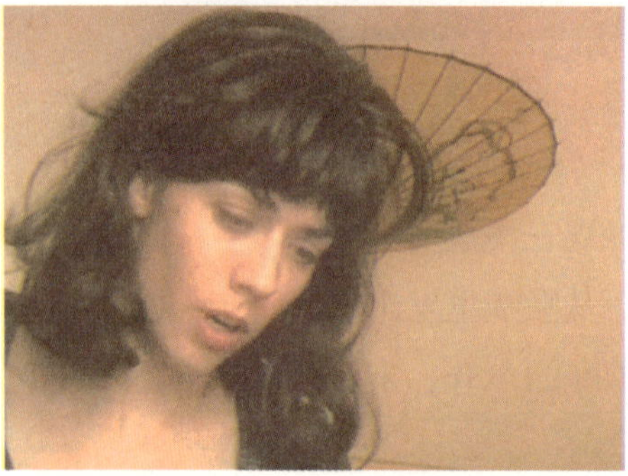

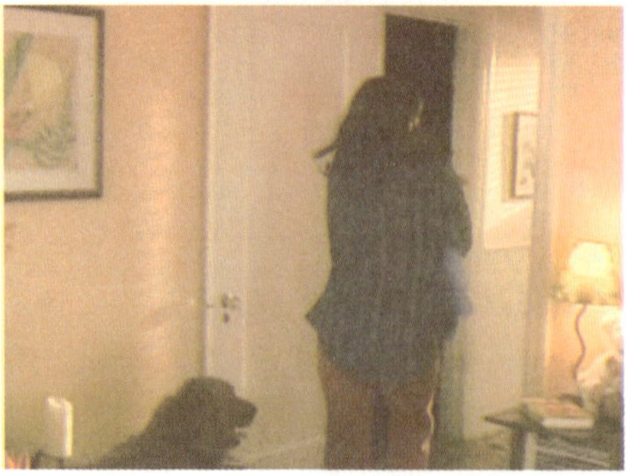

帕姆第一次做母亲，面对她的第一个也是唯一的儿子，她惊惶失措，不知如何是好。

帕姆以为小宝宝被什么东西噎住了，她立刻抱起小宝宝，轻轻敲打他的后背，她把手指小心地插入小宝宝的嘴里，想知道是不是有阻塞物在里面，可是，什么都没有，小特罗伊的嘴巴里什么都没有，可是，他就是无法呼吸！

"特罗伊，他窒息了！宝宝窒息了！"帕姆吓得魂飞魄散，她抱着小宝宝就冲出去，一边跑向浴室，一边大叫。丈夫是唯一能帮助她和儿子的人了。

第一个发现这一切的布利特也在一旁拼命地叫着。

特罗伊正在洗澡，他听到妻子

帕姆的呼叫声，他裹上浴袍，火速打开浴室的门跑出去，此时，帕姆抱着孩子正好跑过来。

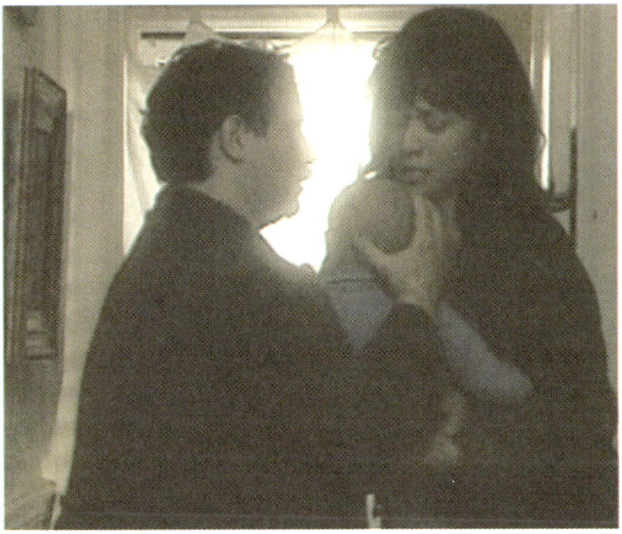

▲帕姆抱着孩子问丈夫这该怎么办

特罗伊一把接住孩子，一只手拍拍妻子的手臂："快去拨 911……没事的，别慌！"

帕姆于是转身跑去拨打急救电话，她已经六神无主了，还好有特罗伊在，作为丈夫，他比妻子要稍微冷静一些。

特罗伊接过小宝宝，将他平放在浴室里的地毯上，这样平躺着，按照常识来说，是利于孩子呼吸的。

此时，小特罗伊脸色发青，他看上去非常虚弱。特罗伊想知道孩子为什么会这样子，他想小宝宝是不是被什么东西噎住了才会脸色发青。特罗伊立刻扳开小宝宝的嘴，想看看孩子的嘴里是不是有什么东西。然而，他根本没有发现任何东西。

小宝宝躺在地上，他的小脸已经完全变成了青色，好像马上就要死了一样。特罗伊不知道该做什么，也不知道该怎么做，一切都乱了。小宝宝是他和妻子的一切，他无法想象没有小宝宝的日子该怎么去过。

无论特罗伊如何摇晃他，他就是没有任何反应。

特罗伊非常害怕，他很怕自己的儿子得了婴儿猝死综合症，他伤心得就要哭出来了——他和妻子两个人根本就输不起，他们无法承受失去小特罗伊的痛苦。

▶▶▶救救宝宝

就在特罗伊和宝宝待在一起的时候，帕姆打通了急救电话。她向急救人员简单地描述了小宝宝的情况，因为害怕，她的话支离破碎。还好，电话那端的911工作人员听明白了她的话。

“夫人，你现在必须得给小宝宝做人工呼吸。”911工作人员说道。

“人工呼吸？嗯……宝宝在我丈夫那儿！”帕姆又急又害怕，脑袋几乎不能思考了。

婴儿躺在浴室的地上，情况非常糟糕，他已经窒息超过一分钟了。成人一分钟不呼吸都会承受不住，更何况这个刚出生不久的孩子。

▲帕姆在打电话求救

▼特罗伊一把抱起小宝宝，将他紧紧地抱在自己的胸前

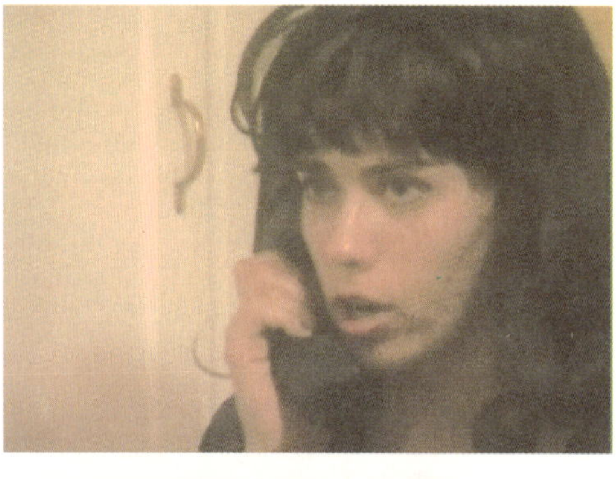

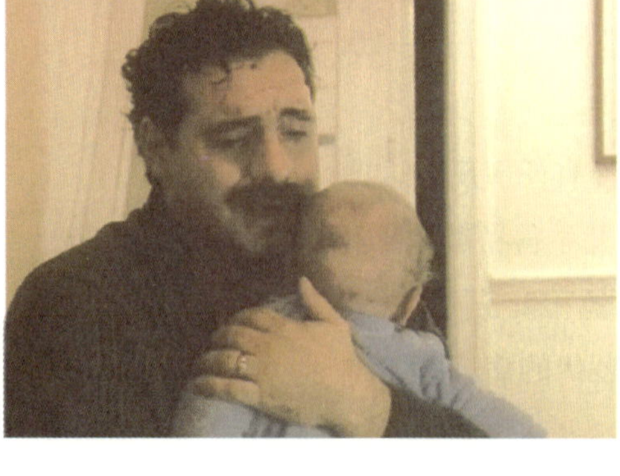

特罗伊一会儿抚摸下孩子的小脸，一会儿又拍拍他的胸口，他做什么可以挽救小宝宝呢？！就在这时，宝宝发出了声音，像是叹息声，又像是抽泣的声音，他的脸色也开始由灰色变成了粉红色。

“没事，会没事的。”特罗伊一把抱起小宝宝，将他紧紧地抱在自己的胸前，他意识到孩子就要死去了，他非常悲痛，作为父亲，他却无能为力。

“夫人，请您把我下面说的话记住，转述给你丈夫。小宝宝必须要接受人工呼吸，另外，我们的急救人员已经出发了，他们将尽快赶到你家中。”

“嗯——”就这样，帕姆把911工作人员的话转述给她的丈夫。

而此时，特罗伊要做的，就是照着妻子转述的话开始对孩子进行施救，他只能成功不能失败。他伏下身体，开始给儿子做人工呼吸。

经过努力，小特罗伊终于喘了一口气，虽然他的呼吸仍旧十分艰难，但是，他至少开始再次呼吸了。

这时，急救人员赶到了！他们快速地冲进特罗伊的家里，却没想到在大厅里遭遇了一个强敌——布利特。它觉得自己必须要保护小宝宝，它不允许陌生人进入自己的家中。

“汪汪汪——”布利特堵在大门口，对着急匆匆赶来的急救人员狂吠。

“镇静点，宝贝儿！镇静点！”其中一名护理人员对着布利特说，他试图安抚布利特的情绪。

▼急救人员赶到了，然而在门口却遭到了布利特的阻拦

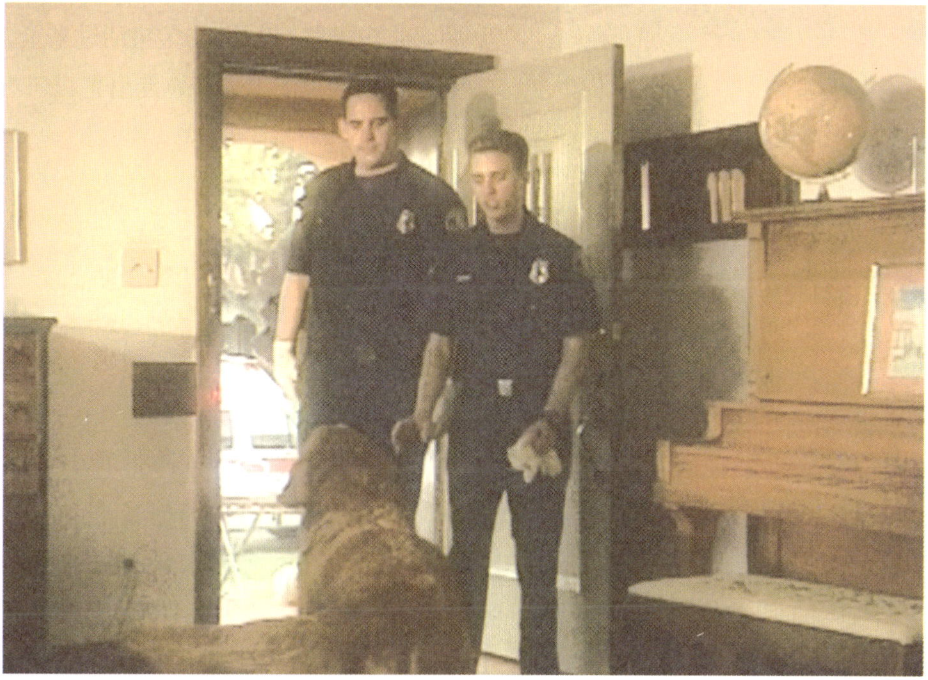

“主人在哪儿？”另一名护理人员大声问道。这条凶猛的狗挡住了他们的去路，时间很紧急！

帕姆听到响声，从房间里冲出来。“布利特！”她对着护理人员说，“请向左拐！先生！”帕姆抱住布利特：“布利特！嘘，嘘，过来，咱们走！过来，布利特，走！”

帕姆把布利特拉到一边，急救人员趁机向房间内跑去。

经过简单快速的处理，急救人员立刻将小宝宝送进了医院，经过抢救，小宝宝脱离了危险。在此之前，并没有发现小宝宝有任何生病的迹象，但医生给小特罗伊检查完之后，发现了一系列潜在的致命问题：小宝宝有双侧肺炎，心脏还有一个洞。医生告诉帕姆和特罗伊，由于缺氧，再迟几秒钟，小宝宝就有致命危险了。

▼布利特的颈间系着一条漂亮的围巾，它是一个大英雄

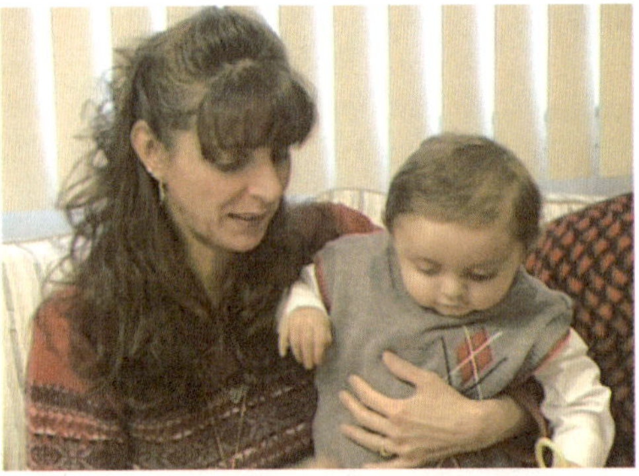

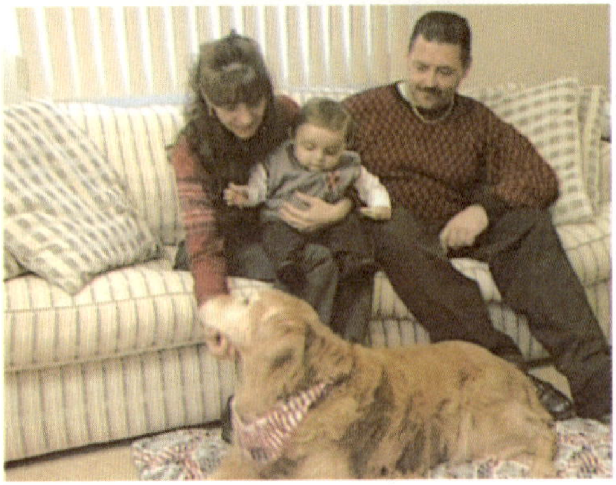

帕姆和特罗伊紧紧地拥抱在一起，他们的生活在这一天差点走向末路，但是，小宝宝活过来了，他们的生活也重新焕发出光彩。

▸▸▸英　雄

帕姆和特罗伊，这对幸运的父母，捡回了孩子的一条命。在医院住了两周之后，帕姆和特罗伊把小宝宝带回了家。

就像当初第一次带着小宝宝进家门一样，帕姆抱着小宝宝坐在沙发上，等着亲爱的布利特出来见他们：“布利特在哪儿，啊？”

“哦——亲爱的，来看看小宝

宝，亲爱的布利特。”特罗伊笑着抱住布利特，他真是太感激布利特了，要是没有它，小宝宝就危险了。

“嗨，布利特，布利特。”帕姆轻轻抓着小宝宝的手，向亲爱的布利特打招呼，她和丈夫一样，心里充满了对布利特的感激，是布利特救了小特罗伊的命，作为母亲，她无法表述内心对爱犬的感激。

帕姆和特罗伊都觉得布利特才是家里的大英雄。他们爱它！

而亲爱的布利特英雄在干吗？它慵懒地卧在地毯上，旁边是爱它的家人们，布利特的颈间系着一条漂亮的围巾——这是主人们给它的感恩礼物。

如何应对？

婴儿的生命是极其脆弱的，刚刚来到人世的他们需要大人们更贴心、更周到的呵护和照顾。可是，意料不到的危险仍然会时不时地降落在婴儿的头上。如果，不幸你也遭遇了帕姆和特罗伊所遭遇的问题，那么，你需要给小宝宝做人工呼吸，下面的方法可以帮助你：

▼宝宝窒息之后，首先要检查嘴里有没有异物

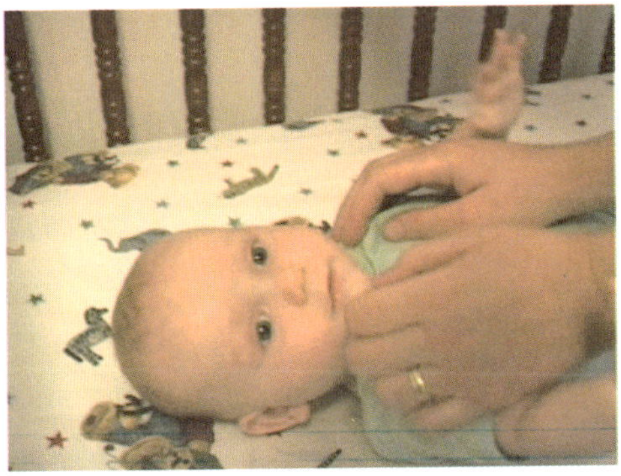

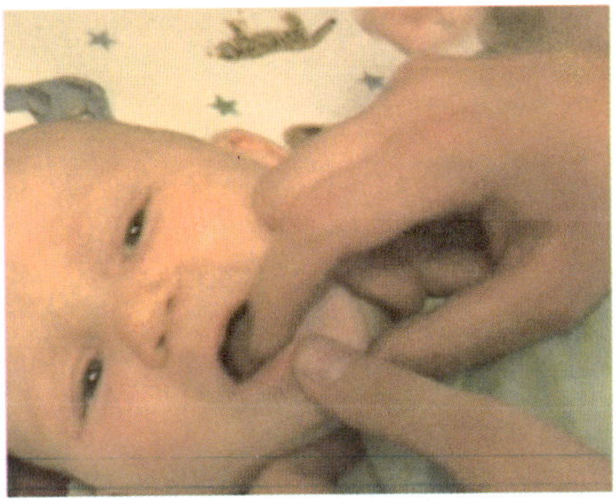

A.排除异物

小孩子经常会发生窒息，医生将这种现象称为“呼吸停止”，但小孩子的循环系统是正常的。如果你的小宝宝也遇到了这样的问题，记住一定要检查婴儿嘴里有没有异物。排除异物时动作要轻。如果触碰不到，可以把婴儿翻过来，在后面拍几下，如此，所有阻塞物都会出来。

帕姆看到宝宝的脸色不对劲之后，下意识的反应就是将手指插入小宝宝的嘴里，以便查找是不是有异物，这点非常正确，她的丈夫特罗伊也尝试过这种方法。确定小宝宝嘴里没有异物是保证呼吸道畅通的必要条件，这样可以最大限度地保证宝宝的呼吸足够支撑到急救人员赶来。

B.正确放置婴儿

▼正确放置婴儿

婴儿遭遇窒息之后，大人一定不能紧紧地抱着孩子，要让婴儿躺在床上，头向后仰，抬起下颌。这样可以打开呼吸道，使婴儿能在护理人员到来前保证呼吸。正确地放

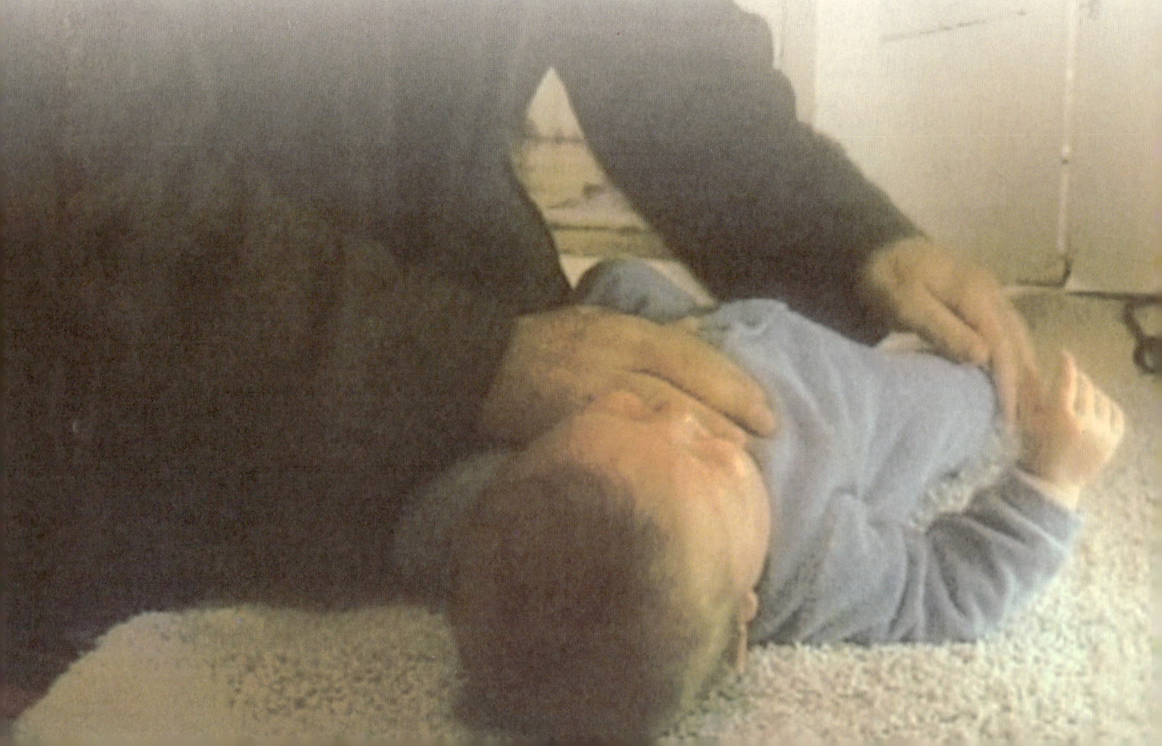

置婴儿，这一点非常重要，要知道，保持小宝宝的呼吸道畅通非常关键，因为这是氧气的通道，否则就无法供氧，小宝宝会因为缺氧而加快死亡。特罗伊在那个危急时刻，从妻子手里接过小宝宝之后，就将他平放在地毯上，也是为了保证小宝宝的呼吸畅通。

C.正确施行人工呼吸

如果你在婴儿的嘴里什么都没找到，但你的宝宝仍没有呼吸，你要记得给婴儿进行人工呼吸。给婴儿做人工呼吸时要特别注意，切记下面的三点：第一要确保将婴儿的呼吸道和喉咙清理干净，进行该操作时要将婴儿的下颌向后推；第二，做人工呼吸时要用口同时盖住婴儿的鼻子和嘴，然后向婴儿的嘴和鼻子轻轻吹气，而不是只捏住婴儿的鼻子，向嘴里吹气；第三，对婴儿进行人工呼吸时，不需要像成人那样用手按压胸部，只需用手指轻轻按压即可。

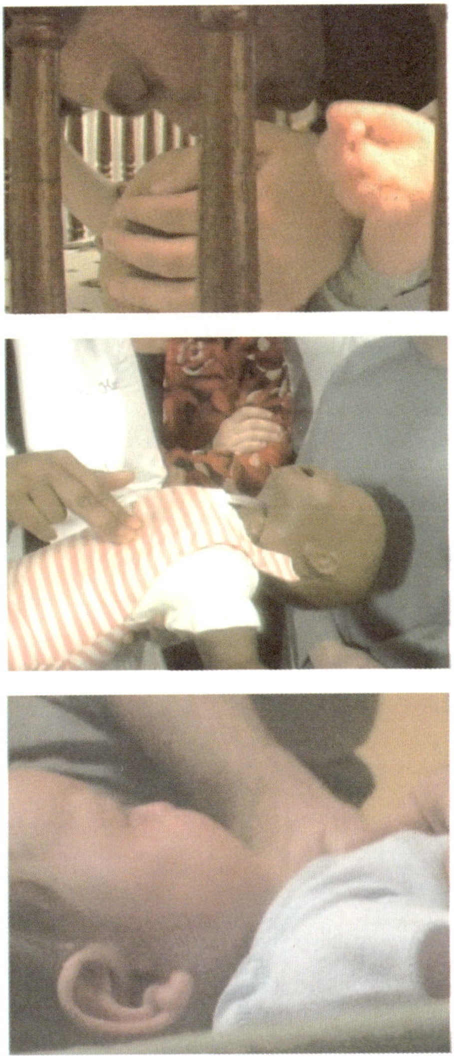

▲对婴儿要实行正确的人工呼吸

当你对他进行人工呼吸后，婴儿的胸会隆起，他们的胸腔很小，肺马上就会有反应。看到婴儿胸部隆起后，然后暂停：这是一次呼吸，然后按压 5 次。重复这个过程，直到婴儿能自主呼吸或护理人员到来为止。按压时一次只需要向下按 5 下，然后停一会儿，接着再吹一口气。这个过程可以按摩婴儿的心脏，促进血液循环，可以暂时保住婴儿的生命，为急救人员的赶到争取宝贵的时间。

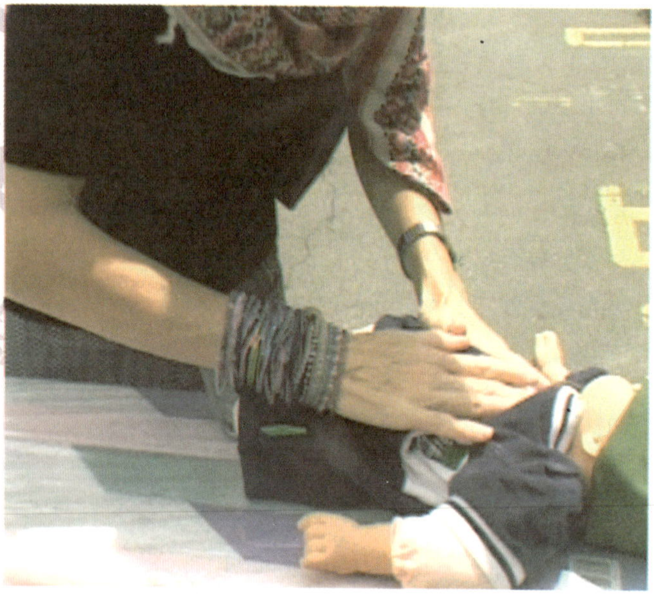

▲她把婴儿放在熨衣板上

D.注意事项

婴儿的皮肤和骨头都非常娇嫩，对他们进行施救的时候，一定要把握好力道。如果过于用力，你可能会伤到婴儿，所以，给婴儿和儿童做人工呼吸都不能太用力。

你可以借鉴阿什兰一位妇女的方法。这名妇女抱着她七个月大的男婴逛超市买日常用品的时候，她的小宝宝在超市里突然窒息，这名妇女立刻把婴儿放在熨衣板上，然后给婴儿做了人工呼吸。结果，就挽救了自己孩子的命。

婴儿来到这个陌生的世界，谁都不能预料他们娇弱的生命将会遭遇到什么样的危险。作为父母，一定要承担起保护、照顾他们的责任。想知道更多婴儿人工呼吸的内容，请给医院或红十字会打电话，或者参加培训班。

你知道吗?

如何抢救宠物?

除了人会被食物或是其他阻塞物噎住外，动物，譬如你的爱犬也极有可能被噎住以致窒息，或者，它干脆在与你逗乐的时刻突然停止了呼吸。想要挽救爱犬的性命，你该怎么去做?

当心爱上止痛药！

引言

人们都知道，病好了之后，也就不需要再吃药了。在美国，医院或药店出售每种处方药都是为了治病救人。但是当用来治病的药带来问题时，会怎样呢？如果你对某种药物上了瘾，你该如何应对？

有一个女孩不幸在一次意外中伤到了骨头，那种疼痛非常难忍，所以医生给她开了强效止痛药。经过几周的治疗后，她的疼痛消失了，可是她却对这种止痛药上了瘾，并且一次一次地加大剂量。她已经处在精神崩溃的边缘，像是吸毒一样……

▶▶▶遛　马

“我能骑上它到处走走吗？”在征得马匹管理员的同意后，凯茜·纳皮尔跨上了马背。如果她知道那匹马的马鞍有问题的话，她是断然不会做这个决定的。

这是美国肯塔基州阿什兰城一个美好的六月天，风和日丽，是个外出郊游的好日子。凯茜·纳皮尔一家正在马场里，这里有很多漂亮可爱的马，他们都很喜欢这些高大俊美的精灵。凯茜的父母站在围场外面，快乐地看着那些跃动的生灵们。

▼凯茜选中了自己喜欢的马

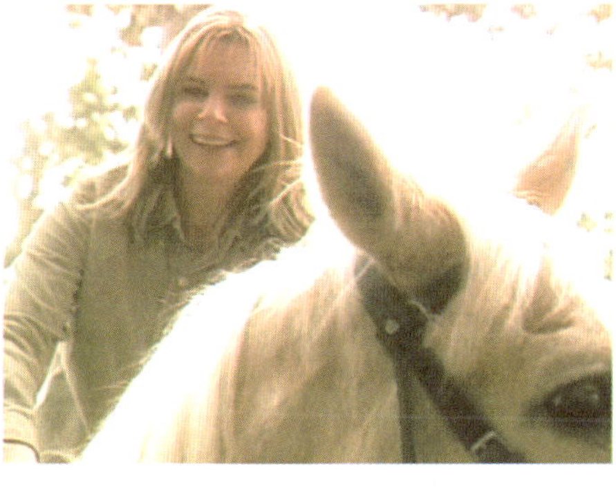

“嗨，我说，那匹马跑起来肯定很快！”凯茜的爸爸是一名老军人，他用极富经验的语气对妻子说。

“我喜欢那匹白色的小马驹，你

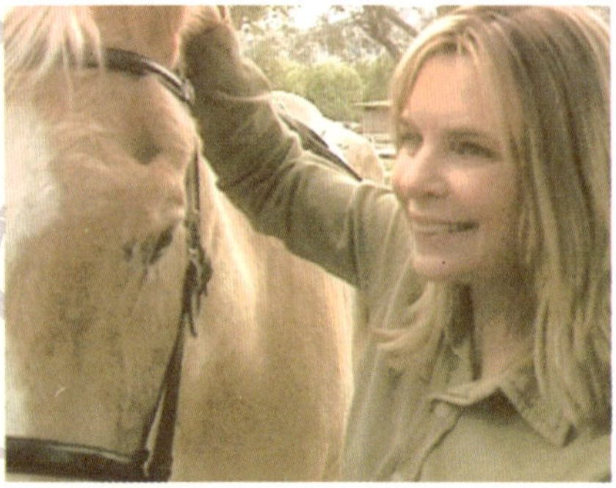

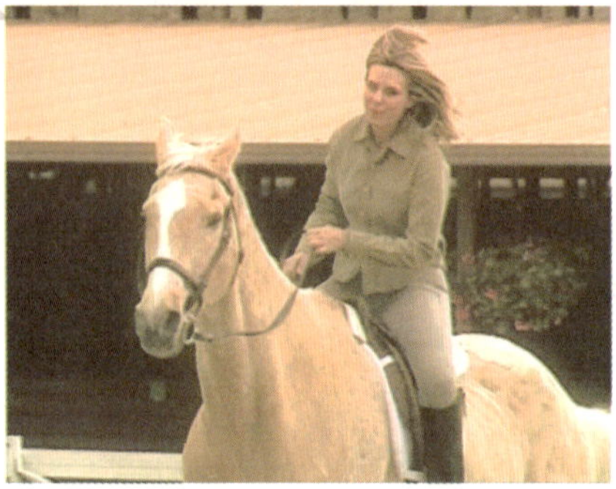

▲她喜欢在马上驰骋的感觉

看它多神气、多漂亮！”凯茜的妈妈才不理老头子那一套呢，她有自己的一套看法。

夫妻俩在围场外你一言我一语地讨论着。他们的女儿呢？

“这匹马可真漂亮！”凯茜站在一匹白色的马驹面前。她是一个漂亮迷人的姑娘，一头金色长发，笑容甜美可爱。此时，她正抚摸着一匹白马颈间的鬃毛，和马匹管理员说着话。

“是的。”马匹管理员对着凯茜微笑。

“我可以骑上它到处走走吗？”凯茜很喜欢这匹马，她想骑上马溜一圈。

“当然。”马匹管理员表示同意。

“好的。”凯茜很开心，她立刻把马缰绳牵过来，准备骑马。

“想让我牵着它吗？”马匹管理员征询凯茜的意见。

“是的，那太好了！好的。”凯茜更高兴了，她可以骑着这匹很漂亮的马遛弯，还有漂亮的马匹管理员为她牵马。

凯茜从马匹管理员手里拿过缰绳，她熟练地跨上马背，说：“嘿，伙计！妈妈带你出去玩！”

小马踢腾了一下脚，准备飞奔了。

跨在马背上的凯茜甜甜地笑着：“它好高啊！好了。祝你们玩得愉快！我一个人去那边，再见！”凯茜对着亲友们打了一个招呼，猛地一下收紧马缰绳，小马撒开四蹄奔跑起来。

“再见！”大家回应凯茜。

凯茜的爸爸妈妈看着女儿开心的笑容，脸上也露出了笑意。谁也没有想到，这只是巨大灾难的开始。同样，骑在马背上的凯茜随着身体的跃动，尽情享受着速度和微风带来的激情与惬意，根本不知道前面有一个大灾难在等着她……

▸▸▸吗 啡

在吗啡的作用下，凯茜彻底解脱了，她在吗啡药力构筑的小小的世界里，再也没有疼痛，再也没有担忧和困扰。

凯茜很开心地遛马，她高兴得想唱歌。但是在马刚跑起来不久的时候，凯茜发现马鞍开始有滑动的迹象。她惊恐地发现她的身体偏到了马背的左侧，凯茜试图把自己的右腿拉过来，这样好从马背上下来，但是，不幸发生了——她的脚偏偏卡在了马镫里，她根本拿不出来！

那匹马仍在跑道上继续奔跑着，凯茜的脚卡在马镫里，于是她整个人就被拖在马的后面……

那匹马拖着凯茜在跑道上奔跑，而她的家人只能无助地看着这悲惨的一幕。他们无法让马停止奔跑，即便是马匹管理员也不行。就一会儿的工夫，可怜的凯茜晕过去了，她根本不知道自己发生了什么事。

“哦，我的天——我的宝贝——”凯茜的妈妈咬着

◀▶她重重地摔在了地上，任由那匹马拖着她跑

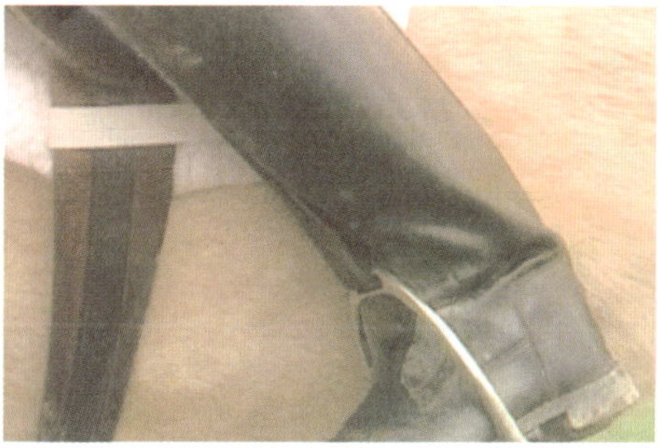

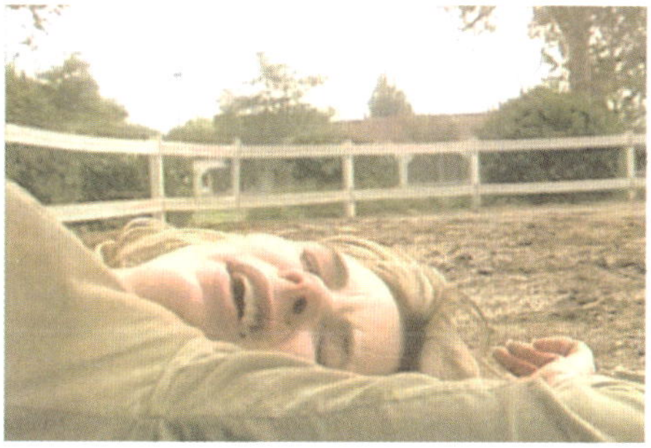

手指，失声痛哭，凯茜的父亲拍着妻子的肩膀，他一样悲痛，只是无法做出实际的行动。

那匹肇事的马跑累了，终于停了下来。马场管理员和凯茜的亲友们立刻跑上前去，将已经晕迷的凯茜解救下来。

凯茜被火速送往医院，医生诊断出凯茜的后背骨折。最为严重的是，距离凯茜的骨髓不到 2 厘米的地方有一处脊椎骨骨折了。

躺在病床上的凯茜听见医生的话之后，痛苦地闭上了眼睛。凯茜知道她很可能再也无法走路了，脊椎骨骨折——不是其他的小伤小痛。

手术是凯茜唯一的选择——也只能选择手术，如果凯茜还想站起来的话。她接受了手术，但是手术之后的疼痛却让凯茜实在难以忍受。

于是，吗啡成了她的“救命恩人”，在很多个疼痛难忍的夜晚，医院配给她的吗啡救了她的命，让凯茜不至于痛死。

▼严重的骨折，凯茜只有选择做手术治疗

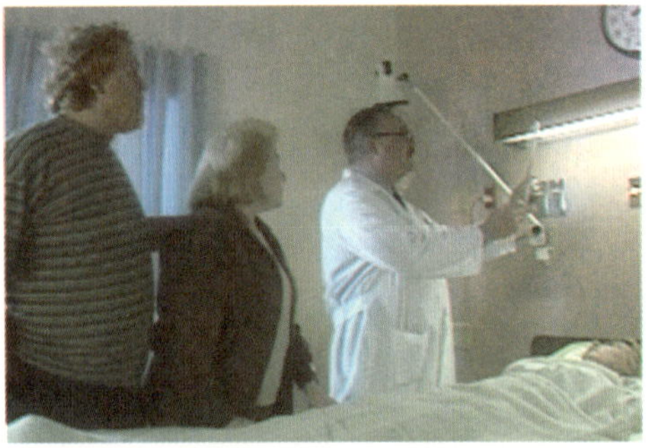

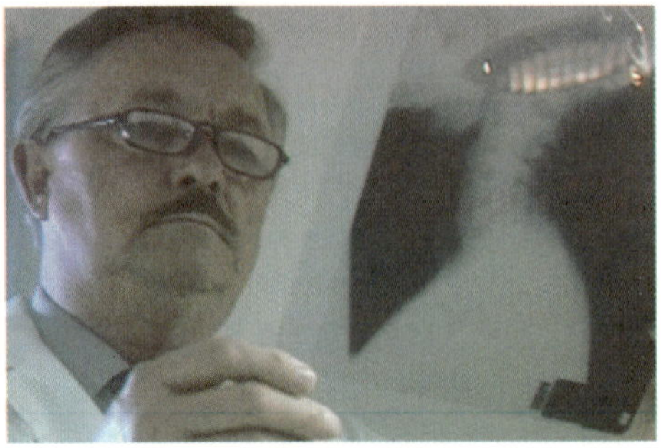

骨头要是痛起来，那真是痛得要命。曾经有一位医生把这种疼痛比作女人分娩时的疼痛，足以说明这种疼痛的程度。然而，很快凯茜就发现，吗啡不仅能缓解她身体上的疼痛，还缓解了她精神上的痛苦——吗啡不再让她去想她到底还能不能走路，到底还能不能恢复正常这些问题。

凯茜在医院的日子里，凯茜的父母每日都来陪伴女儿，凯茜的亲朋们也都时不时来探望她。凯茜的手术很成功，大家都为她开心，只是谁也没有想到，凯茜正在注射的那种药水却把他们所熟识的凯茜变成了另外一个人，一个陌生人……

▶▶▶氧可酮

“亲爱的，给你，或许你该服一片这个。”母亲看着凯茜痛苦的样子，心都要碎了，这药或许会给她点帮助。

这场悲惨的事故发生近一个月后，凯茜出院了。幸运的是，经过自主的康复运动，凯茜的双腿慢慢可以活动了，但那种彻骨的疼痛却令她无法承受。

她受伤的脊椎骨在每一次她试图行走的时候，就会令她痛得咬牙切齿。可是，她多么渴望行走啊！于是她不顾疼痛，仍是坚持去做运动，她一定要站起来，一定要可以再次行走！

其实家人并不知道，凯茜一直都没有停止过服用吗啡。这种东西可以帮助她从痛彻心扉的剧痛中逃脱出来，也可以让她获得一种舒适感。

凯茜自己心里清楚，她不能一直依赖吗啡，这是会让她上瘾的东西，而且，吗啡的价格也不低。经过一段时间的服用之后，凯茜停止了服用。

▼凯茜每天都坚持练习走路，但是她要忍受剧烈的疼痛

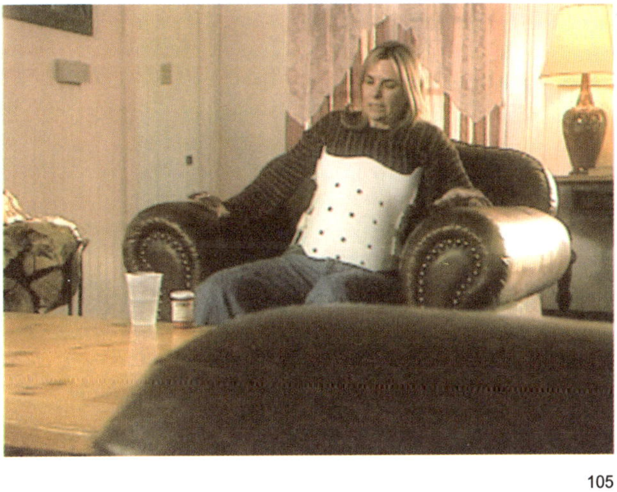

但凯茜停止用药，想再进行一些康复运动的时候，那种疼痛又把她折磨得死去活来。凯茜的父母经常看到，自己可怜的女儿凯茜一边试着行走，一边痛

得倒抽冷气，他们很心疼，可是谁也无法为女儿分担疼痛，哪怕是一丁点儿……

凯茜经常会因为疼痛而痛哭流涕，她无法排解这种剧痛，可是她又必须时时刻刻面对、去承受这种痛。凯茜就要崩溃了，她实在是无法忍受了！

凯茜的妈妈心疼女儿，她看着可怜的凯茜在室内扶着墙进行行走训练，每走一步，她都要停下来歇息。看在眼里，痛在心里。

作为一名母亲，她不知道能为凯茜做点什么，她递给了女儿一瓶氧可酮，无奈地说道："疼的时候，你就服下一片，或许会帮助你，我可怜的凯茜。"

这名母亲并没有意识到，她的于心不忍与"疼爱"，最后却成了祸害女儿的罪魁祸首。

▶▶▶改　变

"哦，亲爱的，我很难过，她以前是多么乖巧的一个女儿啊！"妈妈后悔不迭，几乎每天都要向丈夫重复这样的话。

▼吃药，唯有吃药才能缓解她身体和心理上的痛苦

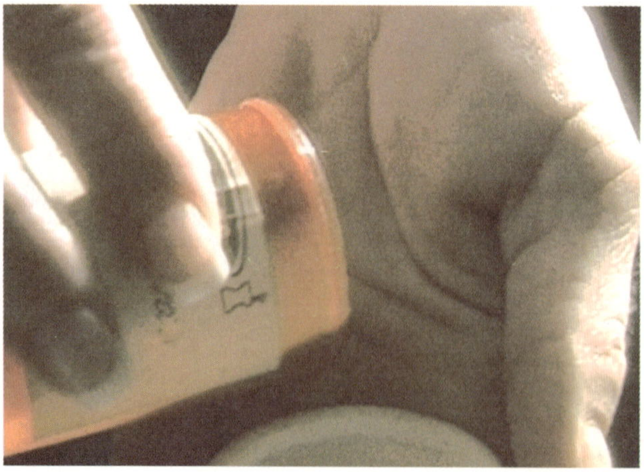

"这是什么？"凯茜接过药瓶，问妈妈。

"它可以减轻你的疼痛，我的孩子。"凯茜的母亲眼睛红红的，她不忍心看女儿遭受这样的痛苦。

"谢谢妈妈。"凯茜抱抱妈妈，倒了一杯开水，然后服用了一片氧可酮。她觉得这种名叫

氧可酮的药非常有效果，它真的可以帮助她战胜那种无处不在的疼痛感。

凯茜爱上了氧可酮。从那天之后，凯茜每天都服用这种药，一日三次，从不间断。有时候她感觉又疼痛了，就马上服用，无论那天是不是已经多次服用过这种药了。

凯茜的身体已经慢慢习惯了氧可酮，并且对这种药物产生了抗药性。凯茜很快发现了这点，这对她来说是个不好的消息，可是她也只能接受这个事实。没办法，凯茜增加了服用氧可酮的剂量。也只有服用更大的剂量，氧可酮才能达到与以前少量服用时同样的效果。

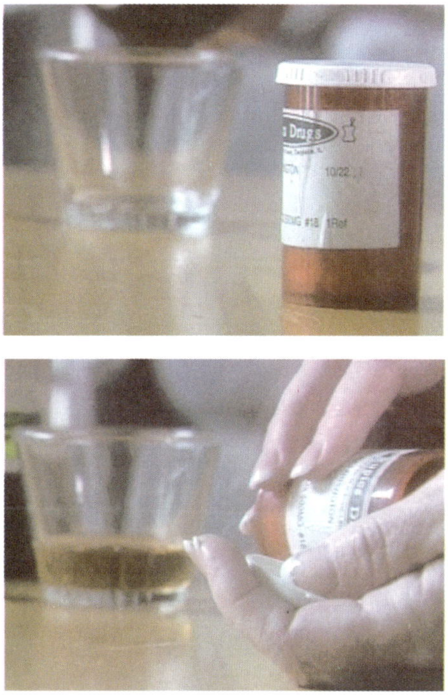

▲凯茜每天都喝大约一瓶波旁威士忌酒，紧接着，她就开始服用氧可酮

随着时间的推移，虽然她的脊椎骨已经慢慢地康复，不似以前那般疼痛了，但是，她仍然继续服用这种药。

凯茜与这种名叫氧可酮的药达成了默契，她不能一天不吃这种药，她把氧可酮当成了生活中必不可少的东西，像是食物一样的东西，无可取代。

可是，凯茜的家人和朋友们悲哀地发现，这种药正在慢慢改变她的性格——氧可酮已经摧毁了凯茜。他们以前所认识的那个名叫凯茜的可爱女孩已经不见了，取而代之的是一个很奇怪的人。

凯茜的母亲非常伤心，她目睹了女儿改变，她无法接受这样的事实。凯茜的母亲流着眼泪对丈夫说："以前，凯茜是一个非常受欢迎的女孩子。她富有幽默感，活力四射，就像一个招人喜欢的小精灵。但是现在，她却变成了一个脾气暴躁，随时都会生气，甚至看起来有点攻击性的怪人。哦，亲爱的，我真的很伤心。”

凯茜的父亲拥着妻子，他只能轻拍她的背，面对女儿遭受的苦难，身为父亲的他也无能为力。

凯茜的生活状态已经非常糟糕了，她以前服用药品的时候，只是喝白开水或是纯净水，可是她现在已经用酒来送服药了。

凯茜每天都喝大约一瓶波旁威士忌酒，紧接着，她就开始服用氧可酮。凯茜的状态日益低迷，家人和朋友们都发现了这一点，同样，凯茜也逐渐发现了自己的异样。

▼现在镜子中的凯茜已经和原来判若两人了

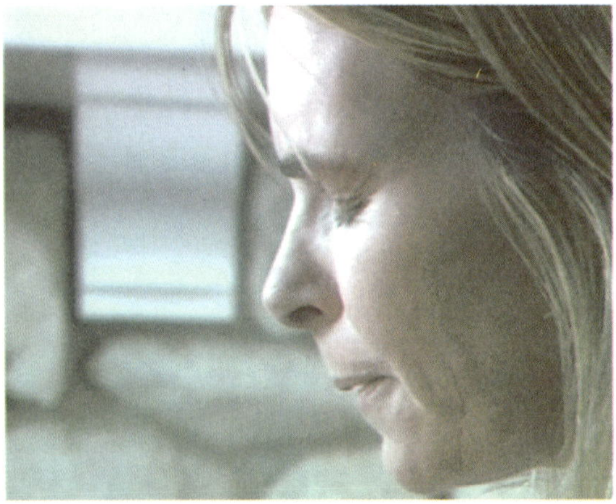

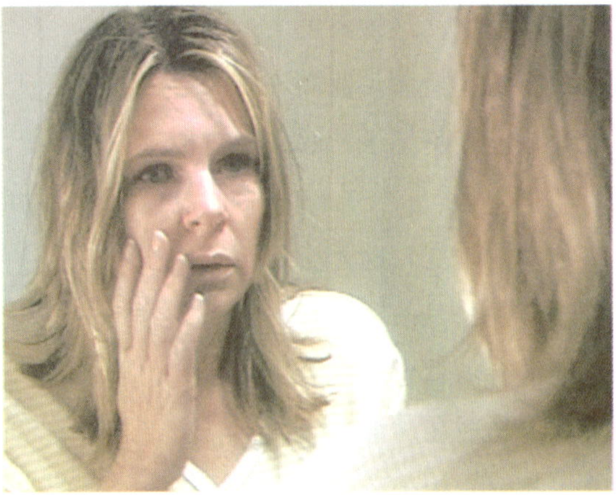

▸▸▸戒瘾治疗

“你知道吗，你必须去看医生。”凯茜的表姐芭芭拉非常爱她，她不忍心看凯茜这样折磨自己，严厉地指出了凯茜的问题所在。

当服用药物上瘾而引发的各种症状开始显现出来的时候，凯茜再也无法隐藏了。她躲在卫生间里，看着镜子中的自己——苍白瘦弱，眼球深陷，头发蓬乱，精神低迷，这样的自己和以前的那个女孩简直就是两个人。凯茜的内心十分茫然，她很害怕，可是她根本离不开氧可酮，她知道自己根本就不能没有氧可酮，她需要它！

更可怕的是，凯茜发现，她对任何事情都提不起兴趣，即便是自己以前最感兴趣的运动也不再喜欢了，她只想整天躲在房间里，喝酒、服药，她的人生已经没有任何意义。

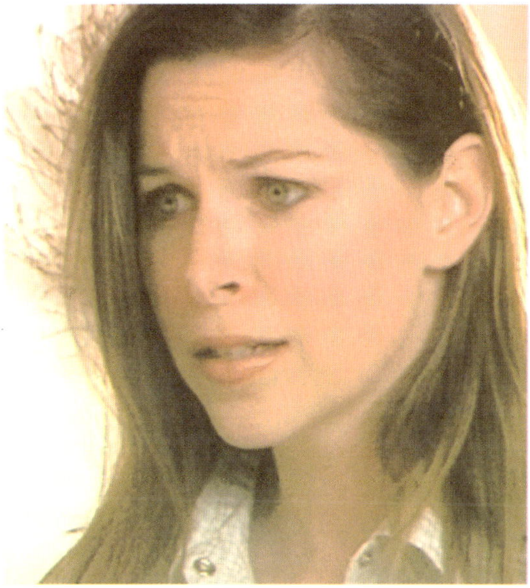

▲芭芭拉对凯茜的现状很痛心

凯茜看着镜子中糟糕的自己，痛苦地哭出声来。

哭过之后，仍是喝波旁威士忌酒，服用氧可酮，这是凯茜已经习惯了的生活，谁也无法改变，即便是她自己……

“凯茜在哪里？我要见她。”这天一大早，凯茜正躲在自己的房间喝酒，她听见客厅里表姐芭芭拉和妈妈的谈话声。

一会儿，脚步声冲着自己的房间来了。芭芭拉推开门：“凯茜！”

看见眼前的这一幕，芭芭拉又是心疼，又是难过。她非常爱凯茜，一直把她当做自己的亲生妹妹。她更担心凯茜，自从那次事故发生后，凯茜就再也没有好起来过。她心爱的表妹已经不见了，眼前的这个女人只是一个糟糕透顶的酒鬼，一个大家都不认识的人。

凯茜正在喝酒，她金色的头发非常凌乱，已经没有了以前的色泽，她脸色苍白，整个人枯干消瘦，这是她的表妹凯茜吗？

“凯茜！”芭芭拉叫她。

凯茜根本不回头看芭芭拉，她继续喝着酒。

“凯茜，你应该去看医生了，你这样子是不行的，

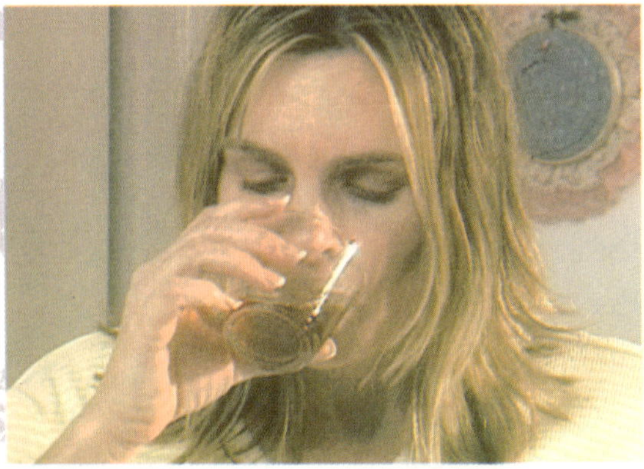

▲凯茜对芭芭拉的劝解根本就听不进去，她无法控制自己

你知道吗，你有病！”芭芭拉毫不避讳地指出了凯茜的问题。

“芭芭拉，我没有任何问题！”凯茜扭头看她一眼，立刻说出这句话。

“你有！看看这是什么？应该有比这个更好的方法。”芭芭拉指着凯茜手里的酒杯，责问她。她心里非常难过，眼睛里噙着泪，她不想看到凯茜这样。

“没有更好的方法了！这些药能缓解我的疼痛，酒能帮助我睡眠。你知道我有多痛苦吗？”凯茜像是一个战士一样，随时准备着出击，面对芭芭拉关心的责问，她立刻剑拔弩张。

“我不知道你有多痛苦，但你必须停止这样做，你必须去看专业的医生。”芭芭拉将语气放缓，她不想和凯茜吵架，她只是想帮助表妹。

说话间，凯茜又拧开氧可酮的瓶盖，熟练地倒出一大把药片，全部放进嘴里，用酒服下去。

芭芭拉难过极了，她闭着眼睛，痛心地摇头。芭芭拉怎么也想不通凯茜为什么会这样对待她自己？可是，她无法说服凯茜去看医生，面对固执的表妹，她无能为力。

最后，可能是被表姐感动了吧，凯茜自己也无法接受自己了，她终于还是同意到一家康复医院去做检查，接受一种严格的戒瘾治疗。

坐在康复医院专业的医生对面，凯茜开始讲述她的故事，好让医生了解她的情况以对症治疗。“我每天都喝一瓶波旁威士忌酒。现在我已经没法控制了。”她又告诉了医生一些其他的无关紧要的问题，譬如她神经衰弱，她没有胃口之类的事情。但是，凯茜却隐瞒了问题的严重性。

直到几天之后，真相才浮出了水面。

凯茜在病房里再也坐不住了，她感觉异常难受，直接冲到护士工作站那儿，靠在柜台上说：“嗨，我就住在隔壁，我需要一片安定片。医生说我可以服用，我只需要一片！求你了，能给我一片吗？——我在跟你说话呢！我需要一片安定片！我知道你把药放后面了，你想让我自己去拿吗？给我药！”凯茜的语气非常急迫，也非常严厉，甚至有些疯狂。

护士站的护士正在接听电话，面对凯茜的吼叫，她一边用手势安抚她，一边继续接听病人的电话。护士说：“你不能吃安定片。”凯茜疯狂了：“那么我就把护士工作站拆成两半！”说着，她拿起柜台上的东西就砸了过去……

▼一名护理员拿出针管，一下子扎在凯茜的胳膊上

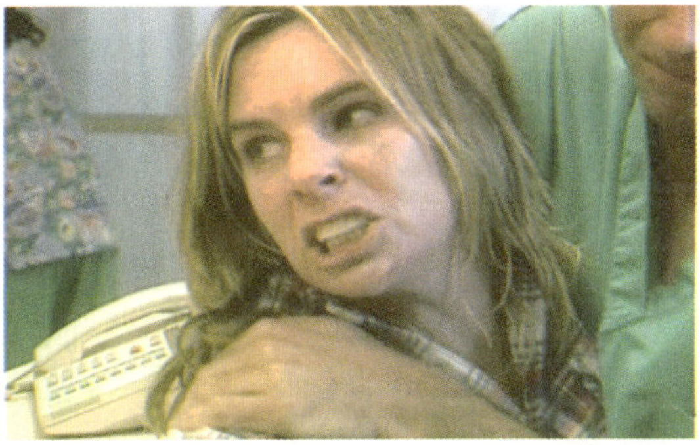

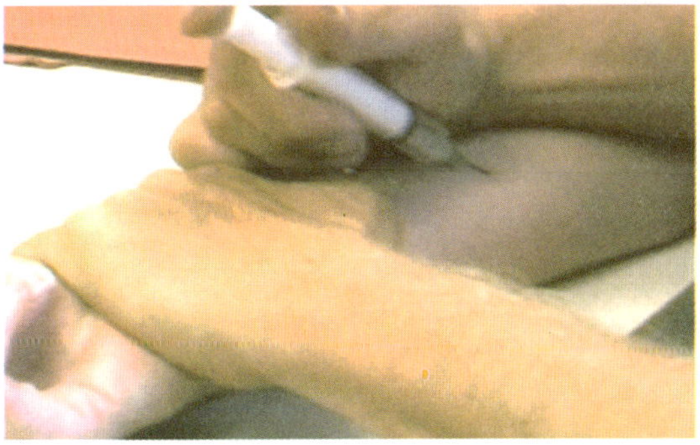

两名魁梧的男护理员闻讯赶过来，想把凯茜拖走。

凯茜一边挣扎一边大叫：“等等！走开，别碰我！给我药，快点给我！我只想要一片安定片！给我一片安定片就行了！那样我就没事了，我就没事了！”

一名护理员拿出针管，一下子扎在凯茜的胳膊上，片刻的工夫，她逐渐失去了知觉，安静了下来。

第二天早晨凯茜醒来，医生来到她的病房说：“你想把

我的护士工作站拆成两半，这我能理解。”凯茜坐起身子，说：“既然你都看见了，我就说实话吧。我每天喝的酒远比我说的多，服的药也比我说的剂量大。”

“很好，这样我才能帮你戒瘾。”医生点了点头。

就这样，凯茜住进了康复医院，她下决心一定要改变自己的生活。

▶▶▶新工作

凯茜的戒瘾治疗历时两年多，需要经历痛苦的停药期以及每天的匿名戒毒会议。但是凯茜挺过来了，她不仅彻底戒掉了药瘾。而且在一家大医院里找到了一份特殊的工作，担任戒毒指导，专门诊治那些由于滥用药物上瘾而丧失一切的病人。凯茜经常通过电话或是当面为病人解决问题，无论是生理上的，还是心理上的，她都能应付自如。她对这种对药物的依赖性病症太熟悉了。如今，凯茜非常喜欢她的新工作，她也会做得越来越好。

▼凯茜在一家医院担任戒毒指导，她很喜欢自己的这份工作

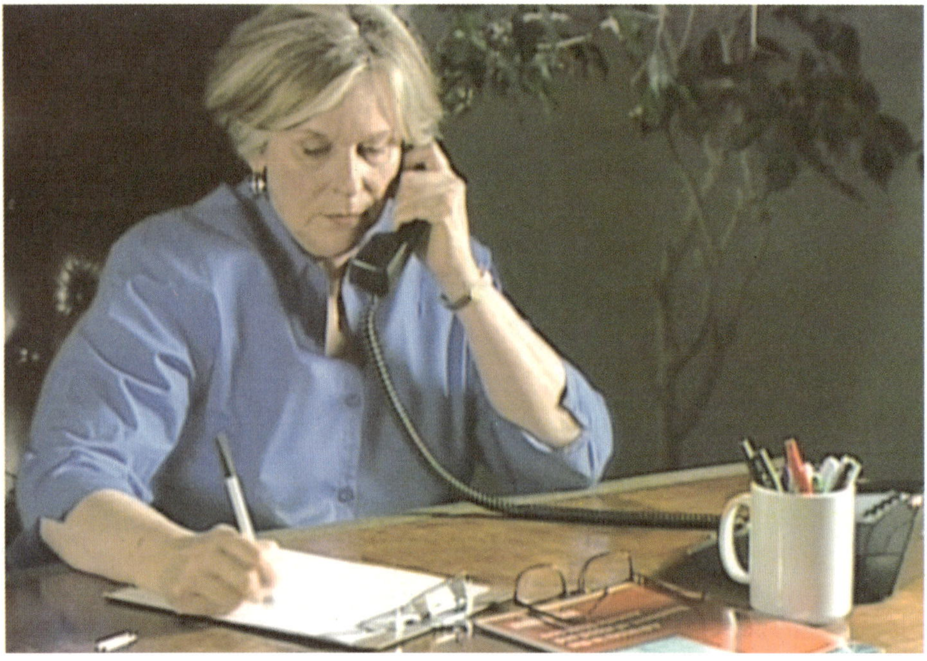

如何应对？

不当地服用药物会上瘾，止痛药是会令你上瘾的一种。慢慢地，你的身体会习惯那种感觉，而你为了保持这种感觉，会需要服用越来越多的止痛药。当你或你的亲友无法脱离某种药物，而你又想帮助自己或是亲友解脱出来，你该如何应对？

A.如何去发现亲友对某种药物上瘾？

如果你在服用止痛药，必须和医生制定详细的计划，说明当你的身体已不再需要这种药时，你该如何克服心理上的依赖。美国约有100多万人对处方止痛药上瘾，其中一半以上是女性。凯茜就是服用氧可酮上瘾的，并且非常疯狂。如果你怀疑亲友对止痛药上瘾，须注意他们是否有以下表现：

a．多次去看医生，并要求医生开药；

b．常用账户上有大量现金支出，或者大量使用信用卡进行现金预付，还有，向亲朋好友大量借钱；

c．用家里的物品作抵押；

d．在家庭聚会，在工作单位或者学校里举止不当；

▼情急之下，用来演奏的吉他可能会变成用来过瘾的药物

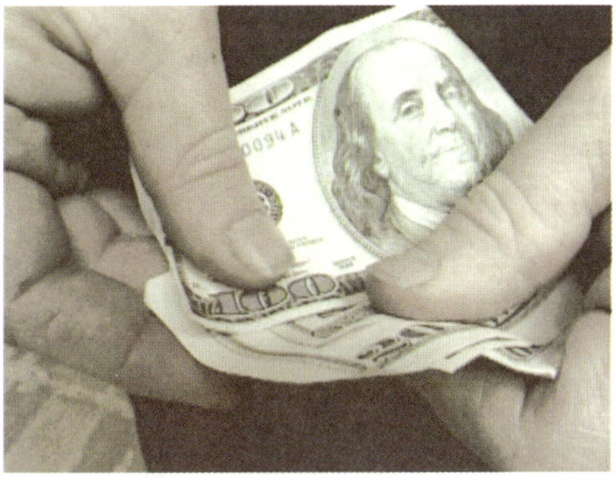

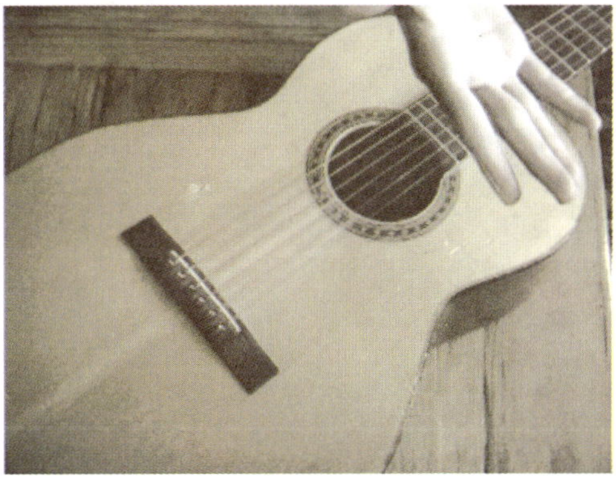

e．对以前很感兴趣的事情或活动丧失了兴趣；

f．隐瞒自己的行踪和动向；

这些只是其中的一些表现，还有一些表现在病人外貌特征上，如凯茜自己和她的家人们就发现了她的外表和性格上的突变。

和凯茜一样，很多人都是在服用了医院开出的止痛药之后才上瘾的。因此对那些因严重受伤而住院，出院时又带着大量止痛药的亲友一定要格外关注。百翰大学的一名足球运动员对止痛药二氢可待因酮上了瘾。幸亏他的队友及时发现了他的症状，并将他送去戒毒，从而挽救了他的足球事业，甚至他的生命。

对于有像凯茜这样的遭遇的亲友，一定要多加关注，尽早发现，并尽快送其去治疗。

▼对药物上瘾者，要进行科学“干预”

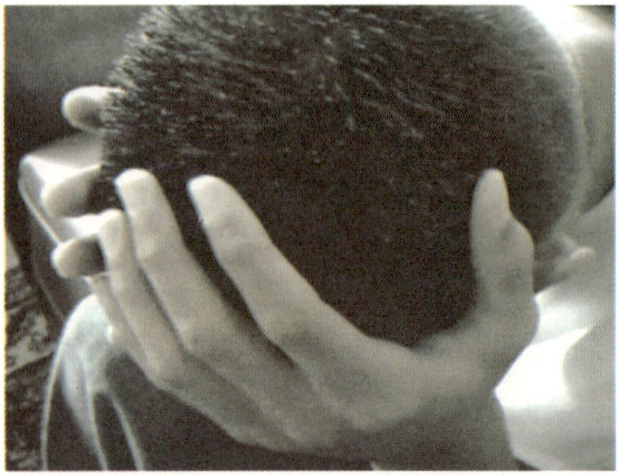

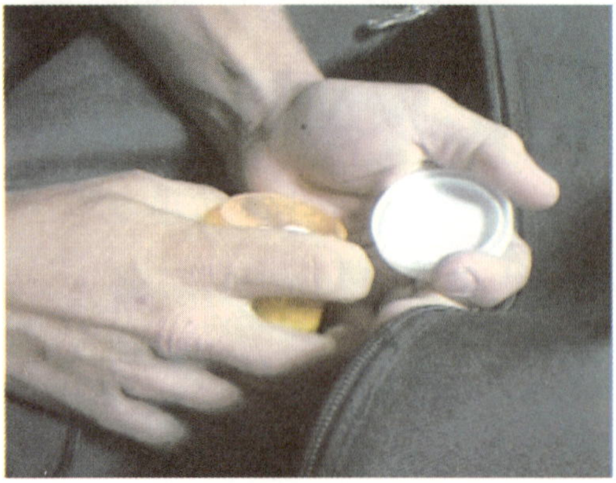

B.进行科学“干预”

帮助药物上瘾者的一个行之有效的方法就是进行“干预”。在这个群体活动中，其亲友要直接指责他的行为。这是一个极富挑战性的过程，要在有经验者的指导下进行。

凯茜的表姐芭芭拉就试图“干预”过凯茜的服药行为，但是因为凯茜比较固执，加上她对于氧可酮的无比依赖性，所以需要极大的耐心。

要知道，对药物上瘾者，他们就像是吸食毒品一样，不是很容易就听从你的劝告戒掉的，想要帮助他或是你自己，必须要有科学有效的方法指导才可以。

C.去戒毒中心接受治疗

如果你已经对处方药上了瘾，千万不要感到不好意思，应该像凯茜那样，住进戒毒中心接受治疗。虽然在戒毒中心里，你的日子会非常难过，但是只要挺过去了，你就会获得新的生命，而不是继续沉溺在药物依赖中，直至出现更糟糕的情况。

如果你自己没有信得过的戒毒中心，或是你自己根本不知道如何去戒毒中心，那么，你可以拨打求助热线，政府治疗机构会帮你找到一个专业的治疗地点。戒掉药物的瘾，是一个艰难的过程，一定要用最大的韧性去面对，毕竟，你要挽救的，是你的人生。

▼像凯茜一样去康复医院接受治疗，是最有效也是最彻底的办法

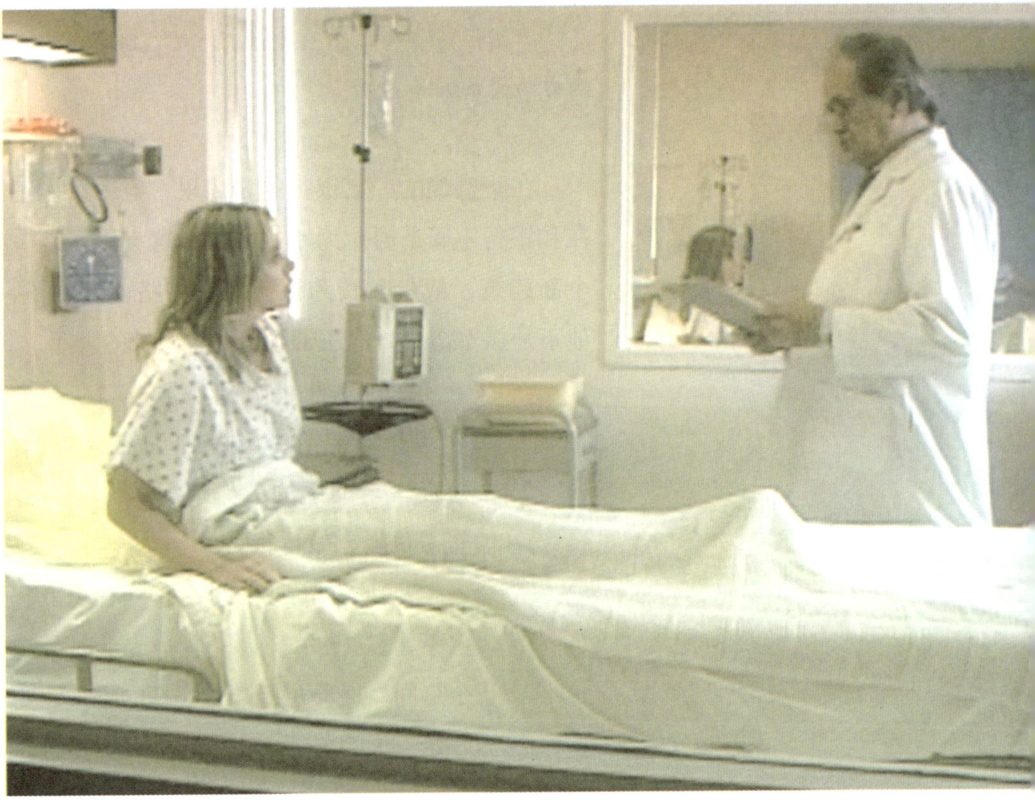

和电线亲密接触！

引言

你正在工作，所有的事情都在有条不紊地进行着，可是，突然你身边的人触电了，他的身体被电流牢牢地吸附着，情况非常糟糕，你想要救他，此时，你该如何应对？

电工的工作就是与电线电缆打交道，一个名叫吉姆·佩格泰尔的电工正在为一个银行铺设电路，他是个专业电工，可是一条电线却贴错了标签，吉姆·佩格泰尔刚触摸到电线，便被电击中了！强达220伏的电流涌过他的身体，他还有救吗？

▶▶▶触 电

“哦，上帝啊！怎么会这样？” 斯科尔斯被眼前的景象惊呆了。

在华盛顿的一家银行的金库里，电工戴尔正在和银行主管斯科尔斯小姐交谈。这家银行是一个新建筑，戴尔负责为银行铺设电路，当然了，他不是孤军奋战，他还带领着几个熟练的助手。

▼斯科尔斯小姐和戴尔正站在一个自动升降架前

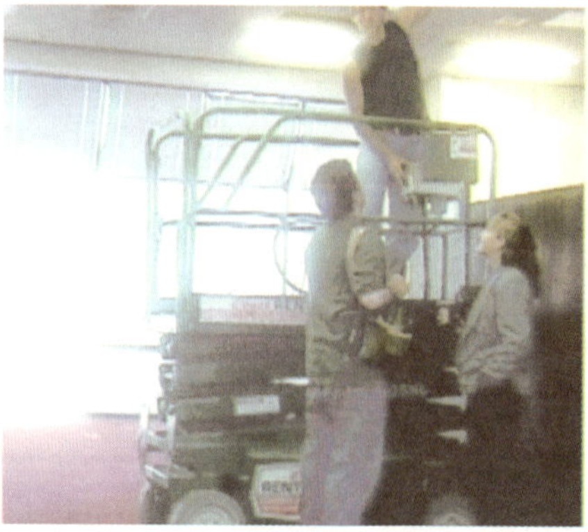

斯科尔斯小姐和戴尔正站在一个自动升降架前，戴尔仰头望着房顶，检查一名助手的工作情况，看起来他非常负责，做得很好。

“去吃午饭吧，谢谢你，看起来非常不错。”戴尔一边说着一边走向另一个房间。斯科尔斯端着一杯咖啡，她要开始一天的繁忙工作了，需要提提神。

“中午能完工吧。”斯科尔斯询问戴尔，她希望电路的改造工程尽快完工。

“希望如此，我会在你们吃午饭时检查那个电灯开关。”戴尔微微一笑。

“非常感谢你，戴尔。”斯科尔斯随着戴尔的脚步，走到办公桌前面。

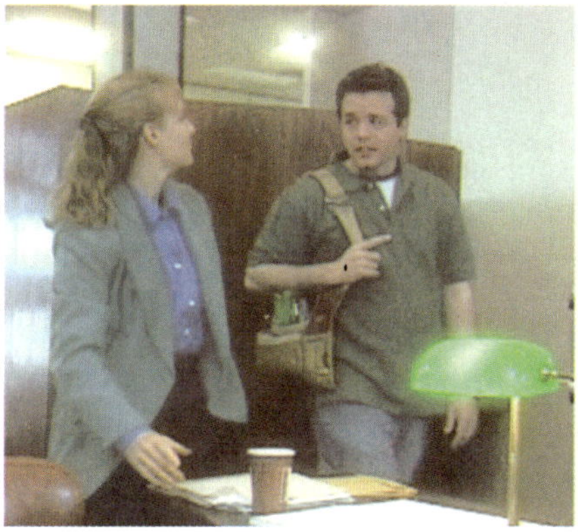

▲两人交谈着工作情况

“不用谢，斯科尔斯小姐。”戴尔跨过门槛，走到另一个房间，这是一块很重要的地方，电路一定要铺设好，他拎着工具包，准备开始工作。

“吉姆·佩格泰尔。”戴尔对着他的助手打招呼，吉姆·佩格泰尔是一个身材微胖的男子，很爱笑，是戴尔工作上的好搭档。他看见戴尔进来，脸上立刻绽放了一个大大的笑容：“嘿，戴尔。”

“你好。”戴尔走进去，将手上拎着的工具包扣紧在支架上，拿出老虎钳，慢慢地爬上支架。

▼戴尔和吉姆在交谈

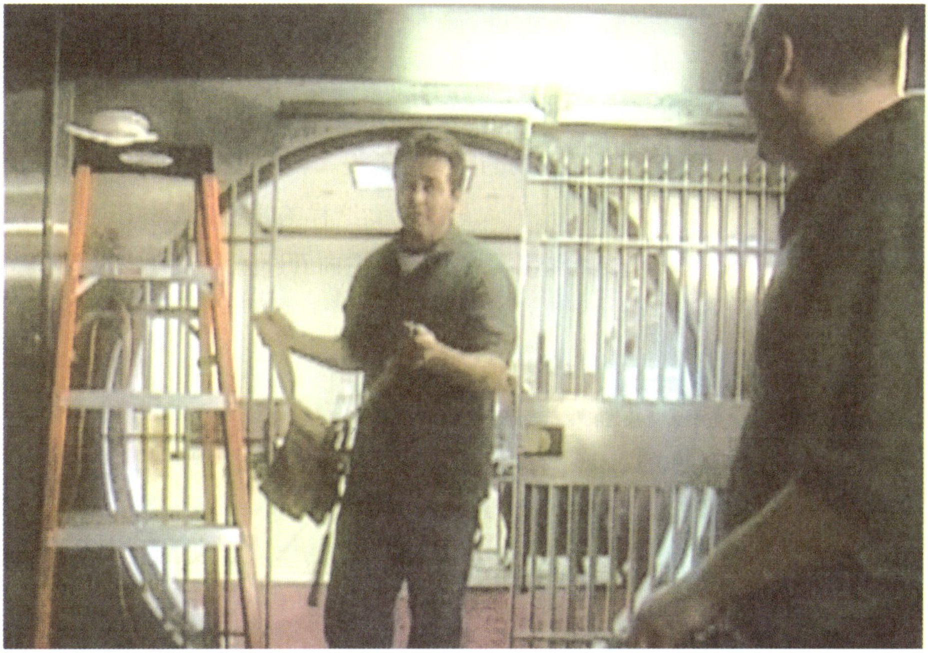

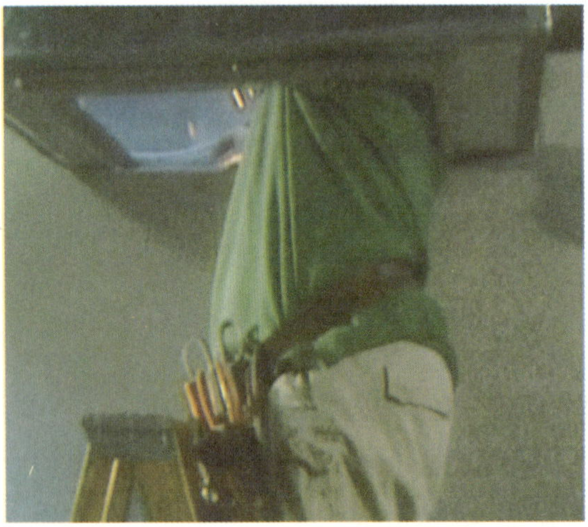

▲吉姆开始工作

吉姆看戴尔开始工作了，也收敛了一下笑容爬上支架开始工作。他需要从横穿房间的一根管道里面拆除一个废旧电暖器。这不是一个很难的活，但是要小心，其实任何与电有关的工作都要给予百分之百的小心。

吉姆慢慢地爬上支架，将上半身探进房顶的洞口里。此时，银行的工作人员正在工作，戴尔正在修理他的那块线路，谁也不知道吉姆将遭遇什么。

有一根电线贴错了标签，但是吉姆并不知情，他毫无戒心地把手伸了过去。

突然一阵火花迸溅之后，房间里响起了吉姆的惨叫声——

“啊——啊——哦——”他被电击中了，正经历着难以忍受的折磨。

正在工作的斯科尔斯突然听到了可怕的叫声，随后又变成了无助的呻吟。她根本就无法描述这种呻吟有多么痛苦，任何人只要听到这样的声音，都会不寒而栗。她立刻抬起头，朝出事的方向看过去——吉姆正在不停地颤抖着，他触电了！

银行的电压是220伏，眼下，这220伏的电压正源源不断地涌过吉姆的身体。

▸▸▸昏　迷

“他至少遭到了220伏的电击。”斯科尔斯立刻将戴尔的话转述给911工作人员。

戴尔也惊呆了，他看着可怜的吉姆，吉姆的肌肉紧缩在一起,他直挺挺地站在梯子上,浑身抽搐颤抖。但是，吉姆根本无法让自己摆脱电击。在刚刚触碰到电线的那一刹那，容不得他及时松手，电流就把他紧紧地吸在电线管道上。

戴尔一时之间不知道如何是好，他拧好老虎钳的安全保护，从支架上下来，他距离吉姆很近，立刻冲过去："吉姆！"同时，他一脚踢开梯子，以便让吉姆的身体断电。后来他才知道，其实在那个时候，吉姆已经让自己断电了。

戴尔拦腰抱住吉姆，梯子倒之后，吉姆也掉了下来，才没有让他摔倒在地上。

斯科尔斯惊慌非常地跑过来，吉姆在戴尔的帮助下已经坐在了地板上，她心里十分清楚，吉姆的情况一定非常不妙。于是斯科尔斯立刻跑到电话那里，她要拨打911，吉姆需要急救！

戴尔扶着吉姆，他的心慌乱极了！吉姆的脸色苍白无比，他已经无法说话了。

▼斯科尔斯向911说吉姆的情况

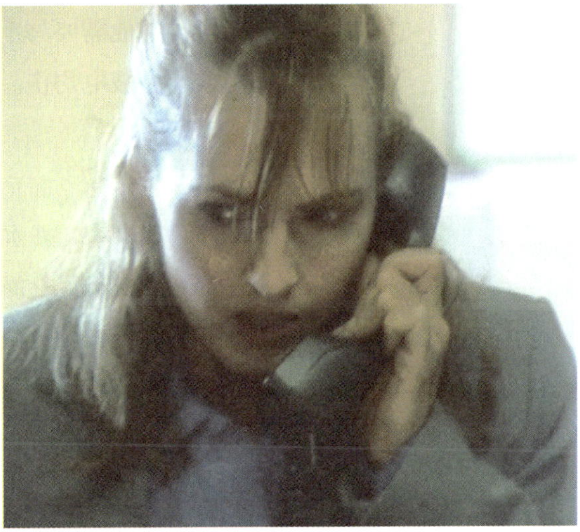

戴尔试图和他说话："吉姆！吉姆，你感觉怎么样？"

吉姆并不答话，他脸上的肌肉仍在不停地抽搐，全身也在不停地颤抖着，他大张着嘴巴，可是他无法正常地呼吸。吉姆大概每隔10秒钟才呼吸一次，然后他开始大口大口地喘气，最后，吉姆平躺在地上，一动也不动了。

在此期间，戴尔一直在摇晃着他，试图让他苏醒过来，但是没有任何效果，戴尔感觉到吉姆的伤势已经超出了他的想象。

“吉姆，跟我说话！吉姆，吉姆……”戴尔大声喊叫，可是吉姆已经无法做出任何回应了——他没有意识，没有呼吸，也没有脉搏。

“吉姆，呼吸，快点；吉姆，呼吸，快点，真糟糕……”戴尔懊恼地一拳击打在地板上，他无法放弃吉姆，他仍在努力着，他叫着吉姆的名字，拼命要他呼吸，想要吉姆醒过来。

911 的电话接通了，斯科尔斯语速非常快地向 911 的工作人员描述了正在发生的情况：“我们这里有人被电击中了！”她非常焦急，拎着电话走来走去。

“什么？戴尔，他中的是多少伏的电击？”斯科尔斯高声问戴尔，而戴尔此时正伏在吉姆的胸口上听他是否还有心跳，他不会放过任何一点机会。

“最少 220 伏。”戴尔头也不抬地说，他需要马上检查吉姆的身体，看他有没有被电灼伤。

▼斯科尔斯学过心肺复苏术，她想自己或许能帮上点忙

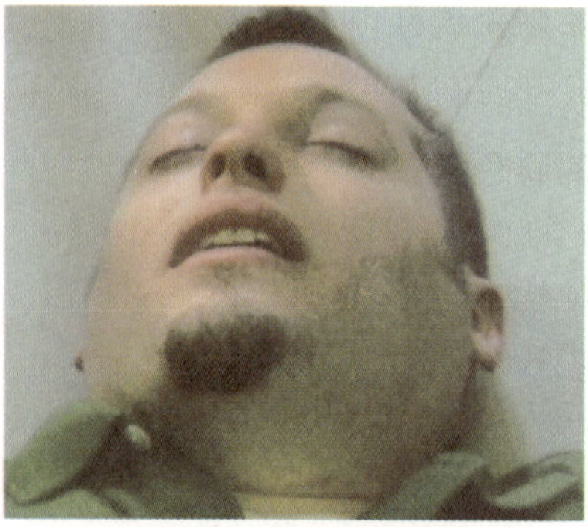

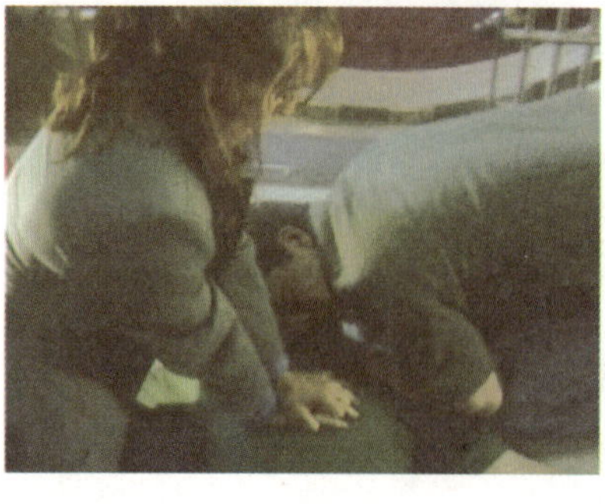

▶▶▶心肺复苏术

“戴尔，你需要帮助吗？我会心肺复苏术！”斯科尔斯急速地说完之后，立刻将电话塞给了身边的一名工作人员，她扑到戴尔和吉姆的身边，想要帮助戴尔对吉姆进行急救！

戴尔十万火急地检查着吉姆的身体，他从吉姆的口腔检查起，然后是胸口、身体的其他部位。身为有多年工作经验的电工，戴尔知道要先查看一下吉姆的嘴里，因为电流能灼伤人，这一点从嘴里很容易看到。

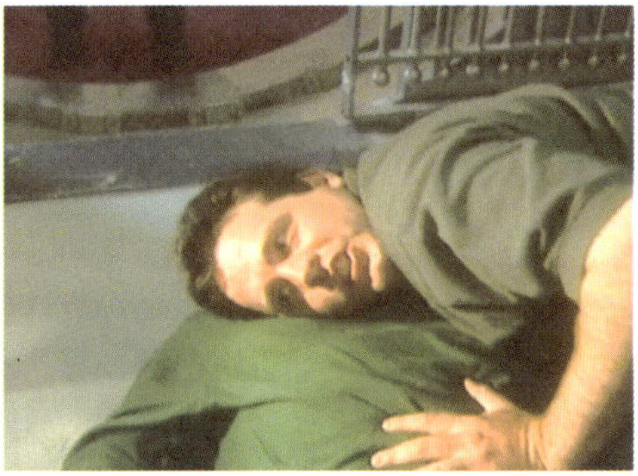

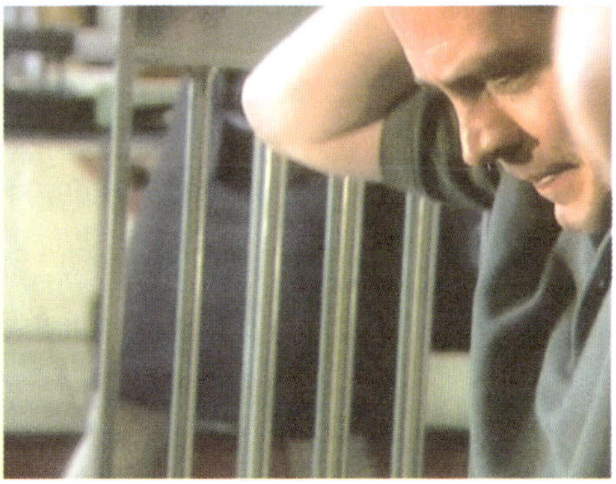

▲一种不祥的预感涌上戴尔心头

“他身上有被电灼伤的痕迹吗？”斯科尔斯问戴尔，911的工作人员需要确定吉姆受伤的程度。

“我没有看到。”戴尔立刻答道。

是的，戴尔对吉姆进行了快速的检查之后，并没有在他的舌头和嘴唇上看到灼伤的痕迹，但这恰恰是最让他担心的，在吉姆的身上根本找不到伤痕，这就说明吉姆有可能遭遇的电击是一击致命的！

“我们没在他身上发现灼伤的痕迹！”斯科尔斯还没有说完这句话，戴尔伏在吉姆的胸口上已经听不见任何声音，他叫起来：“快告诉他们，告诉他们他没有呼吸也没有脉搏了！”

“天哪！他没有呼吸了！”斯科尔斯焦急万分，她对着电话说道，“我们需要给他做心肺复苏术，我得去帮忙！”一直站在斯科尔斯身边的一名银行工作人员接过斯科尔斯手里的电话继续与911联系。“谢谢！”斯科尔斯急促地道谢之后，就奔到了吉姆和戴尔的身边，她曾经接受过急救训练，她会心肺复苏术。

“戴尔，我来帮你！”斯科尔斯跪在吉姆的身边，此时戴尔已经在给吉姆做人工呼吸了，开始尝试心肺苏术。

“当然！当然！”戴尔一边说着，一边继续对吉姆进行施救。

“好的。”斯科尔斯立刻投入了急救中。

戴尔和斯科尔斯一边对吉姆进行施救，一边试图和吉姆说话，看能不能让他醒过来。他们多希望他的眼睑能动一下，或者有其他生命迹象，更希望吉姆能开口告诉他们：我有呼吸了，我没事了。

“醒醒，吉姆！快醒过来！”斯科尔斯大声叫吉姆。

“吉姆……”戴尔试着想要叫醒吉姆。但是，两个人的努力都是没用的，吉姆毫无动静，他就那样躺在地上，一动不动，不省人事。

斯科尔斯难过极了，她很想救活吉姆，然而无论她和戴尔怎么努力，吉姆却一点反应也没有，这真是令人伤心。

▶▶▶死　亡？

“吉姆还是没有呼吸！我们只能施行双人心肺复苏术了！斯科尔斯！”戴尔看到这种令人无法乐观的情形，他果断地做决定。

“好的！”于是，戴尔对吉姆进行嘴对嘴人工呼吸，斯科尔斯做胸外心脏按压。他们开始实施这种有节律的急救方法：两次人工呼吸，然后是5次胸外心脏按压。就这样，他们一秒钟也没有耽搁，一直在做努力。

但是，吉姆似乎还是没有任何好转。他一直躺在那里，什么反应都没有。

那名银行工作人员抓着电话，她向911的工作人员随时报告这里的情况，由于过度紧张声音有些颤抖。

“呼吸？脉搏？”斯科尔斯一边做着胸外心脏按压，

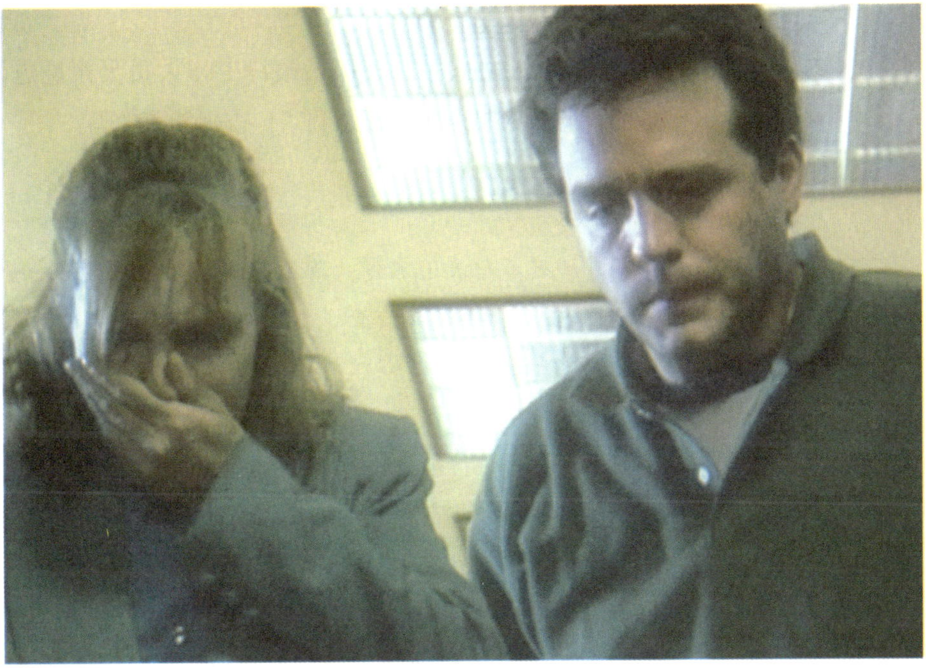

▲所有人都很担心吉姆的情况

一边问戴尔。她多希望吉姆有好转，哪怕是一点起色也好。

“都没有！”戴尔做两次人工呼吸，然后趁着斯科尔斯做胸外心脏按压的时间，伏在吉姆的胸口，想听到吉姆的心跳声，可是，依然没有。

斯科尔斯看着吉姆，她满是汗水的脸上现出一丝绝望，她的脑子里闪过一个不祥的字眼：“死亡”——吉姆还是没有脉搏和呼吸。她认为他们有可能就要失去吉姆了。她真的害怕这个担心会变成事实。

斯科尔斯和戴尔仍在不懈地进行心脏复苏术，无论斯科尔斯问多少次，只能看到戴尔满脸遗憾地向她摇头：“没有，没有，呼吸没有，脉搏也没有！”

斯科尔斯的汗水已经将她的长发沾湿了，她根本顾不上这个，她只想救活吉姆！

斯科尔斯和戴尔给吉姆实施了5分钟的心肺复苏术。

最后，急救人员赶到了。

“急救人员来了！”那名银行工作人员大声说道，是的，急救人员急匆匆地赶到了！吉姆能获救吗？

▶▶▶恢复健康

“情况看起来还不错。我没有发现灼伤。这是一个很好的迹象。”医生检查了吉姆的伤势，听了医生的话，戴尔一直悬着的心放了下来，这是一个绝好的消息，不是吗？

“谢天谢地，终于来了！”正在施救的斯科尔斯看见了救星，她立刻站起身来。

急救人员在吉姆的胸口上安插了监控仪，然后，其中一名工作人员对斯科尔斯和戴尔说：“你们可以离开了，我们会负责进行救治的。”

“实施电击，都听清楚了吧！开始！”急救小组的队长快速地布置好，然后开始施救。

吉姆的身体在电击的作用下，颤动了一下。斯科尔斯捂着嘴站在一边，她不忍心看这一幕。戴尔紧紧地盯着吉姆，他希望急救有效果。

▼急救人员及时赶到

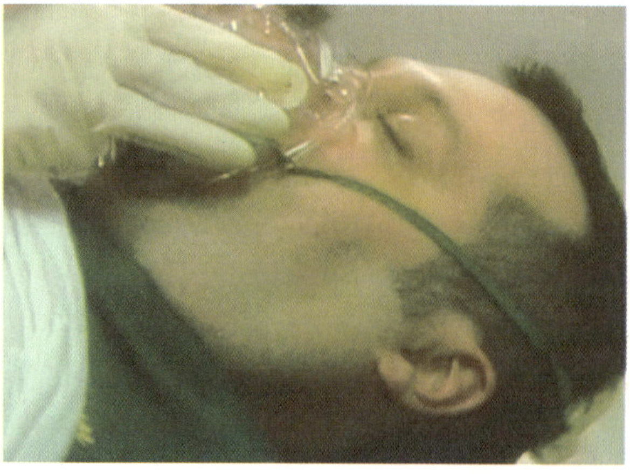

“检查他的脉搏。”

“他有脉搏了！”

耳边清清楚楚地回荡着急救人员的对话，斯科尔斯和戴尔两个人都松了一口气……

“哦，吉姆！”斯科尔斯为吉姆加油。

“快醒醒，吉姆！快

醒醒，吉姆！”戴尔抱着头，他又是激动又是担心，他看见吉姆有了脉搏非常开心，至少这样就表示吉姆在和死神抗争。

然而，吉姆与死神的抗争还远没有结束。急救人员的努力让吉姆重新有了呼吸，但他仍没反应。急救人员为吉姆带上氧气罩，然后火速将其送往医院。

斯科尔斯看着吉姆躺在移动病床上被带走，她的心里泛起了一点希望。虽然有专业医护人员，但她依然很担心，因为吉姆的情况太严重了。

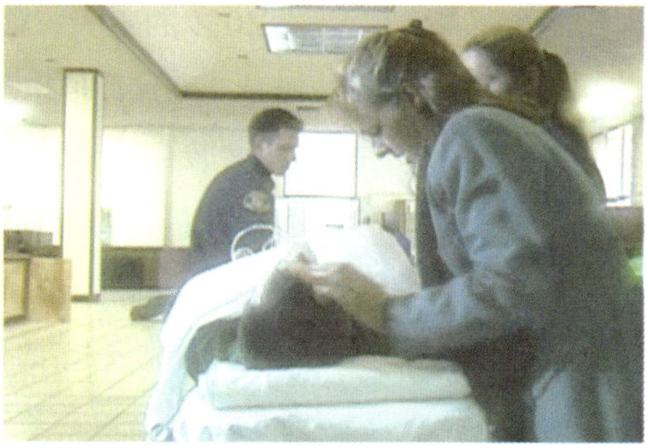

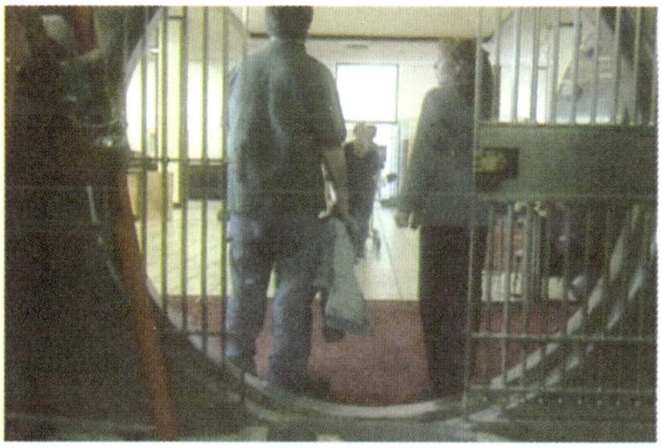

▲急救人员把吉姆送往医院

有人说，给某人做了心肺复苏术或者救了某人之后，当事人会很激动，斯科尔斯绝对同意这句话，这是真的——斯科尔斯的眼里满是泪水，戴尔也是。他们紧紧地拥抱在一起。

戴尔要跟着吉姆去医院，斯科尔斯必须要留下来，她要工作。

“我会给你打电话的……”戴尔一边后退，一边对斯科尔斯做手势。

“好的。”

“如果有什么结果，我会打电话。”戴尔的脚步加快了。

“好的。”

“我会打电话的。”戴尔又重复了一遍，话音未落，人已经冲出门去。

医院里，医生接收了吉姆。

急救人员向医生简要介绍了一下情况：“我们救了一

名 30 岁的工人，他遭到电击了。嗯，击中他的电压大概是 220 伏。他出现了心搏停止。”

“我们来看看他的全血细胞计数，做一下常规动脉血气分析，给他插一根福利导管……打灯。”医生很熟练地为吉姆展开救治。

“情况看起来不错，在那些灼伤上面抹些膏药吧。他的心输出量是多少？”

“70 毫升。”旁边的医护人员立刻回答。

“好极了。他情况不错，正在慢慢恢复。”医生露出了欣慰的笑容。

……

戴尔得到吉姆已经安全的消息之后，第一个电话就打给了斯科尔斯。

整整一个上午，斯科尔斯都在焦急地等电话，她一边批阅文件，心里仍是不停地担忧着吉姆。

▼得知吉姆脱离了危险，斯科尔斯一颗悬着的心才放了下来

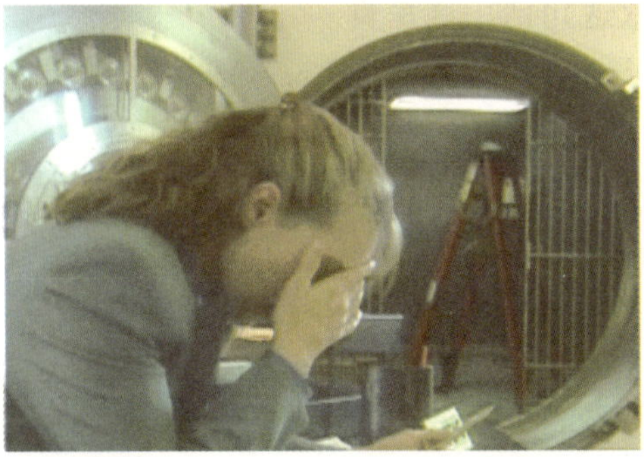

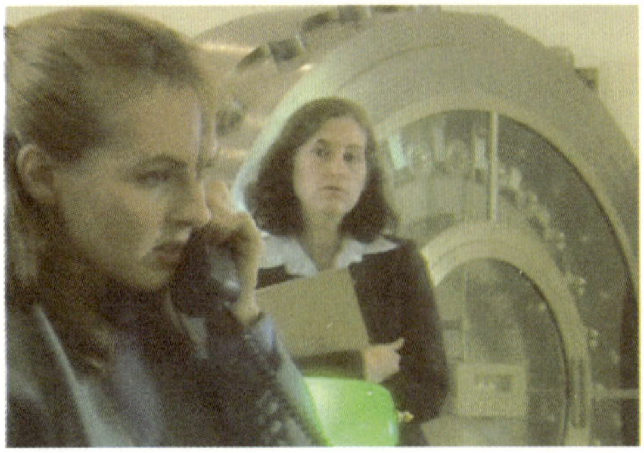

直到下午三四点，电话终于来了。

“喂，我是斯科尔斯……戴尔！他怎么样了？”斯科尔斯非常激动，那名银行工作人员也站在了斯科尔斯的不远处，她同样担心吉姆的情况，想知道结果。

“哦，谢天谢地。真不敢相信！这真是太好了！——随时告诉我最新的情况。”斯科尔斯如释重负，她长长地呼出一口气，吉姆脱离了危险，这太好了！看见斯科尔斯的表情，那名工作人员就知道吉姆没事了。

挂断电话，斯科尔斯的心里顿感轻松。她并没想到吉姆能挺过来。所以，当听到吉姆活过来的时候，她还能奢求什么呢？这个消息实在是太好了。

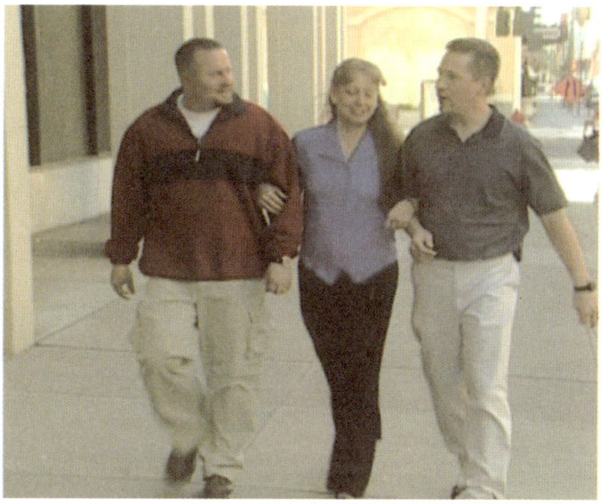

▲吉姆完全康复了，他很感激斯科尔斯和戴尔

▸▸▸感　激

吉姆完全康复了。他回到了工作岗位，而且就要做爸爸了。他一直感激斯科尔斯和戴尔对他的帮助。“要不是他们两个，我现在就不会在这儿了。我没有听说过，也没有见到过有多少人能像他们这样处理这种情况的。他们是我的救命恩人。”每次向朋友们说起那次大难不死的事故时，吉姆总是不会忘记补充上这样一句话。

是的，要是没有斯科尔斯和戴尔，他今天就不会站在这里大声说笑，也无缘见到自己亲爱的孩子了。他永远不会忘记他的恩人。

如何应对？

▼切勿湿手触摸电源

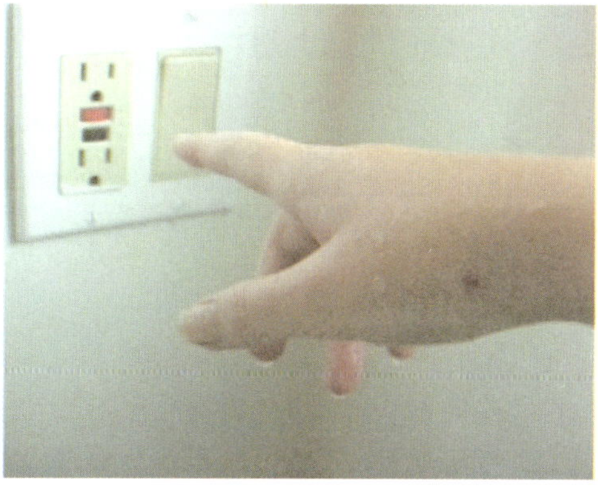

在美国，每年大约都有 1000 人触电身亡，5000 人因电击而受伤。当你的亲朋或是身边的人遭遇了电击，你知道该怎么办吗？下面的一些方法可以为你所用：

A.防患于未然

a. 为插座配备防护装置。儿童的手指很细小，孩子会因为贪玩或是不懂事而将小手指塞进电源插座的小孔里去，或是用刚玩过水的手去触摸插座，这样无疑更危险。所以，为了避免孩子误伤，一定要用防护装置遮盖暴露在外的插座。

b. 定期检查电器电线。定期检查家里所有的电器和电线，确保它们没有磨损或者年久失修。重新摆放电器时，切勿使劲拉扯电线。如果电线表面的绝缘乙烯基剥落，裸露在外的电线就会带来危险。

B.先助受害者脱离电源

a. 先关闭电源。救助触电者时一定要小心。触电者的身体都带电，而电流会传导到你身上。在实施营救前，应先要关闭主电源。如果你一时之间找不到电源开关，而情况又非常危急，那就把受害者快速地推离电源。

▲用衬衫将他拉离电线杆
▼关闭电源

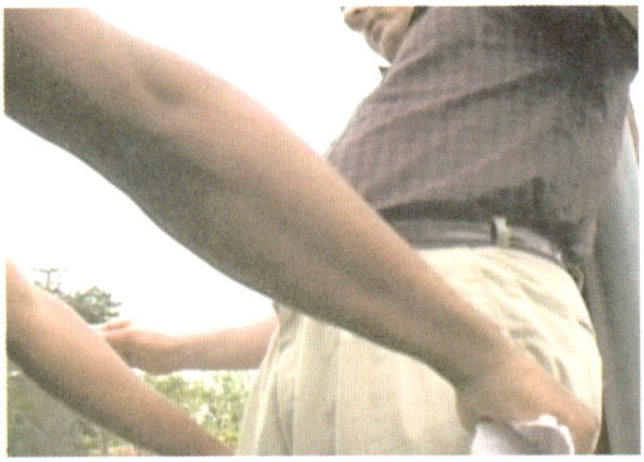

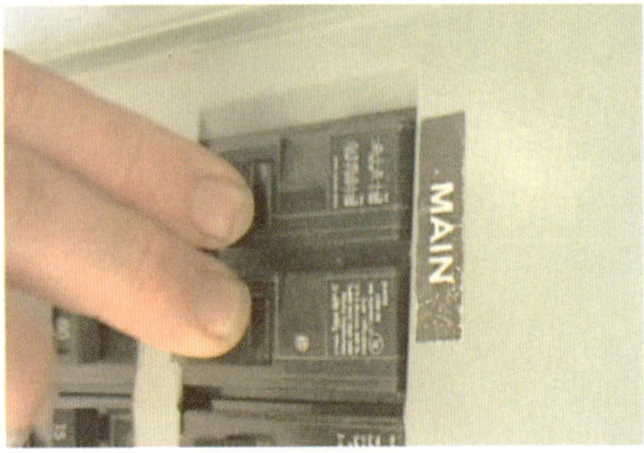

b. 用安全方式帮助受害者。为安全起见，你要站在折叠的报纸或硬纸板上，以免电荷传导到你身上，然后，你可以借助扫帚或木板将受害者与电源分开。一般情况下，很多木质的东西一时之间是找不到的，那么，下面这名男子的做法可以给你一些启示：伊利诺斯州的一名男子在倚靠一根电线杆时触电，被电流吸附住，看到他触电，他的一位朋友当机立断，立刻脱下身上的衬衫，用衬衫缠在他身上，将他拉离了电线杆。单位、公司的线路同样需要定期检查，为员工的生命安全负责。

C.检查受害者伤势

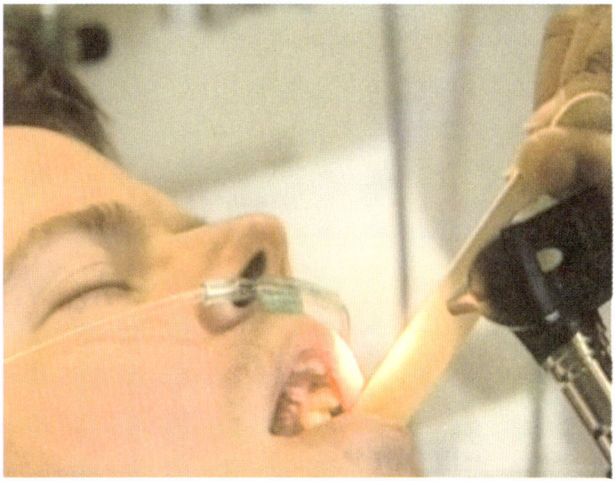

▲检查口腔是否有灼烧

被电击伤害的人，一般情况下，身体上会有灼伤。将受害者与电源分开后，立刻检查他的身体，首先要检查受害者的口腔，然后是身体的其他部位。吉姆触电之后，具有多年电工经验的戴尔立刻掰开他的嘴，检查是否有灼烧。而当斯科尔斯打急救电话的时候，911 的工作人员也询问受害者身上有没有灼伤，就是这个道理。

D.立刻施行心脏复苏术

如果受害者和吉姆一样，呼吸和脉搏都没有了，那么，立刻对其施行心肺复苏术，一定要坚持做，如果事发现场还有其他人可以帮你，则你可以对受害者施行双人心肺复苏术，这是一种有节律的急救方法：两次人工呼吸，然后是五次胸外心脏按压。吉姆触电后，戴尔对吉姆进行人工呼吸，同时斯科尔斯做胸外心脏按压。他们都上过培训班，所以处理起这种事故来忙而不乱。

你知道吗?

手冻僵了摩擦皮肤科学吗?

很多人感觉到手冷的时候，都喜欢摩擦手，这样科学吗？如果你的手被冻僵了，你会怎么办呢？

不要移动她！

引言

你正在家里收拾东西，突然邻居家的孩子跑进来告诉你，你的女儿从高处摔落在地上受伤了，女儿躺在地上，根本看不出有什么明显的伤痕，你该如何应对？

颈损伤是最可怕的损伤之一，因为颈部骨折可能会导致全身瘫痪，甚至猝死。当13岁的米根从墙上掉下时，她知道自己受伤了。她无法像平时那样站起来或是抬起头来，米根只是觉得有种巨大的压迫感，非常痛……

▶▶▶捡　球

“人体颈部有7块较小的椎骨，如果遭遇车祸，你可能会出现颈椎过度屈伸损伤……”高一新生所在的一间教室里，一名护士正在给学生们讲解急救知识。其中一个名叫米根的女生听得非常认真。

高一新生米根曾经参加过保健知识培训，并且成绩也不错。那是在刚开学后不久，一名志愿者护士给他们讲述了颈部和头部受损方面的知识。米根对这名护士所讲述的知识非常感兴趣，她目不转睛地盯着护士，眼神随着她的演示动作四处流转。这节课，米根做了笔记，她非常认真地对待这节培训课。

“如果遇到严重的意外事故，比如从台阶或马背跌落时，千万不要移动伤者，让伤者躺在原地别动，然后赶紧去叫急救医士，让他们过来进行救助。”志愿者护士的讲解又详细又生动，她配合着人体骨架的模型演示，培训课上得非常成功。

“好了，亲爱的同学们，听完了我的课，下面我要考考大家了。”护士拍拍手，清了清嗓子，开始出问题。

“当有人受伤时，你要注意什么？”她环视教室，等待学生的回答。

“不能移动伤者。”坐在第一排的米根立刻报出答案。

“完全正确。”志愿者护士表扬了米根，随后，她圆满地结束了她的志愿者课程。

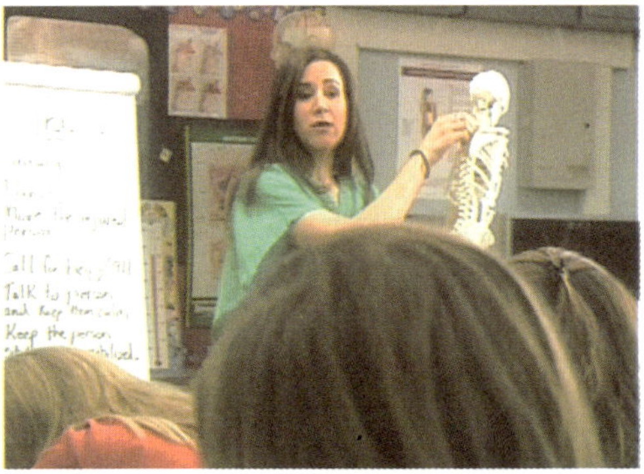

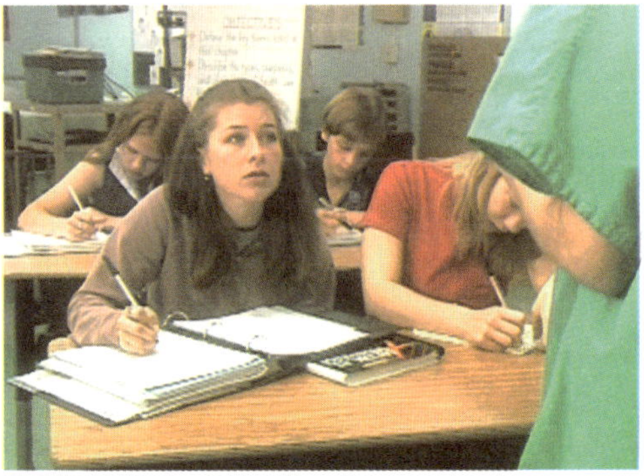

▲培训课讲得很精彩，深深地吸引了米根

米根是个可爱的女孩，她喜欢运动，喜欢唱歌，尤其爱玩双人接球游戏。这是一个美好的周末，米根一大早就约了好朋友丽萨来家里玩。米根的爸爸妈妈在屋子里收拾东西，两个孩子在后院的小花园里玩接球游戏。米根很开心，因为她很早就想玩接球了，可是因为刚刚开学，学校的事情很多，一直没有空闲和朋友一起玩。

两个女孩子将球扔得飞来飞去，空中划过一道道优美的弧线，一来一往，玩得不亦乐乎。

女孩子在一起话题就是多，丽萨和米根一边玩球，一边谈论她们美丽的美术老师。

“我喜欢她的笑容。”米根笑着说。

“是的，她不笑的时候感觉很严肃。”丽萨发表了自己的看法。

突然，丽萨发球的时候力道用得大了些，米根没有接住球，那个球擦着低矮的树枝直接飞进了隔壁邻居家的后花园。

两个女孩的眼睛紧盯着球的去向，当球落地的时候，两个人对视一眼，耸耸肩——这可真不巧，正玩在兴头上呢！

“没关系，我去拣回来。”米根笑着说，她本来就是一个活泼爱动的女孩，翻篱笆这样的事情，她以前也做过，所以她根本就不认为这道不高的篱笆墙会对她造成阻碍。米根微笑着脱掉手套，然后毫不费力地翻过篱笆。

▶▶▶篱笆下的危险

米根从来不觉得翻这个一人多高的篱笆是多难的事，但她并不知道篱笆后面还隐藏着另外的危险……

▲米根玩得很开心

▼米根很轻松地就翻过了篱笆

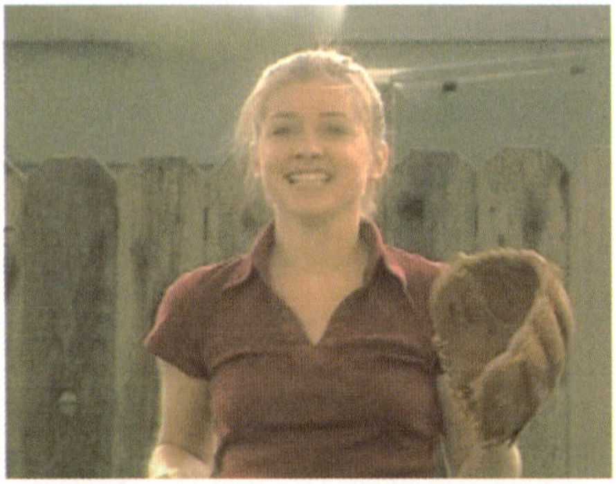

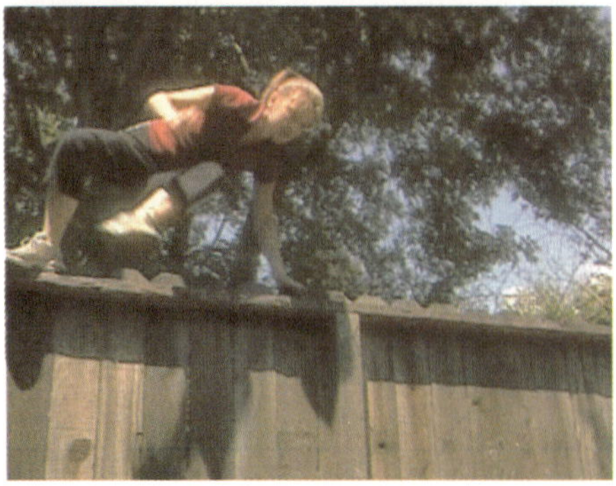

球就躺在枯叶丛里，米根瞅准了球旁边的一块地方作为自己的落脚点，那是最好的一块地方，距离自己和球都不远。她从篱笆上一跃而下，稳稳地落在了地上。刚刚抓起球——“汪汪汪——”一只体格彪悍的狗一边狂吠一边向着米根跑了过来！

真是一个不速之客！米根可不想被这个家伙咬到，她拿着球，紧跑一步，用力一跃就跳到了篱笆上。那只凶恶的狗紧随而至，但是幸运的是，它并没有得逞。它在篱笆下面又跳又窜，很是愤怒。

由于恐惧，米根跑得比平时快了

很多，也正是这种猛然的爆发力让她躲过了一劫。米根心里想着“翻过篱笆就没事了”，但是慌乱之中，她的小腿在篱笆顶部绊了一下，接着，让人意想不到的事情发生了——因为这一个小小的失误，米根整个人一头从篱笆上面栽了下来。

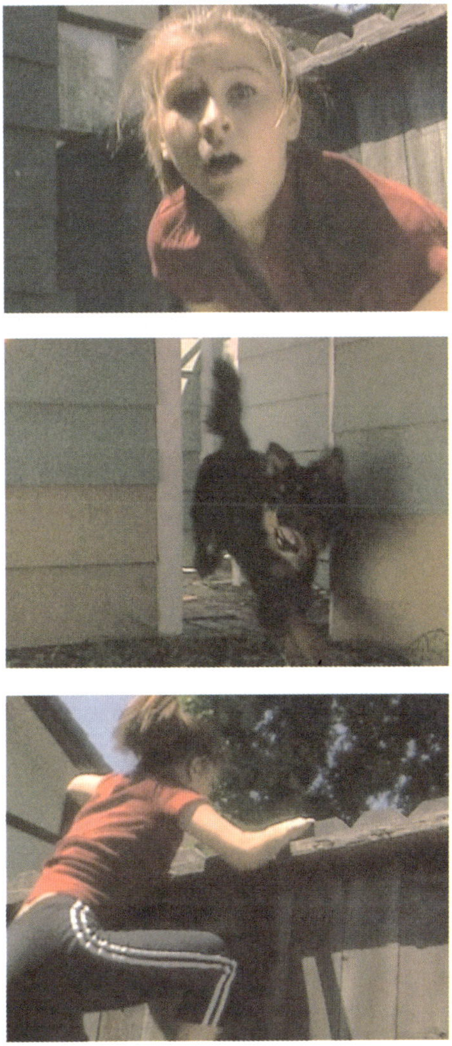

▲米根翻过了篱笆墙，没想到惹怒了这里的一条狗

篱笆下的地面很硬，米根先是头部着地，接着背部朝下，她就这样直接摔了下来。

米根直挺挺地躺在地上。一时之间，她并不清楚自己受了多严重的伤，她没有感觉到流血或是剧痛，而且，她根本就没有担心头部。米根躺在地上，脑子里想的都是小腿上的伤口。是不是流血了，有伤疤的话就不漂亮了，米根想着这样的问题。

“米根！米根！”丽萨一边叫着一边向米根跑过去，米根摔倒在地了，这可是她的错，要不是她发球用力过大，球就不会飞到隔壁去了。

米根想起身去查看小腿的伤口，可是很快，她发觉情况有点不妙。她的胳膊还可以动，但是哪怕是一个再轻巧的小小的动作，都可以让她感到强烈的疼痛。她将手试探性地靠近脖颈处，可是，她根本就无法去触碰——剧痛一阵接着一阵！哦，该死！

米根不甘心，她再次试了试，现在她发现自己根本站不起来，她的头也抬不起来。这是怎么回事？米根每天都能躺着从枕头上抬起头，但是这次似乎不行，米根自己也有点懵了，她不清楚这是怎么回事。

▸▸▸别动我！

“我可能受伤了，你快去叫我妈妈过来。你不要碰我，不要动我。”米根直挺挺地躺在地上，她对着惊慌的站在一边的朋友丽萨这样说道。她不允许丽萨碰她，因为她觉察到自己的情况非常糟糕，尤其是脖颈那里。

米根感觉她的胃里非常难受，可是她就是站不起来，她觉得自己的身体很重很重。

这时，保健课上那名志愿者护士的声音响在米根耳边：“这时候绝不能移动伤者。哪怕是移动1厘米，都有可能损伤伤者的脊髓……”米根不相信这种事情会发生在她身上，但她也不确定自己是不是真的这么不幸。

“妈妈！”米根大声叫着。

丽萨立刻凑上来，她弯下腰就想扶起米根。

“不。”米根立刻用手势制止了她，“不！不要，别碰我！快，快去叫我妈妈过来！”米根想起来，在那节保健课上，那名护士说过这样的话：“绝对不能移动伤者，因为你不知道他们是否受伤了。所以如果你不知道真实情况，就不要冒险。”

丽萨并没有去叫米根的妈妈，她还想扶米根起来。

◂▸米根动不了了

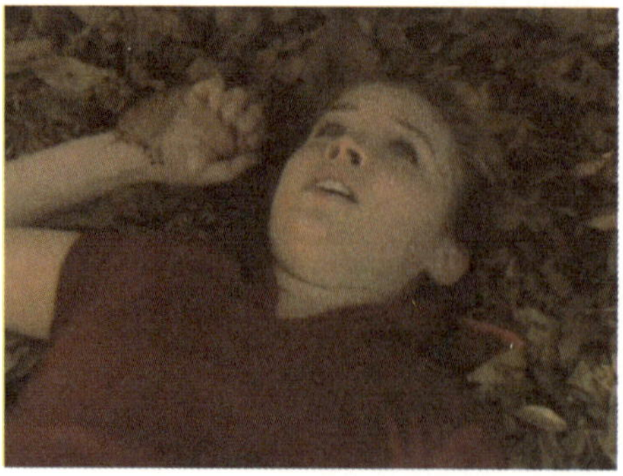

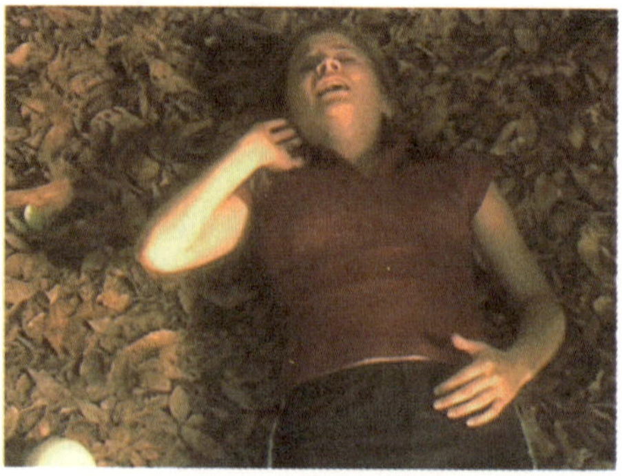

“别动我，求你了！快去找我妈妈！”米根的语气立刻加重了，她不能让丽萨碰她，她不能确定自己是不是脖颈受伤了，但是她潜意识里还是按照那名护士说的做了。

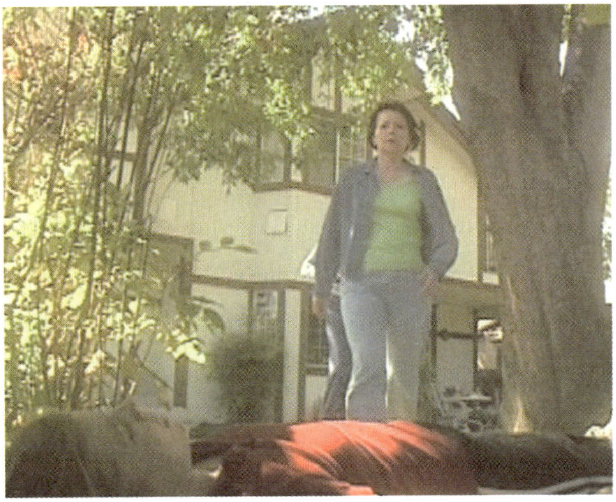

▲丽萨叫来了米根的妈妈

丽萨也意识到了问题的严重性，她觉得可能米根的决定是对的，于是急忙转身去找米根的妈妈。米根扬起的手臂慢慢地收回去，轻轻地、缓缓地放在自己身上，颈间很痛，她的任何一点动作都像要了她的命一样。更重要的一点是，她想要尽力保持自己不移动。

“米根摔伤了，她需要你！”丽萨尖叫着奔向米根的妈妈。

“我去看看！”米根的妈妈芭芭拉看到丽萨惊慌失措的样子，知道肯定有什么不幸的事情发生了。于是急忙扔下正在洗刷的东西，随着丽萨走向后花园。其实芭芭拉还保存着一点侥幸的心理，可能事情并不是自己想象的那么坏，要知道，小孩子玩耍出现点擦伤是很正常的事。小米根又比较调皮，没什么值得大惊小怪的。而孩子们往往喜欢把这些事情小题大做。

▸▸▸站不起来

“不，妈妈，我站不起来了。”米根觉得她有点不对劲，虽然她根本说不上来是哪里不对。

芭芭拉走到米根身边，她单腿跪在米根身边：“怎么

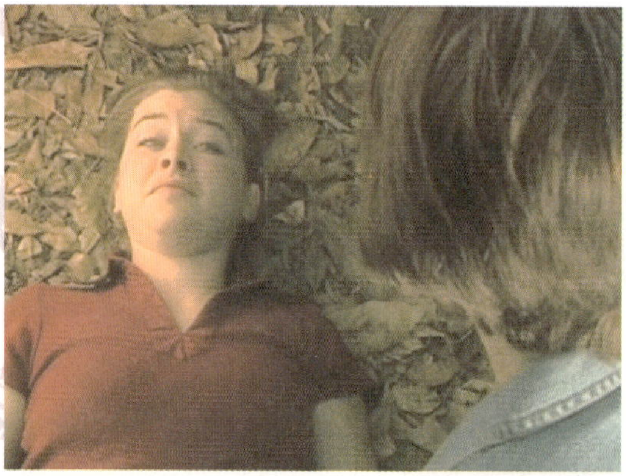

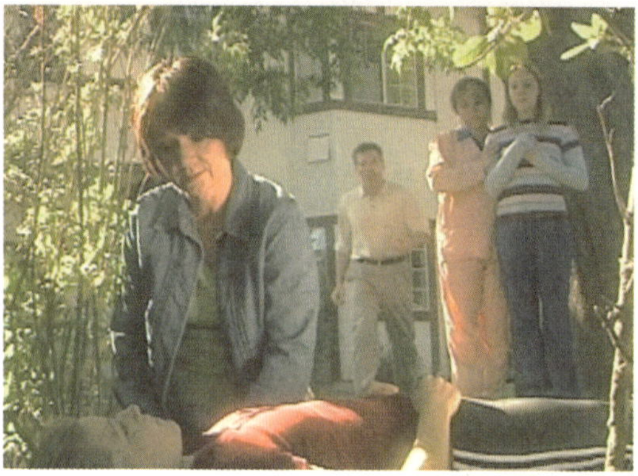

▲米根简单地向妈妈描述了事情的经过

了，亲爱的？”她看到女儿米根满脸害怕的样子，她觉得这不像是小摔伤。

“嗯，我的脖子受伤了。我们正在玩接球，球被扔到了外面，我就翻过去拣球，结果有条狗追过来，于是我就想尽快越过篱笆，结果把头摔伤了。”米根简单地向妈妈描述了事情的经过。

丽萨害怕地蹲在一边，她觉得自己是肇事者，这下子，她更是手足无措了。

待米根说完整件事情的经过之后，芭芭拉开口了，她是一个很沉得住气的女人：“亲爱的，你动动手臂给妈妈看看，你能移动手臂吗？”

“我能。”米根说着就动了动胳膊和手指，然后她又动了动小腿和脚，看起来并没有什么问题。

芭芭拉并不是非常担心，从那么矮的篱笆上摔下来，女儿的手脚都没事，都可以动，就说明没什么大问题，最多就是一些擦伤和淤青之类的。“宝贝儿，你看起来没什么事。一切都很好。”

芭芭拉看看后面的篱笆，她知道女儿是从那上面摔下来的，同时，她也非常清楚自己的女儿米根的性格，她习惯于夸大自己的感受，即便是小小的病痛也会被她无限放大成很恐怖的事情。从小到大，米根就一直是那种疑病症很重的人，芭芭拉心里想，这次也许是女儿在小题大做呢。

躺在地上的米根心里也非常清楚，她本身疑病症就很重，她也怀疑是自己又在胡思乱想了。而且，随着时间的推移，她觉得自己似乎也可以起来了。但米根很肯定自己摔伤了脖子："妈妈，我的脖子很疼，我真的怀疑它摔伤了，相信我！"

看着女儿米根确信的表情，芭芭拉有点相信事情的严重性了，并且，作为一名母亲，她也不想冒险。

"好的，亲爱的，镇静点，深呼吸。"芭芭拉让女儿深呼吸，他们要等等看，看事情怎么发展，是不是米根会一直感觉不好。

"好的。"米根答应了妈妈，但是她心里还是很害怕。

这个时候，米根的爸爸赶了过来，他蹲在妻子芭芭拉的身边："怎么回事，亲爱的？"

"她从篱笆上摔下来了。"芭芭拉告诉丈夫。

"我的脖子摔伤了。"米根可怜兮兮地告诉爸爸。

▼米根的爸爸也赶了过来

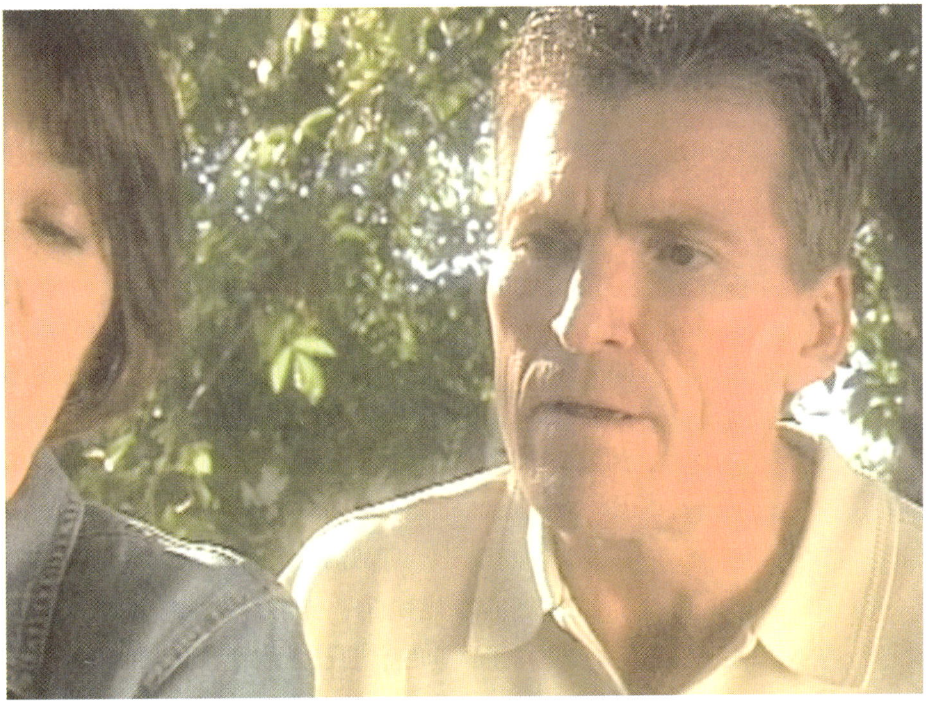

“疼得厉害吗，宝贝儿？”米根的爸爸询问女儿。

“疼得要命！”米根抽动着鼻翼，她就要哭出来了。

▶▶▶骨　折

“X光片还不能确诊，CAT扫描显示米根的颈部出现了骨折。”医生对米根的父母说，是的，他们的女儿米根颈部骨折了。谁都想不到米根会摔伤颈部，包括她自己，米根不敢相信这样的事情会降落在自己头上。

▲不一会儿，急救车风驰电掣地赶来了
▼急救人员给米根带上了固定项圈

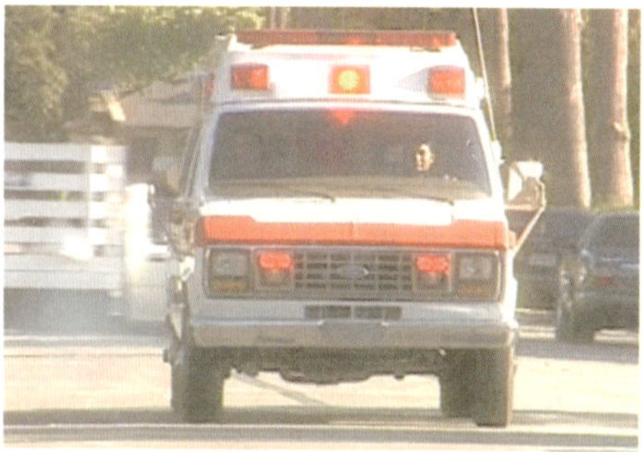

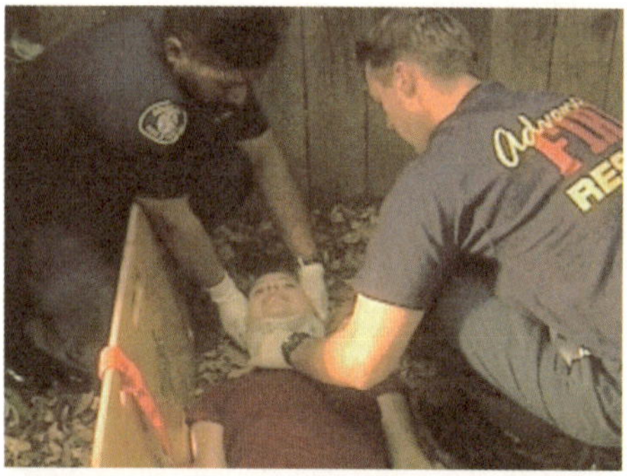

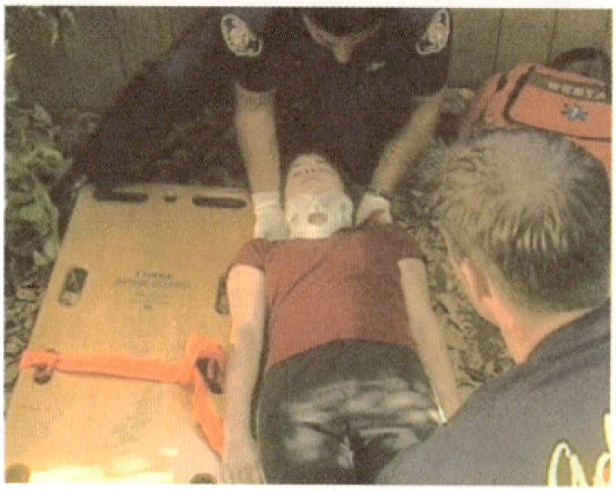

“我想最好还是叫救护车吧。”米根的爸爸提议，妻子芭芭拉点头表示同意。不管怎么样，还是请专业的医护人员来看一看米根，她才放心。

“我去叫救护车，好吗？”米根的爸爸拍拍妻子的肩膀，起身回房间去打电话。

“好的。”米根和妈妈芭芭拉一起回应他。

不一会儿，救护车风驰电掣地赶来了。米根的爸爸妈妈立刻起身让开，两名急救人员走上前去。

“怎么了？”其中一名急救人员一边打开急救箱，一边问米根。

“我的脖子受伤了。”米根痛苦地答到。

“怎么受伤的？”

“从篱笆上摔下来了。”米根很痛，她知道一定要好好地回答急救人员的问题，自己才能得到更好的帮助。

“哦，好的，我们要先帮你戴上固定项圈。”一名急救人员快速地拿出项圈，在另一名工作人员的帮助下，将米根的脖颈固定住了。

在戴固定项圈的时候，米根痛得龇牙咧嘴。

“好的，就这样，你稍微歪一下头。”

米根按照急救人员的话动了动脖子，虽然有了固定项圈，但依然很痛。

“这可以固定颈部。”急救人员抚慰米根。然后，两名急救人员一前一后，准备将米根抬起来。

“小心点！”米根不放心地叮嘱着，她的脖颈非常痛！

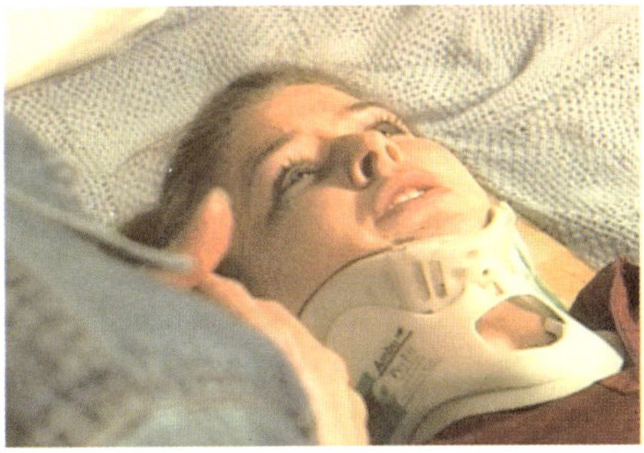

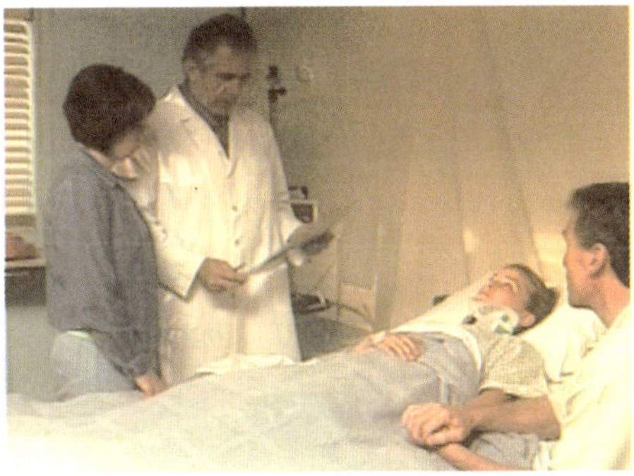

▲医生说米根很危险，但也很幸运

“放心，我们现在就把你抬到脊椎矫正板上……”说着，那名急救人员已经放平了脊椎矫正板，他们要将米根抬上去。

“好的。”米根虚弱地回答。

“我们要把你动一下。”经过轻微的但是还可以忍受的疼痛，米根被抬上了救护车，救护车一路呼啸着向医院驶去。

芭芭拉陪着女儿米根一起上了救护车。要知道，遇上这种事，就算是大人也会害怕，更何况一个 13 岁的小女孩呢？芭芭拉一定要陪着女儿，她们父母一起去面对将要发生的一切。在救护车上，芭芭拉紧紧地握着女儿的小手，她一直盯着女儿，米根直挺挺地躺在矫正板上，她痛得说不出话来，也不能动，她漂亮的大眼睛里都是泪水。

妈妈芭芭拉就在她身边，她感受得到妈妈的存在，还有她的爱。米根不知道她将会得到医生的什么判决，一切都还只是未知数……

被紧急送往医院后，米根立刻被转移进急救室，急救医生给她拍了 X 光片。光片出来后，医生拿着光片站在米根的病床前，指给米根的爸爸妈妈看："看这里，第一块椎骨出现了骨折。"

芭芭拉听到医生的话之后，她缓缓地坐下去，她终于明白可怜的米根遭遇了什么，她现在终于理解了为什么女儿一个劲儿地说她的脖子疼，原来是这么严重的骨折。

"你真是幸运！稍稍移动一点可能就会导致脊髓出现严重后果，甚至会造成永久性瘫痪。"医生的话像一记重锤敲在米根和她父母的心上，"这种颈损伤具有典型性，它会导致脊髓受损，进而引发全身瘫痪或死亡。幸好你并没有被移动，真是万幸。"医生又交代了一些话给米根的父母，就走了出去。

▼固定项圈成了米根永远的回忆

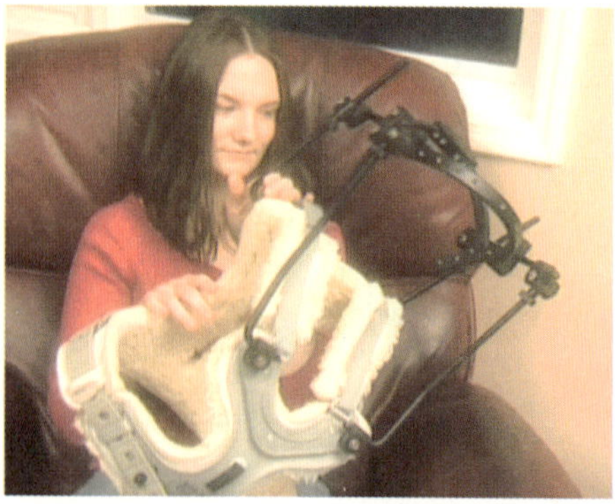

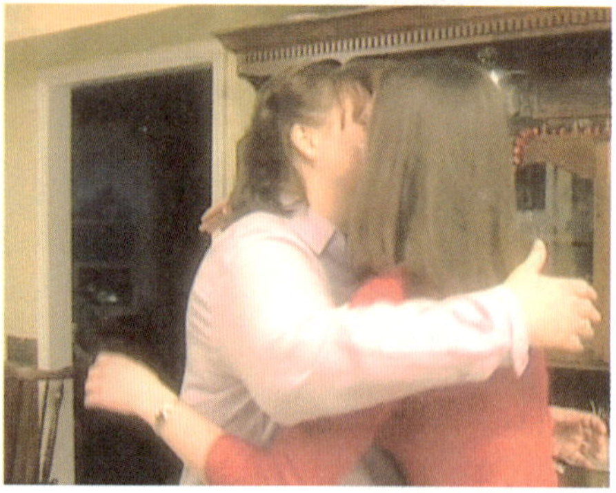

米根眨巴着眼睛，她在心里对自己说：一定要好好休养，一定要尽早康复才好！这样躺在医院里，不能运动，不能跳，甚至连转动一下脑袋对她来说都是天下最难的事情，这种感觉可真不好。

▸▸▸康　复

在接下来的 6 周里，可怜的米根都要戴着护颈，无论是睡觉还是进食，总之，她都要一直戴着这个硬邦邦的东西——为了保护她的脖颈。这种滋味可并不好受，但是，勇敢的米根最终还是挺过来了，经过一段时间的修养，她已经完全康复了，那个不好玩的护颈也成了她惨痛的记忆。

“谢天谢地，我还活着，我还能走路，我还能像以前一样做任何事情。我觉得这次经历对我来说是一次教训，让我有所改变！”米根微笑着说，她现在是一个健康又漂亮的姑娘，她的脖颈一点问题都没有，谁都看不出来她的脊椎骨曾经骨折过。她非常感激那名志愿者护士为他们上的那节保健课，要不是她认真地听了那节课，结局就不是现在这样令人欣喜了。

如何应对？

在美国，每年都会有10000人出现严重的脊骨受损情况，其中大约有一半人从此将无法独立行走。如果你的朋友或是你路上偶遇的人，突然伤到了颈部，你无法确定他的伤势如何，急救人员也不能立刻赶到现场，你该如何应对？下面的一些方法或许可以帮助你：

▼3米的高度也能造成天大的伤害

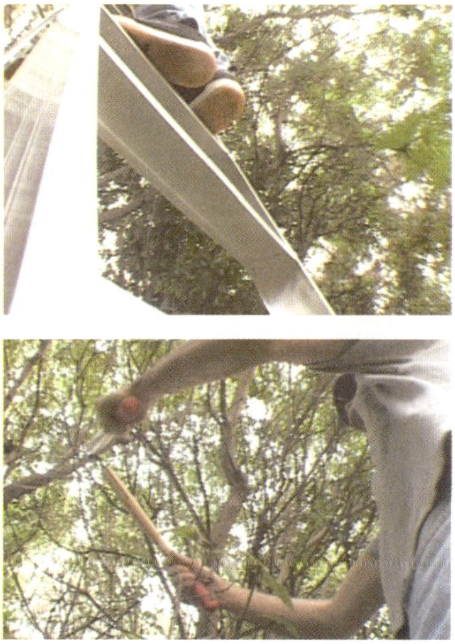

A.运动时注意安全防护

a.到目前为止，车祸仍然是造成伤者脊骨受损的主要原因，至少有一半左右的伤者都是由于车祸造成的。

b.其次是摔伤，就算是从两三米高的地方摔落也可能导致严重损伤。米根家的篱笆墙并不高，可是因为米根摔下来的时候先是头部着地，接着是背部，所以她的颈椎骨骨折了。并不是只有高墙才能造成伤害，摔落时的姿势是造成伤害轻重与否的重要因素之一。

c.3 米的高度也能造成天大的伤害：加利福尼亚一名男子在修剪树枝时，不慎从 3 米高处跌落，结果造成颈部多块椎骨骨折。火速赶到现场后，急救医生马上用护颈和脊椎矫正板保护了他的脊髓。米根摔伤后，也是被急救医生戴上了护颈，并且被放置在脊椎矫正板上来进行保护的，这是帮助像米根这样的受害者必须的医疗器具。

d.除了摔伤之外，还有大约 10% 的脊骨受损案例是运动造成的。造成多数损伤的运动并不是足球，而是跳水！就算有严密监控，损伤事件还是会时有发生。进行这种运动的人，一定要时刻注意自身的安全，防护是前提。

B.如何判断伤者骨折

当有人出现颈损伤时，你可能首先要回想一下基本的常识，比如伤者的气道畅通吗？血液循环正常吗？但事情也有例外，米根整个人看上去一切都很正常，只是她无法抬起头，也无法站起来。

如何判断伤者颈部或背部出现了骨折呢？以下症状可以帮助你：身体发麻，或者说手臂、手、腿或手指失去知觉，

▼正确判断伤者是否颈背部出现骨折

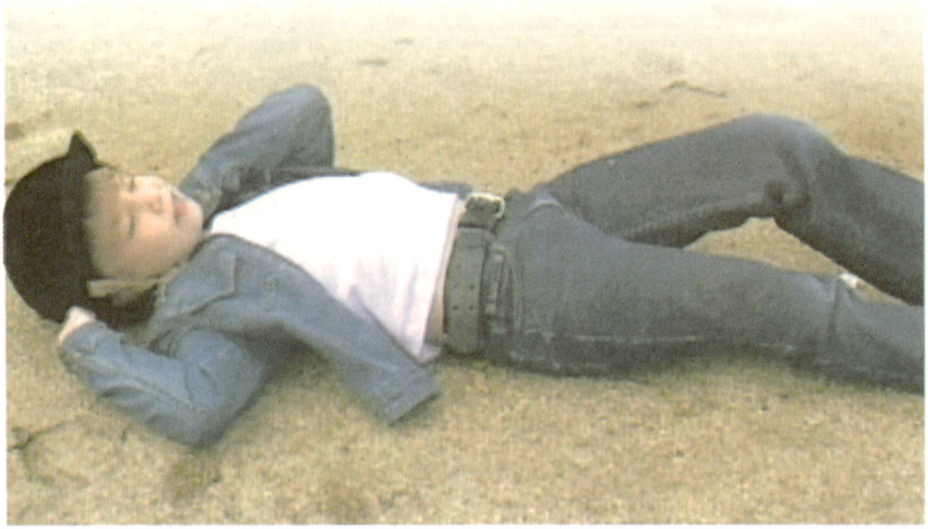

无法活动。米根的情况就是颈部和背部痛得厉害，并且感受到很大压力。除此之外，受害者还可能伴随有呼吸困难，头部或脊柱隆起等症状。

C.不要移动伤者

如果你怀疑受伤者出现了椎骨碎裂，记住一定不要移动他们！即使伤者很痛苦，也千万不要去移动他们！哪怕是一丝一毫，要知道，你移动伤者，就是将伤者推向死亡！米根躺在地上的时候，她就断然制止了朋友丽萨想要碰她的行为，这一点非常正确。米根保持着原来的姿势，一直等到急救人员的到来，她捡回了一条命。

下面这个事例也说明，不移动伤者是非常科学的：俄亥俄州一名10多岁的少年在跳水比赛中受伤。他在跳水的时候碰到了水池底部，颈部一块椎骨骨折！他的四肢丧失知觉，面部朝下漂在水池上。他的朋友小心地让他翻过身，以保证他呼吸，然后他们就站在水池里，等待急救医生赶来！

▼摔到颈背部的伤者，千万不要移动他

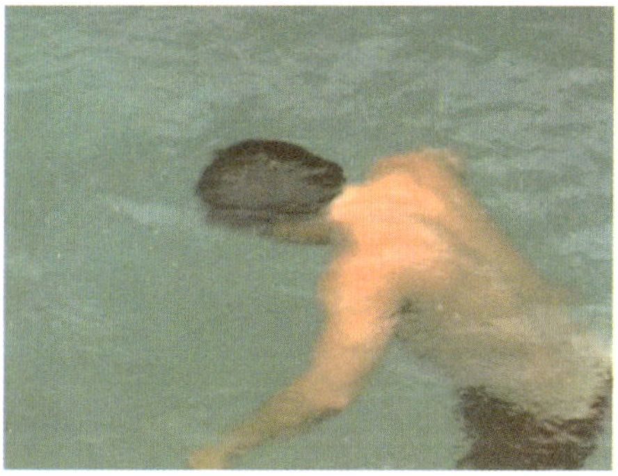

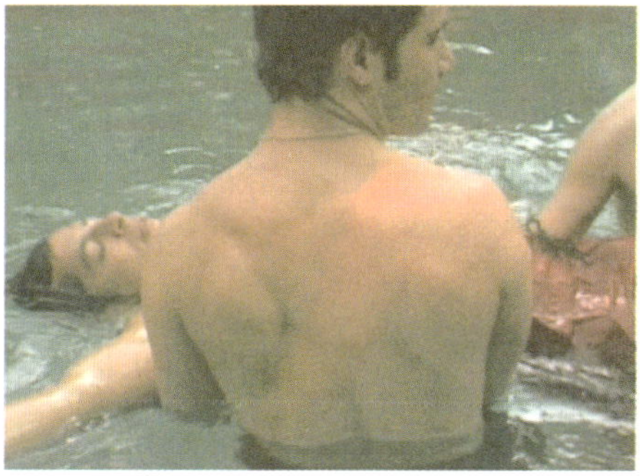

现在，米根能够正常行走，要归功于她母亲的正确决定。如果你和伤者在一起，你最好让他保持原来的姿势，更不要去碰他甚至是移动他。伤者可能会因为疼痛或是其他原因而去试图活动一下手脚，记住千万别让他这么做！

拨打急救电话，冷静处理突然事件，永远是最明智的决定。如果你遇到有人弄伤了脖颈，你怀疑他有可能遭遇了椎骨碎裂的话，请一定先拨打急救电话，然后尽力安抚他，切忌一定不能让他动弹身体。椎骨碎裂不是小事，伤到骨髓是谁都不想看到的。

无助的骨折

引言

您和朋友一起出外背包旅行，为了寻求挑战性，你们选择了一条偏僻的小路。可是您最好的朋友却不慎摔落，一条腿骨折，但救助却远在数英里之外，你该如何应对？

当你置身于数英里之外的旷野时，腕关节骨折或者踝骨扭伤这样的轻伤都将对生命构成威胁，如果你遭遇了这样的事件，你该如何脱险？加利福尼亚的两位女士就碰到了这种情形。她们经历了一场生存技能的考验……

▶▶▶捷　径

“是要走这条路线吗？”雪莉询问表姐谢丽尔的意见。“是的，我觉得这更有挑战性，你要依靠地图和指南针来判断方位。”

事情发生在加州马默斯山的附近，一对徒步旅行的表姐妹谢丽尔和雪莉并没有选择人们常走的那条路，而是选择了一条偏僻的路线，这样才更有挑战性，也更刺激。事实证明，这条路线也是真够“挑战”她们的。

“感觉不错哦。”雪莉走在前面，她回头对表姐说，对她的决策表示赞赏。

“接下来肯定更好。”谢丽尔笑笑。

脚下是皑皑白雪，深深浅浅，头上是不错的太阳，这是一个徒步的好天气。两个人背着大大的背包，在选定的路线上一步步前进。

“我们今晚在哪里宿营，谢丽尔？”雪莉一边走，一边问表姐。

“在戴德霍斯湖畔宿营吧，那里很开阔，也有很多其他队员的足迹，如果我没有猜错的话。”

“好的。”雪莉将头上的帽子紧一紧，继续跟着表姐走。

快到中午了，谢丽尔和雪莉商量了一下：“雪莉，如果我们抄近路，并将背包沿斜坡扔下的话，我们就能在中午前赶到宿营地。”谢丽尔看到脚下有个斜坡，她停下来观望。

“这个斜坡很危险，你看，两边都是岩壁，它也很狭窄。”雪莉指着崖壁给谢丽尔看。

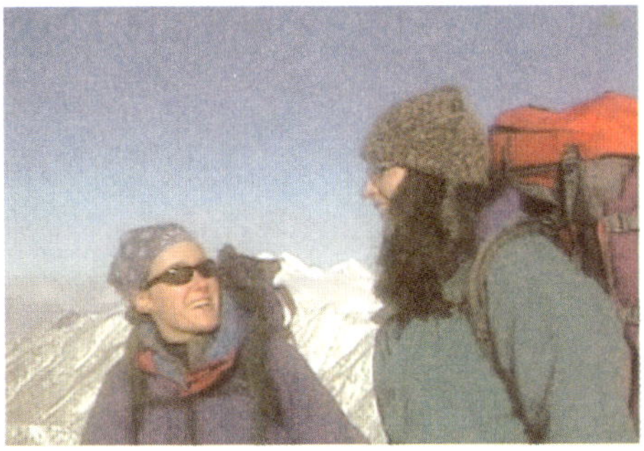

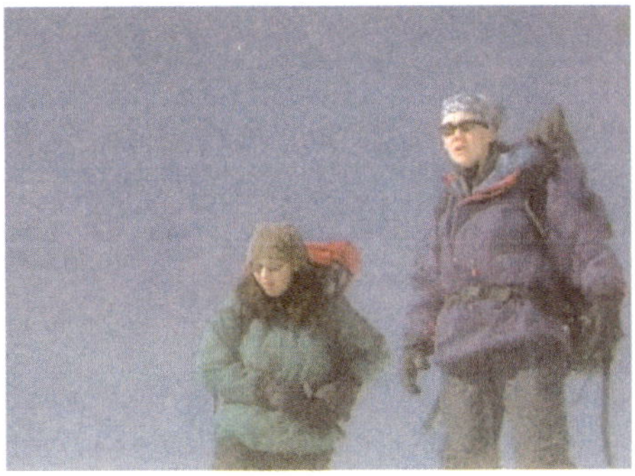

▲她们俩准备选择一条具有挑战性的路线

“可是，走捷径会很快赶到宿营地。”谢丽尔已经开始脱背包了。

“说的对，就这样办。”雪莉想一想，觉得有道理，她也想尽快赶到宿营地休息一下，天气实在是太冷了。她开始脱身上的背包，准备扔下斜坡。

▶▶▶失足滑落

“谢丽尔，你听到了吗？”雪莉对着谢丽尔滑落的方向大喊，她多么希望听到雪莉的声音，可是，她侧耳倾听了一会儿，周围仍是一片沉寂。雪莉相信谢丽尔肯定是伤势非常严重，甚至她可能已经昏迷了，于是雪莉决定下山查看。

说做就做，谢丽尔先把背包扔了下去，然后雪莉也跟着把自己的背包扔下斜坡，她们准备下山了。

“我先看看下去的小路在哪儿。”谢丽尔一边说着，一边极其小心地用脚试探厚厚的积雪。雪莉也用脚去试探积雪，她想帮表姐一起找下山的小路。

“啊——”一声尖叫之后，谢丽尔突然一个趔趄，整个人摔倒了，然后就直挺挺地向着山下滑落——她太不小心了！

“谢丽尔！”雪莉根本来不及做出反应，谢丽尔已经磕磕绊绊地滚下了斜坡，雪莉眼睁睁地看着谢丽尔从山坡滑下去，然后就不见了，她消失在雪莉的视线里。事情发生得很突然，这一切太难以置信了。

▼雪莉看到谢丽尔从山上滚落

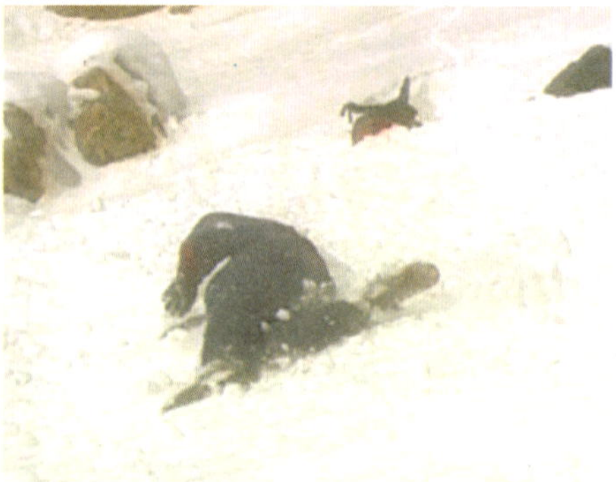

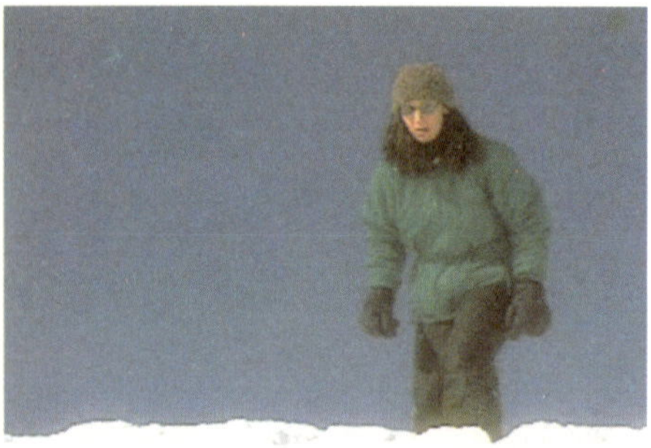

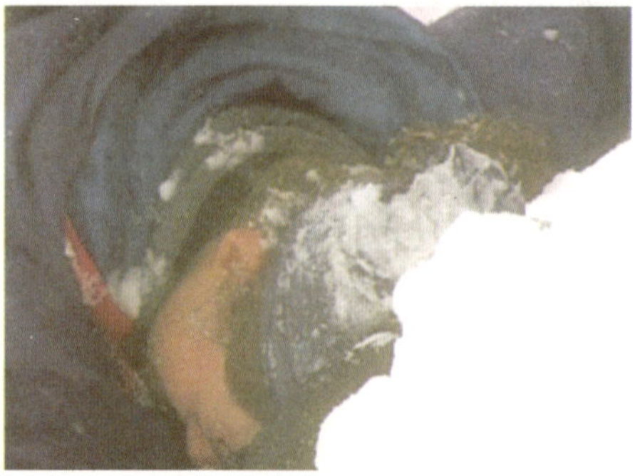

雪莉担心极了！她看着谢丽尔滚落的样子，心里很害怕，一时不知道该怎么办。

她大叫：“谢丽尔！”可是表姐滚下去之后就没反应了。无论她叫得多大声，四周只是一片要命的沉寂。

“谢丽尔！你还好吗？”仍是没有回应。雪莉急疯了！她最担心的就是谢丽尔伤得很重，发不出声音来，甚至更可怕的是，表姐已经死了。

“谢丽尔！”雪莉又大喊了一声，她盯着山下，希望听到谢丽尔的声音。没有——雪莉没有其他的选择了，时间刻不容缓，她只有唯一的办法，不管有多危险，她都要下山去救表姐。

此时谢丽尔已经停止了滑动，可是她什么都听不到，要知道，她从

36米的高处跌落下来，身上到处是积雪，然而谢丽尔的意识还是清醒的，她感觉到自己不再向下跌落的时候，首先想到的就是自己被活埋了。

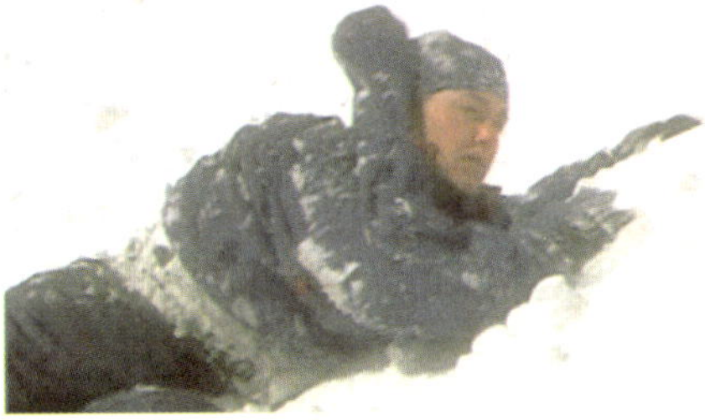

她觉得窒息身亡要比任何一种身体损伤都更可怕。她试着呼吸，觉得身边的环境并没有什么异样，谢丽尔心里想，应该睁开眼睛看看自己到底是在什么地方。

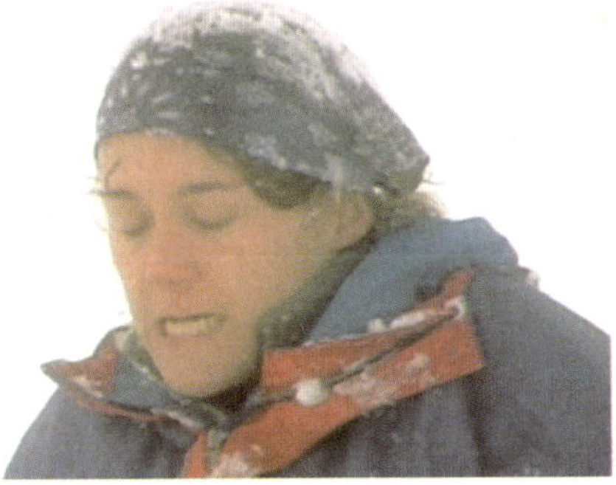

▲她能感觉到自己的额角流血了

刚刚从连续的跌落中回转过来，虽然视线非常不清晰，可是谢丽尔还是看到了天空和雪山。“天哪！”谢丽尔开心起来，她低呼了一声。虽然处境仍然很糟糕，可是她居然看到了头顶上的天空！她居然没有被积雪活埋！这对她来说，真是一件值得高兴的事情。

短暂的高兴之后，谢丽尔开始察看自己的伤势，凭着疼痛感，她知道自己的前额流血了，除此之外，她的双腿也痛得厉害。她不知道自己是骨折了，还是只是暂时性的麻痹。

谢丽尔开始思考对策，她得拯救自己，还得让雪莉知道自己的情况才好。

▶▶▶会　合

“我想我的腿很可能骨折了。”谢丽尔看着身边的雪莉无奈地摇了摇头。

雪莉已经无法再等下去了，她听不到谢丽尔的回应，心里的恐惧已经占了上风，她要去找表姐，无论有多危险。

“啊——”雪莉故意让自己滑下山坡，她也跌跌撞撞地下去了。

山下的谢丽尔此时仍是惊魂未定，她发现自己无法站立。推掉身上的积雪，她挣扎着撑起身子，望向山顶，她要想一想自己该怎么办。

突然，谢丽尔眼角的余光好像看到了什么。她定睛一看，发现雪莉从她上方滚了下来，雪莉的身子蜷成了球状，她一路尖叫着滚下来。

▼两个人互相查看伤势，商量下一步的计划

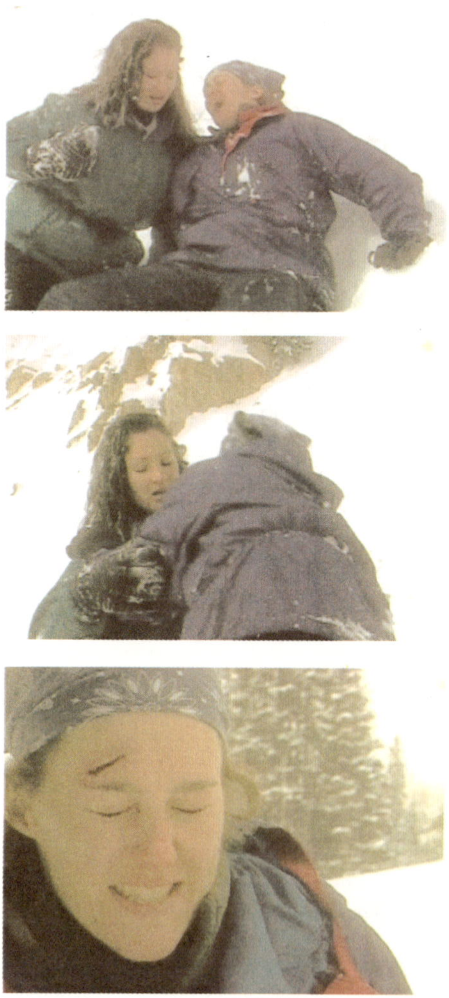

谢丽尔赶紧低下身子，将脑袋伏在雪地上，若雪莉滚过来，她需要保护自己不被撞伤，以免伤势更重。

极巧的是，雪莉正好落在谢丽尔的身边。

雪莉的帽子已经掉落在滑行的过程中了，积雪沾满了她的长发。她趴在那里，觉得自己的腿没有了知觉，她摔得头昏脑涨，自己也不清楚自己在哪儿。雪莉已经辨不清方向了。

“雪莉。”谢丽尔挣扎着调整身子，好使自己面向雪莉。

“你还好吗？”雪莉看见谢丽尔的第一眼，就知道她的情况很不妙——她额头在流血，看起来也不能行动了。

“我的腿疼得很厉害，你怎么样？”

“背部疼得要命……”雪莉左手撑着地，她倾斜着身子向表姐移动过去，她的背部很痛，同时，她觉得自己的右手也是一阵阵地疼痛，“你没事吧？”

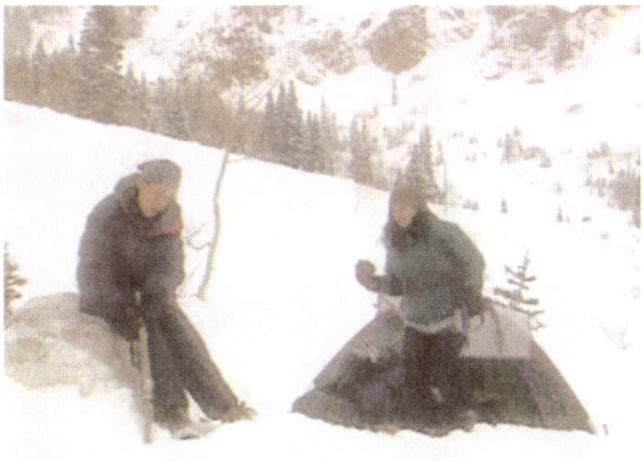

▲两人准备宿营

“我的腿疼得很厉害。”谢丽尔大口地喘气，来自腿部的疼痛让她十分难受。她想向左边动一动，结果发现自己的左膝好像有点不对劲。

“我想我的腿很可能骨折了。”谢丽尔摇摇头。

“没事的！”雪莉移动到谢丽尔的身边了，她终于找到表姐了，所幸两个人看起来都没什么大碍。雪莉看见谢丽尔之后，心里就不在害怕了，她跌得不是很远，虽然她背痛得厉害，腿也失去了知觉，但她最担心的还是谢丽尔，她在流血。在野外，流血不是好事，尤其是现在，她们没有背包，两个人的处境很糟糕。

▶▶▶宿　营

“好了，现在看看你能不能站起来，试试看好吗？”雪莉将谢丽尔的腿简易地固定住，然后要表姐站起来试试，她们还有很长一段路要走，谢丽尔的伤腿是个很大的麻烦。

“谢丽尔，我们必须得起来。”雪莉一边说着一边用力搀扶起谢丽尔。她感觉自己的背部和右手疼痛难忍，她也清楚表姐也不会好过，但是她们必须暂时忘却疼痛，因为她们需要水、食物和宿营设施。这意味着她们必须爬上去找到自己的背包。

“我们得找回背包，亲爱的。”雪莉看着谢丽尔流血的额头说。

“我不知道自己还行不行。”谢丽尔腿部的疼痛越来越强烈了。

“抓住我。”雪莉伸出受伤的右手给谢丽尔借力，这个时候她无暇顾及伤痛。

“好的。”谢丽尔挣扎着站立起来，她也必须忽视疼痛。

“可以吗？”雪莉担心地看向谢丽尔，她收回右手，两个人准备爬上山去找背包。

对于这两名受伤的登山者来说，这无异于一场搏斗。

谢丽尔站起来，艰难地将身子翻过来，这样她就可以抓住地面了，下面就是唯一的选择——爬上去。

“你还好吗？”雪莉一边密切地关注着谢丽尔，一边爬行。

他们在半山腰找到了背包，拿到背包后，两个人开始下山，她们的目的地非常明确——宿营地。

雪莉和谢丽尔两人发现最快的下山方法就是双腿伸直，然后往下滑。谢丽尔一开始很害怕，她尽力靠靴子来放慢滑行速度，因为她的膝盖痛得很厉害，头也很痛。但是如果碰上斜坡够陡峭的话，她和雪莉就可以先扔下行李，然后再跟着滑下去。就这样一步一滑，她们一点一点地靠近戴德霍斯湖畔。

▼ 雪莉对谢丽尔做了简单包扎

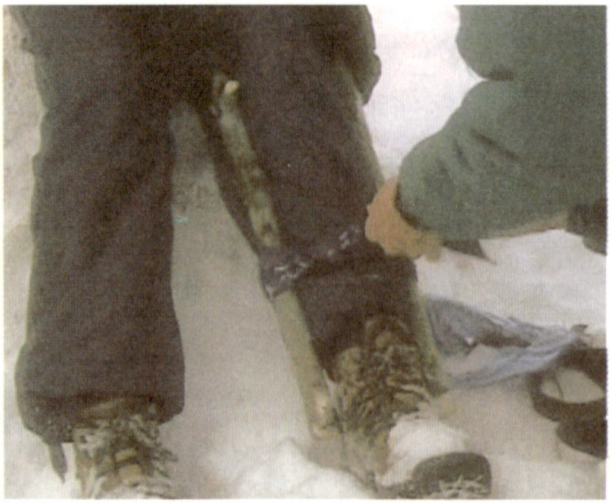

因为终极目标非常明确，所以雪莉和谢丽尔并没有觉得下山的路程特别远，也没想过从山上到山下还会遇到什么麻烦。她们只是想着“尽快到宿营地！尽快到宿营地！”

经过艰难的跋涉，谢丽尔和雪莉终于来到了戴德霍斯湖畔的一块空地，这里的海拔大约是 3000 米。

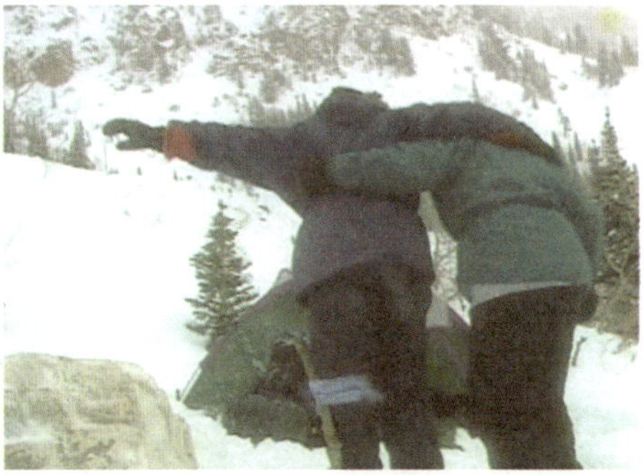

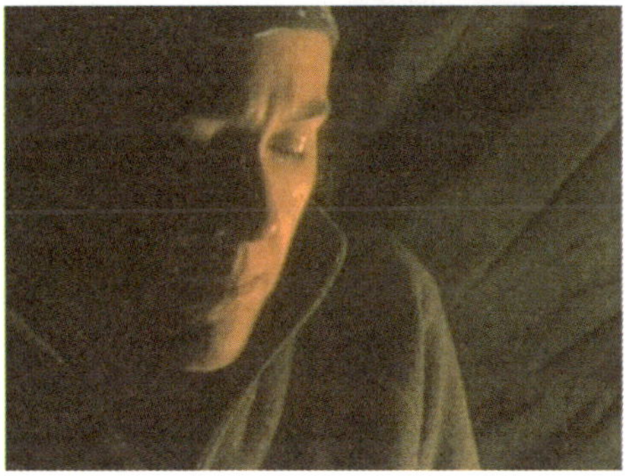

▲包扎完毕后，两人回帐篷休息

雪莉将帐篷支起来之后，就拿着绷带和一些布条来到谢丽尔身边，谢丽尔的腿亟需包扎，现在的她，即便是坐着也无法抵御那一阵一阵的疼痛。

“来，我帮你绑上这个。”雪莉用两根木棍固定住谢丽尔的左腿，然后绑上绷带。

谢丽尔非常担心自己的腿，她担心以后再也不能旅行了。由于谢丽尔滑下山的时候是身体右侧先着地，所以她的右腿出现了一个橄榄球大小的血肿，右膝盖根本无法弯曲，左膝盖也不对劲。雪莉固定住她的腿，这样可以即便是骨折，也可以暂时保护一下骨头。

“好的。”雪莉包扎结束，然后就搀着表姐回了帐篷，她们要进食，要休息一下，下面将是一个漫长的寒夜！

稍微温暖些的帐篷里，雪莉检查谢丽尔额头上的伤口。“哦……天哪！”因为血凝固的时候，粘在了头发上，雪莉拉扯了伤口，谢丽尔痛得不住地吸气。

“现在，血好像已经止住了，你觉得头晕吗？”雪莉很担心谢丽尔。

“不头晕，不过有些偏头痛。”谢丽尔已经很累了，她眨巴着眼睛，想休息。

“我们来吃点东西……给你。”雪莉递给表姐一块压缩饼干。

“谢谢。”谢丽尔接过，慢慢地咀嚼起来。

看着满脸疲惫的谢丽尔，雪莉心下思虑着，她担心

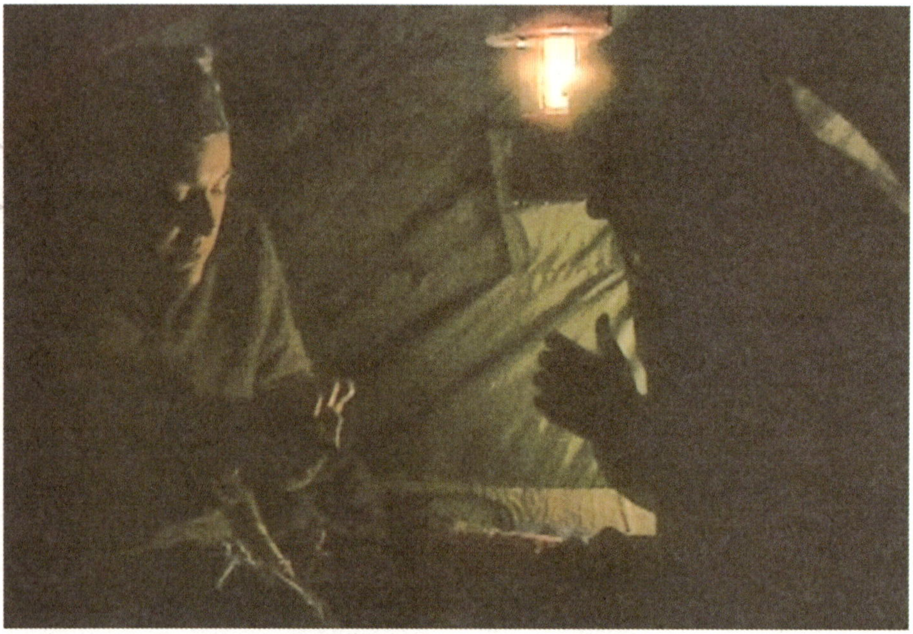

▲吃点东西补充体力

谢丽尔出现了脑震荡，这就意味着，就算她和表姐两人已经筋疲力尽，她们也不能冒险睡觉，因为谢丽尔很可能会因此而一睡不醒。她不能失去表姐，她绝对不能冒这个险。

“谢丽尔，我们聊聊天吧。”雪莉微笑着。

“好。”

……

为了保持清醒，振作精神，她们整晚都在聊天。天亮之后，她们都快冻僵了，但她们还要继续前行，因为这里还不是他们的最终目的地。

▶▶▶跋　涉

雪莉站在那儿喊道：“我找到路了。”已经筋疲力尽，都有些灰心了的谢丽尔听到表妹欣喜的叫声，她感觉立刻来了精神，她当即起身，背起背包，希望重新燃起。

早上的风非常大，温度也非常低，更令雪莉和谢丽尔不好过的是，天空又飘起雪来，她们要找到上山来时的那条路。

“还走那条路吗？”雪莉找不到那条路了，她问表姐。

“没错。”谢丽尔很确定地回答。

可是，她们来的那条小路消失了。“天哪，路在哪？应该是在附近啊。”雪莉四处张望着，她怀疑她们走错方向了。

“我觉得方向是对的呀。”谢丽尔并不认为方向有错，她们继续前进，别无选择。

经过几个小时的艰难跋涉，谢丽尔的伤腿终于撑不住了，她已经筋疲力尽：“我得停下来休息会儿。”她的腿非常痛，坐在一块突出的石头上，她尽力放平伤腿，希望这样可以让自己好过些。

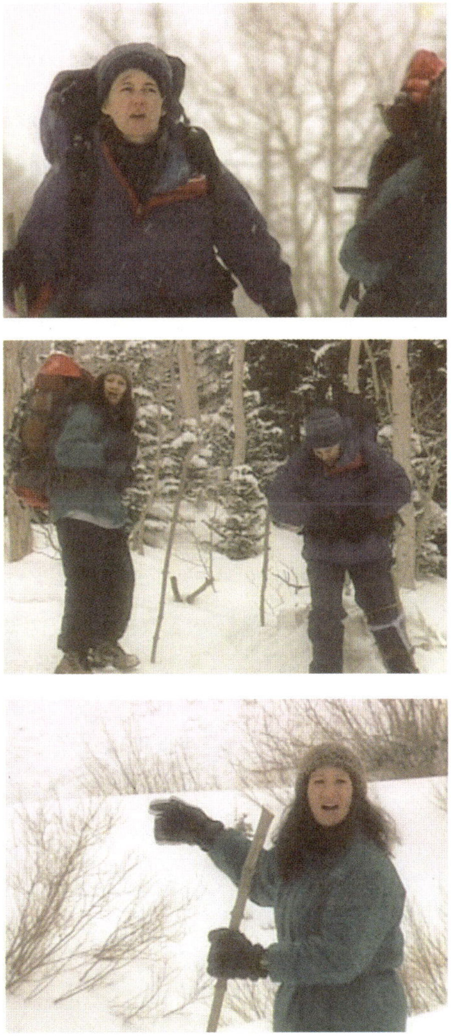

▲艰难跋涉

“好的。嗯……我去周围看看，看看能不能找到那条路。”雪莉一边四处张望，一边脱下身上的背包，“好的，你没事吧？”

“没事。”谢丽尔向表妹笑笑，她只是太累了，她的腿很痛。

“那就好。”雪莉放心了，她走过去找路，希望可以有让她惊喜的发现。

“路在这下面！”雪莉的声音里透着掩盖不住的惊喜，她找到路了！这句话对谢丽尔来说，无异于世界上最令人振奋的消息了。雪莉跑向她身边，两个人背起背包，开始沿着那条路往回走。

又是一段跋涉，她们深一脚浅一脚地走在厚厚的积雪上，不知道走了多久，只是她们心里都清楚，一定不能停下来，希望就在前面。

当她们回到车旁时，天都快黑了，而她们也已经疲惫不堪。看见她们可爱又可亲的汽车时，谢丽尔扔掉手里的木棍，一下子扑在上面，而雪莉则甩下背包，一屁股坐在上面，大喘气。

“我们成功了！”谢丽尔伸出手。

雪莉有气无力地笑了，她和表姐击了一掌，是的，她们走出来了，她们成功了！

两个人立刻来到医院，接受救治。当医生做完检查后，雪莉和谢丽尔两个人才意识到这两天有多危险。

医生给谢丽尔的腿做了X光片检查，结果发现她膝关节上的所有韧带都断裂了。而雪莉是右手骨折，背部还有两块椎骨受到严重伤害。可是，即便伤势这样严重，她们成功地走出了大山，做了一次最漂亮的自救旅行。

▸▸▸吸取教训

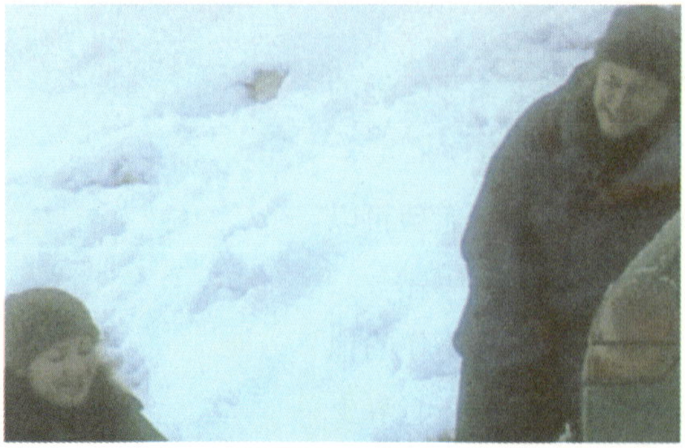

▼找到了回去的路，两人十分高兴

现在，谢丽尔和雪莉当然早已恢复了健康。20年后，她们还是会冒险走一些偏僻小路，但是她们吸取20年前的那次教训，不再选择走所谓的“捷径”了。

“你知道，嗯，走捷径有时候并不是好事，虽然我们是足够幸运的。”谢丽尔觉得自己和表妹的运气非常好，而那次冒险，则多亏了表妹雪莉，“要是没有她，我想我是走不出来了。”她们的感情一直非常好，仍然会结伴去徒步旅行。

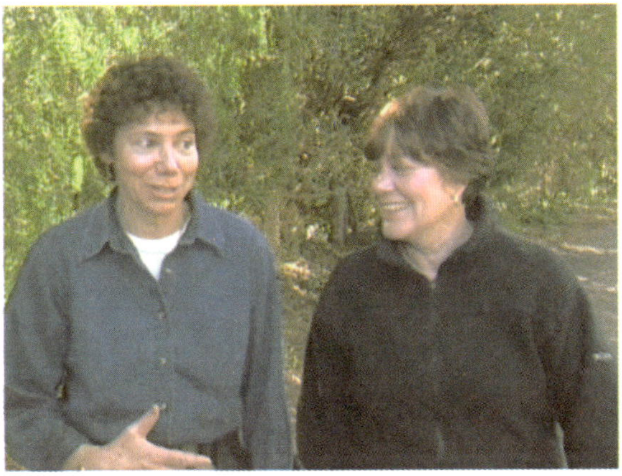

▲20年后，她们依旧会结伴去旅行

如何应对?

对背包旅行者来说，腿部骨折是最常见的损伤，但是只要用树枝和皮带就能起到很大作用，也可能帮你安全脱险。如果有人或者你自己在野外无人的地方遭遇腿部骨折，你完全可以照以下方法来做：

A.检查受害者伤势

首先检查一下受害者的身体上是否有出血迹象。如果发现了破开的伤口，要在伤口上面缠上消毒绷带或者干净布条。接下来是确定骨折部位，你需要用手轻轻触摸伤者腿部，询问疼痛部位，然后记下来。问清楚疼痛部位的确切位置，有助于下面展开救助。

▼任何较长、较硬的物体都可以用来做夹板

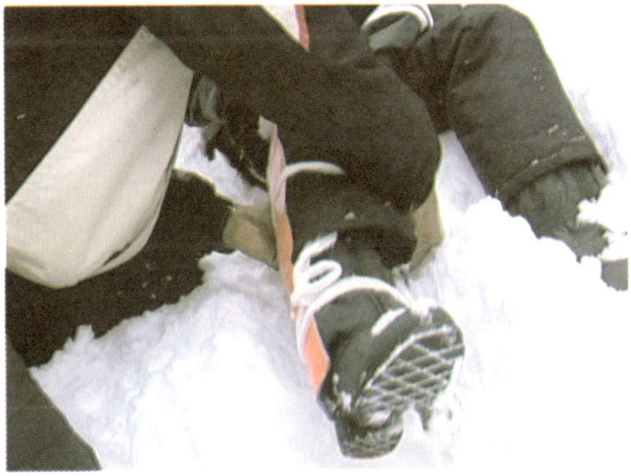

谢丽尔自己清楚自己的腿受了伤，而雪莉也检查了她的额头，并且为她消毒。一定要及时地处理流血的伤口，以免造成不必要的感染。

B.施行正确的包扎固定

a. 做夹板。确定了受害者骨折的确切部位之后，你就要着手去制作一副夹板。如果你随身带着急救包，而急救包里正好有这些东西，这是一件绝对的好事。但是如果事发突然，你一时之间无法很快地获得帮助，或是找不到可以利用的夹板，那么，任何较长、较硬的物体都可以用来做夹板，比如木棍、木板，甚至伞也可以。

在受害者腿部两侧各放一块夹板，然后用绳子、皮带或者布条加以固定，如果没有这些东西，你的领带、鞋带、手绢之类的东西也都是可以利用起来的道具。如果没有硬东西，你可以把报纸卷起来，固定在骨折处的上下方，这样也能起作用。一名滑雪者在圣海伦斯山出现小腿骨折，他用雪橇做成夹板，后来得到了其他旅行者的救助。

b. 正确包扎。一定要记住捆绑的位置必须要选在骨折部位的上方或者下方，千万不要正好系在骨折处，这样只会加大伤者的疼痛感。也不要系得太紧，以免影响正常的血液循环。

▼木棍做临时夹板

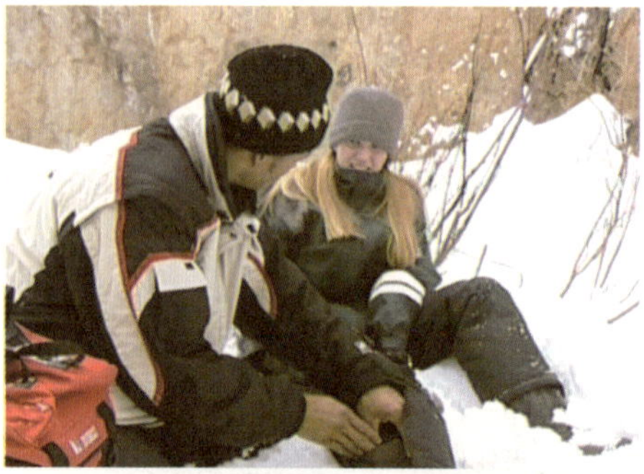

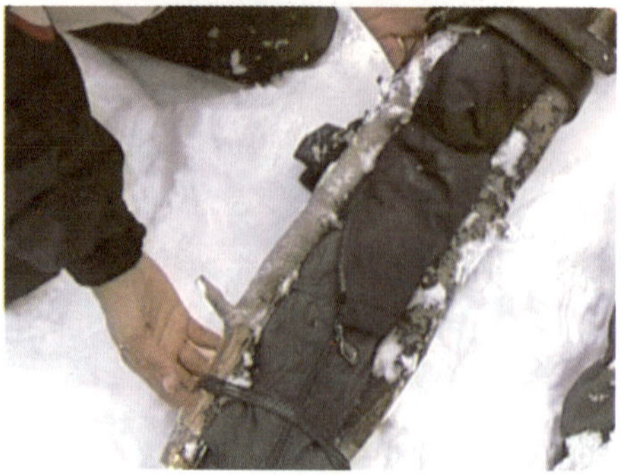

雪莉和谢丽尔所带的急救包里并没有夹板类的物件，但是雪莉在山上找了两根木棍，她用绷带和布条将木棍捆绑在表姐伤腿的两侧，这样暂时地保护了谢丽尔的腿，而谢丽尔也依靠这两根木棍顽强地走出了大山。最终两个人得到了有效的救治。

C.坚定意志，走出困境

如果急救人员可以很快地赶来，那你可以在那里等待，但是，一般情况下，登山或是旅行中发生的骨折事件，急救车并不能很快地赶到。这就要求受害者，无论有多痛，一定要咬紧牙关坚持着走出困境，只有走出去，才能获救。

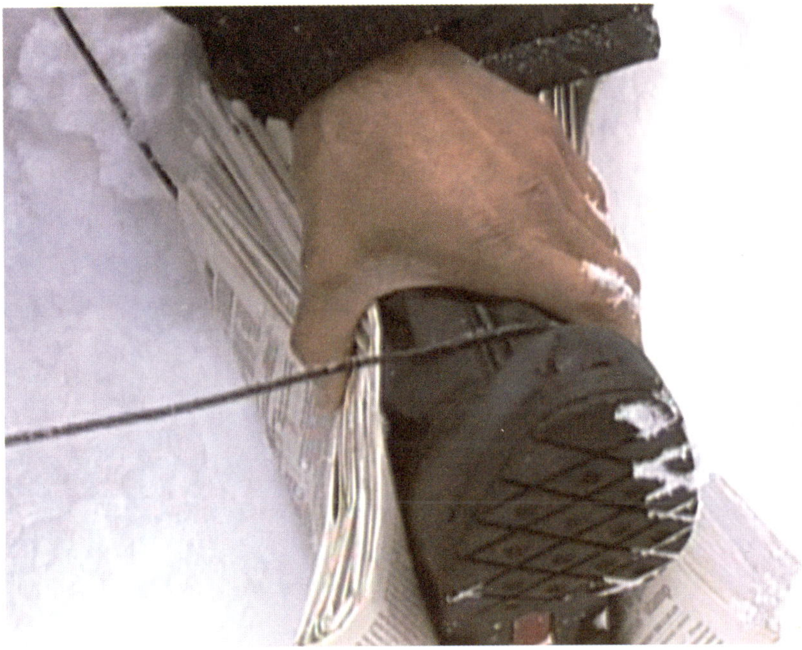

▲甚至报纸也可以用来固定受伤部位

不管多难，你必须设法走出偏僻地区。你可以学学加州这位背包旅行者。在腿摔断之后，他用树枝做成夹板，然后用两根树枝做拐杖，最终走出了旷野，这一过程虽然很痛苦，但足以救命！

雪莉的椎骨受伤，右手骨折，谢丽尔腿部骨折。骨折是非常疼痛的，但是两个人意志坚定，为了避免谢丽尔一睡不起，她们强忍着困意，彻夜聊天，并在第二天坚持不懈地跋涉，直至最后走出大山。她们凭借的，就是自身坚韧的意志力。

沉着冷静和坚强意志，在户外运动遭遇危险时，这两点心理素质是非常重要的。

你知道吗？

脚踝不慎扭伤的治疗办法？

如果你的脚踝不慎扭伤，绝不要使用人们常用的一种治疗方法，它只会让情况变得更糟。那么，什么才是科学的方法呢？

遭遇癫痫你该怎么办？

引言

这是一个平常的日子。当你开车路过一条僻静的街道时，一名妇女突然倒在你前面的路上，浑身发抖，抽搐不停——她的癫痫发作了。你想要救助她，你该如何应对？

美国每年有200多万人会癫痫发作，患者如果得不到及时救助，很容易产生致命后果。25岁的温哥华人桑迪过去从未遇到过癫痫患者，但是有一天，她开车路过一条僻静的街道时，却发现了令她吃惊的一幕……

▶▶▶抽　搐

“你还好吗？”这位女士不停地在抽搐，她无法回答桑迪的任何问题。

这是一个周五的下午，桑迪刚刚结束一天的工作。她今年25岁，在当地一家小学做学前课后的护理项目，她很喜欢孩子，所以她也很喜欢自己的这份工作。

按照惯例，每个周五是学校的游泳课，桑迪这一天都和孩子们泡在一起，大家玩得很开心。游泳回来后，桑迪送孩子们下车，然后，她开车出去，准备给汽车加点油。小学附近的街道都是很安静的，这个时候下班的人也非常少，这一片街区沉浸在宁静的气氛中。

▼桑迪发现有一名女士很奇怪

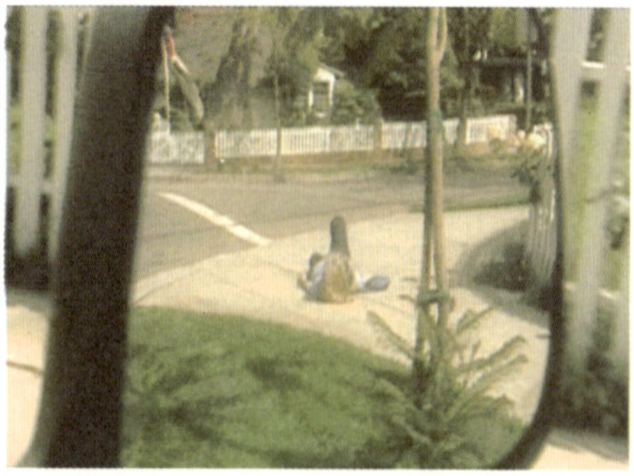

桑迪刚上车走了不远，就要转弯

上一个街道，虽然这时候并没有多少人，但是她仍开得非常慢，她很享受这个时段的宁静。

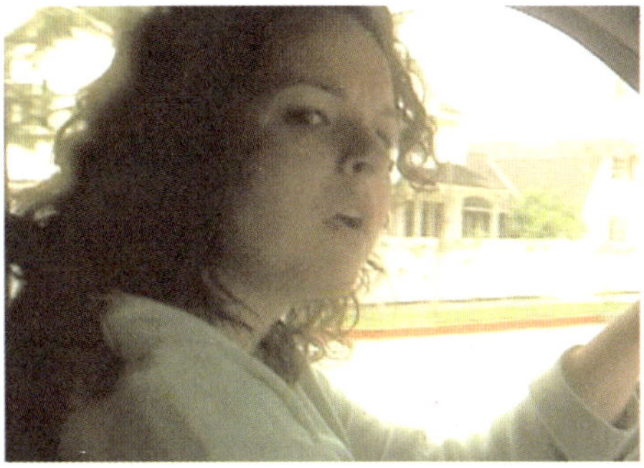

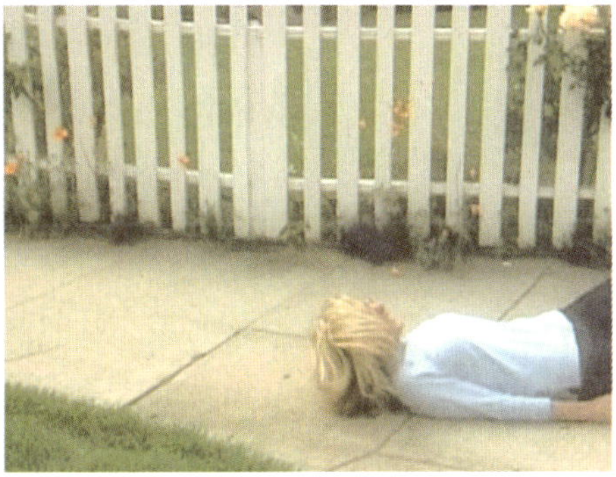

▲桑迪感觉这位女士的症状像是癫痫发作，但是不敢确定

有一名女士正在路边走，桑迪先是无意地看了她一眼，接着又看了一眼，然后桑迪觉得有些不对劲——她用手捂着头，像是头痛的样子。她的整个身体看起来非常不自然，甚至可以说是有些僵硬。

桑迪盯着她，想知道她是不是需要帮忙。突然，这位女士的头猛地往后一仰，然后整个人就倒在了地上，她肩上的挎包被甩在一边，眼镜也飞了出去。不仅如此，摔在地上之后，她就在那里不停地抽搐，手脚像是痉挛一般，脑袋不停地撞着地面！像是忍受着巨大的痛苦，看得出来，她很无助。

桑迪感觉这位女士的症状像是癫痫发作，但是不敢确定，毕竟她没有见过癫痫发作是什么样子。不过她知道对方碰上了麻烦，她需要帮助。

桑迪立刻停下车，然后向着那名仍在不停抽搐的女士飞奔过去。

“你怎么了？你还好吗？”桑迪跑过去，立刻将手放在这名女士的脑袋下面。她眼睛向上翻着，露着惨白的瞳仁，牙齿咬得紧紧的，脸上的肉极度扭曲，四肢一直在疯狂地抽搐。最要命的是，她的头不停地撞击着地面，这样非常容易造成伤害，要知道，她躺着的地方都是水泥走道。

桑迪只是护住了她的头部，其他的她根本就无能为力。幸好就在此时，一名男士也疾步赶了过来，看清楚面前的情况后，他立刻掏出口袋里的手机："喂，911……"

桑迪很感激，同时她也放心多了。她很庆幸这名男士动作迅速，因为今天孩子们要去游泳，所以她并没有随身带着手机。这也就是说，要是没有这名男士的话，她就必须丢下这个患者，跑去找公用电话，而这样会耽误很多时间。现在多了一个人来帮她，这让她心里顿时轻松了很多。

"是的，我们这里有一名妇女看起来像是癫痫病发作了……"男士向911的工作人员描述眼前发生的一切。

男士在打急救电话的时候，癫痫病患者一直在抽搐，虽然有桑迪托着她的头，但是她仍在不停地往地上撞。她的表情已经非常不自然，甚至有些恐怖，并且不断地发出一种近乎压抑的嘶叫声。桑迪就跪在她旁边，尽量用手托住她的头，随着她的动作调整动作幅度，除了保护这名女士的头部之外，桑迪有些手足无措，她不知道自己还能干点什么，这是她见过的最可怕的情况。她无法帮助这名女士做更多，只能帮助她尽量减少来自水泥地面的伤害。

▼桑迪来到这名女士身边

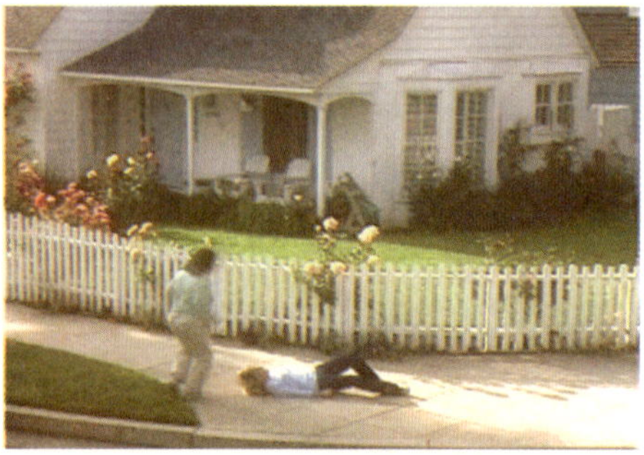

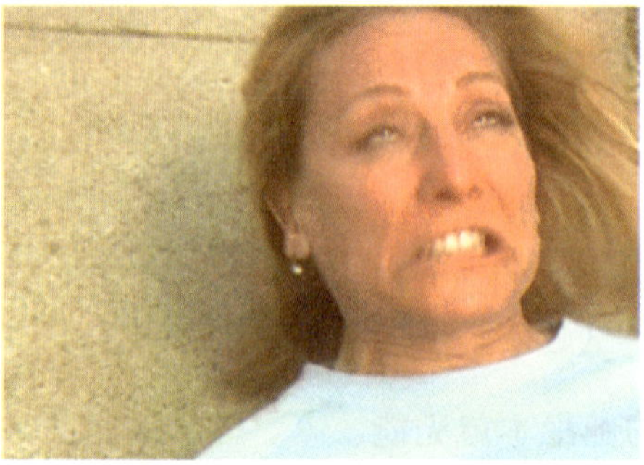

桑迪的手不敢有丝毫的松懈，然而她并没意识到患者已经开始出血了，她把手放到患者的脑后几秒钟后，手心突然感到一股温热，抽出来一看，才发现手上都是血——那是从患者的后脑勺流出来的。

"哦，我的天——"桑迪低呼一声，这名女士的脑袋受伤了，在刚倒地抽搐的时候，她用头撞地的力气太大了。

▶▶▶帮　助

“帮我把她侧过身来。”桑迪对那名小伙子说，侧身将利于患者的呼吸。小伙子立刻帮助桑迪，轻轻地稳住患者的身体，帮她侧过身来。

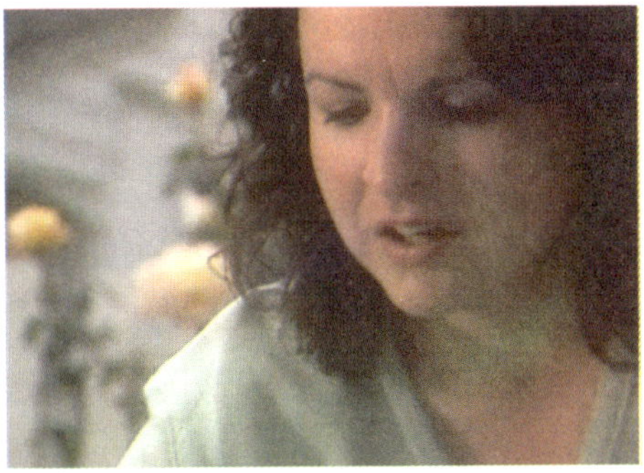

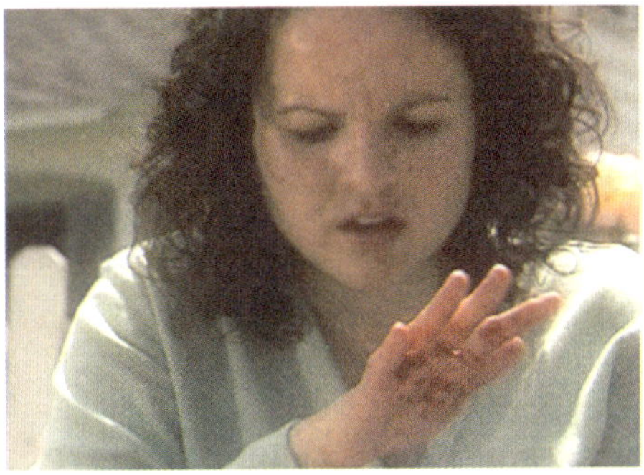

▲桑迪发现了手上的血

“她头部流血了，因为她不停地撞击着地面，是的，是这样。”那位男士还在给911打电话，声音越来越急促。桑迪在一旁扶着患者，她尽力护住她的头部。

“怎么回事，要我帮忙吗？”一个小伙子跑过来，他刚巧路过这里，看见情况不妙，有人倒在地上，而有人在打电话。

桑迪只上过基础急救课，她并没接受过癫痫的正规培训，但她在稍微稳定了一下心绪之后，开始拼命回想自己以前学过的东西，肯定有用得上的。凭着拥有的急救知识，桑迪首先肯定一点：患者仰面躺着很容易气梗或者窒息。

“请你帮帮我，她需要侧过身子。”桑迪对着小伙子说，当然了，她的手臂一刻也没有离开过患者的头部。

小伙子立刻跑过来，他也跪在女士的身边，帮桑迪挪动患者。桑迪仍然用手托着她的头，小伙子负责让那名女士侧躺着。因为她在不停地抽搐，为了保持让她侧躺的姿势不变，小伙子必须用点力抓住她的胳膊。在这种病症发作的状态下，即使是一个女人，她的力气也比平常大了很多，这让小伙子多少显得有些吃力。

桑迪很高兴有人能帮忙，面对这种情形，要是就她自己的话，她是根本应付不了的。

“我们要让她稳定下来，但是，我们不能束缚她。”桑迪对身边的小伙子说。

“好的。”小伙子答应着，可手上的动作没有一丝放松。桑迪没有接受过癫痫的正规培训，但是她模糊记得急救课上说过，对待癫痫病发作的患者，一定不能限制他们的动作，而是要让癫痫自然过去。这让桑迪和那名小伙子很为难，既要防止患者受到不必要的伤害，又不能太限制她。他们只有把希望寄托在急救人员的身上，盼望他们快点过来。

“急救车马上就到！”打急救电话的男子挂断电话，对桑迪他们说道。他看了看时间，他打电话用了一分钟，而这名女士一直没有停止过抽搐。

▼小伙子担心控制不好自己的力度，显得有些吃力

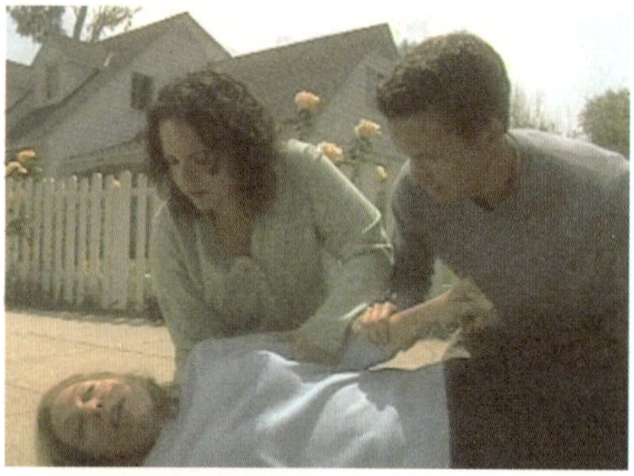

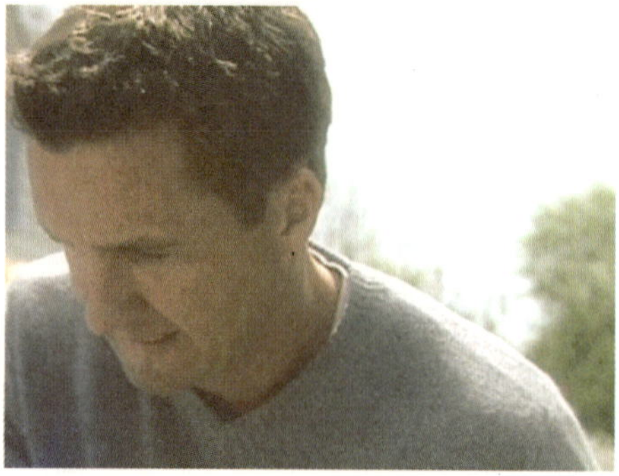

“她还要这样子持续多久？”小伙子问桑迪。

“我也不知道，这要看她自己，我们只能等。”桑迪很无奈，每一个病人的情况都是不同的，她无法回答小伙子的问题。

“已经 1 分钟了，她这样子……”打电话的男士告诉他们，他看了看地上的那名女士，不由得为她担心起来。

大概一分半钟后，她停止了抽搐，虽然才一分钟多一点，可是桑迪他们都觉得时间非常漫长。

她像是筋疲力尽了，两眼无神地

望着周围的人，一句话也说不上来，只是大口地喘着气。这个时候，小伙子和桑迪一直让她侧躺着，以免她呼吸受阻。然而，谁也没有想到，事情并没有就此结束。

她刚刚平息下来，试着喘了几口气，可是周围的人甚至都还没来得及放松下来，她立刻又开始了第二次抽搐，这次时间稍微短些，大概持续了20秒。

又有一名女士走过来，她询问那名打电话的男士："发生了什么事？"

"有人癫痫病发作了。"

……

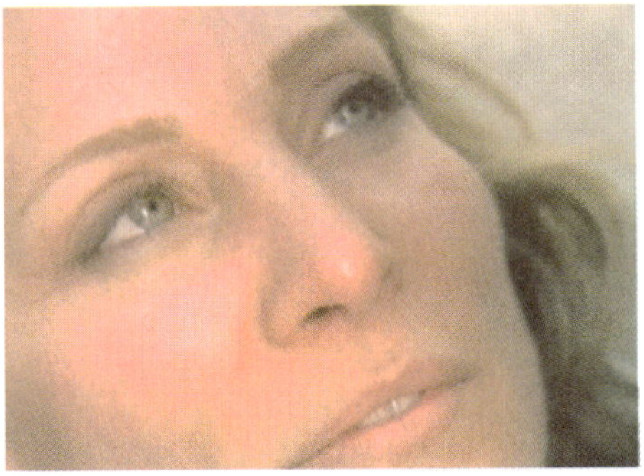

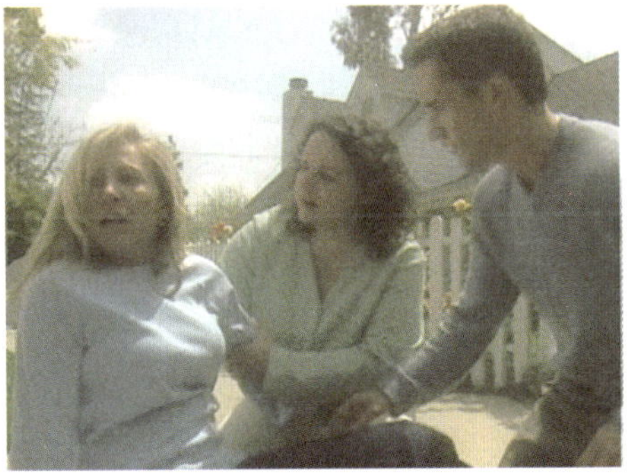

▲她终于停止了抽搐，清醒了过来

癫痫病患者发作起来的时候，力气真的是非常大，虽然整个过程没有超过3分钟，但是桑迪和小伙子都感觉非常吃力，不过还好，现在看起来一切都过去了。

深深地喘了几口气之后，这名女士停止了抽搐，她张大眼睛，看看周围，试着想要坐起来。

"你还好吗，女士？"小伙子焦急地问。

"别担心，救护人员马上就到。"桑迪看她的眼睛睁开了，知道她还很虚弱，立刻安慰患者。

这名女士并不说话，她仍然挣扎着想坐起来。

"别……别坐起来！别坐起来！"桑迪担心她的身体情况，想制止她的行为。

"你先不要起来。"小伙子也跟着说道。

▶▶▶茫　然

"你有癫痫病吗？"桑迪问清醒之后的女士，她张大

眼睛茫然地看着桑迪的脸，说：“哦，那是什么……”桑迪意识到，这名女士根本就不知道自己在这过去的几分钟里遭遇了什么。

“我想坐起来。”女士舔了舔干燥的嘴唇，对桑迪他们说。

“哦，好的。”桑迪和小伙子帮助她坐起来。

在桑迪他们的帮助下，这名女士坐了起来。她的表情非常茫然，盯着桑迪和小伙子的脸看了看，她看起来并不知道这两个人是谁，为什么在她身边，而她也不明白自己为什么躺在地上。

桑迪看着她的表情，非常怀疑她所看到的，她心里想，要是在其他地方见到这名女士这样，她肯定会以为这个人喝醉了。

▼她对自己刚才发生的事十分茫然，一无所知

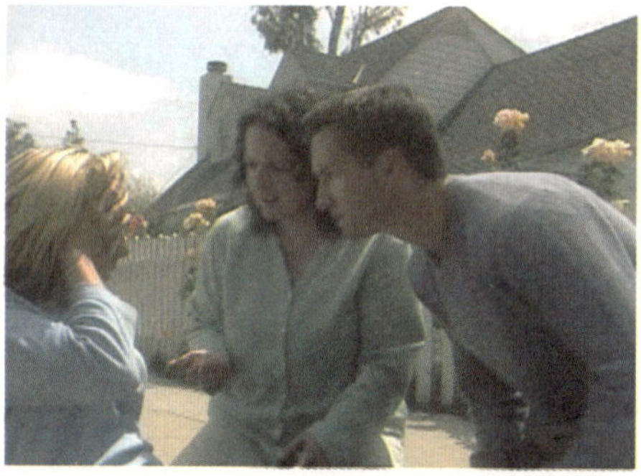

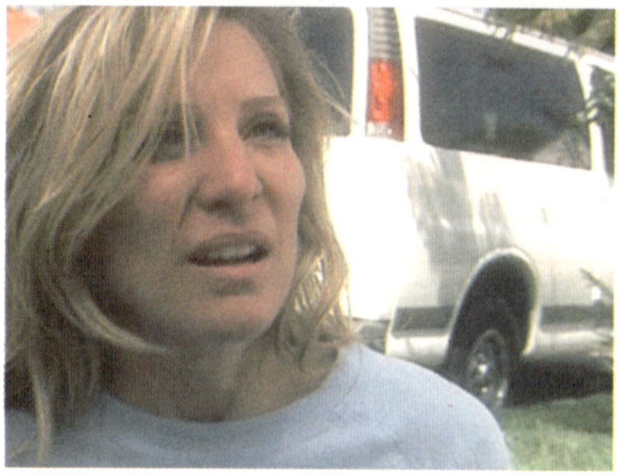

这位女士看看桑迪和小伙子，然后低下头去看看自己，突然，桑迪手心的鲜血引起了她的注意，“你的手，疼吗？”她问桑迪。

“哦……”桑迪摇摇头，她看向小伙子，她意识到这名女士根本不记得发生了什么。

小伙子比较冷静，他问：“你叫什么名字？”

“嗯，我叫安琪。”安琪理一理长发，回答道。

“安琪，你知道你有癫痫病吗？”桑迪不相信安琪什么都不记得了，她试探性地问她。

“什么？”安琪张大眼睛，满脸都是疑问，她根本不知道那是什么

意思。

小伙子看这情形，心里大致明白了，安琪不知道自己的遭遇。“安琪，你住在哪儿？”

“嗯……”安琪茫然四顾，她紧锁着眉头，看起来是在非常用力地想。可是她并说不出个所以然来。

桑迪和小伙子对看一眼——安琪居然说不出自己的住址，这是怎么了？难道是她刚刚经历了一场癫痫发作，暂时性失忆了？

“安琪，你好好休息一下。”桑迪拍拍安琪的肩膀。

“是的，救护车马上就来了。”小伙子也安慰她说。

桑迪发现安琪的眼镜掉在了不远的路面上，而且已经摔碎了，“帮忙捡一下她的眼镜。”桑迪对那名帮忙打电话的男士说。

“好的。”那名男士走过去，将摔碎了的眼镜捡起来，递在桑迪手里。

桑迪接过，小心地将眼镜放在安琪的外衣口袋里。虽然眼睛已经摔碎了，但是桑迪知道，他们必须将安琪的眼镜带上，这样便于向急救人员介绍安琪的情况。如果安琪的眼睛出现了问题的话，这可能是因为抽搐导致她视觉受损。桑迪他们必须尽量让医生了解安琪的状况。

▼摔碎的眼镜

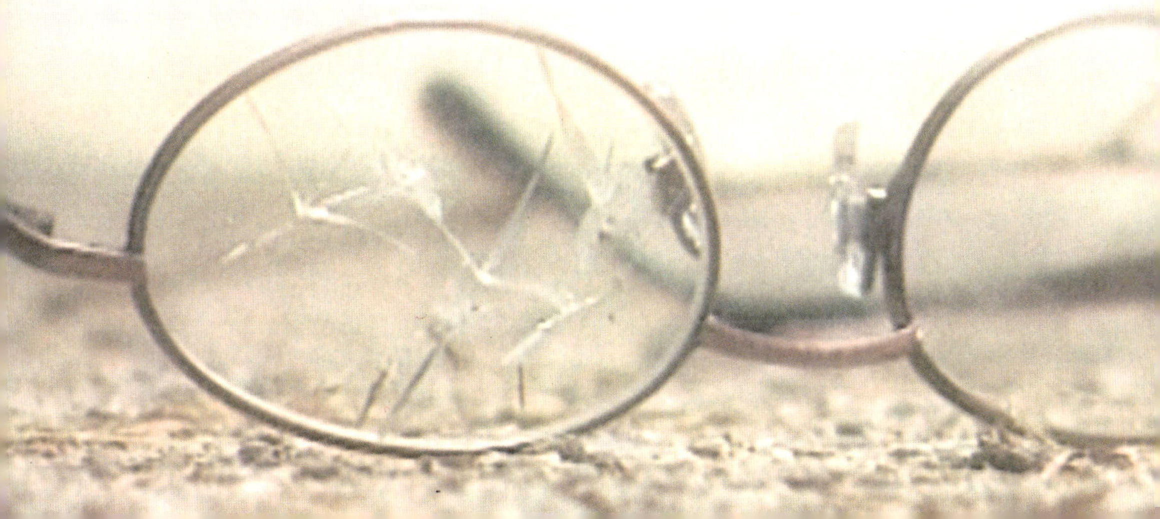

▶▶▶获 救

“是这名女士癫痫发作了，医生！”桑迪向急救人员简单介绍了安琪的情况。急救医生来了，桑迪他们这几个救助者悬着的心也终于放了下来。

安琪一直都处在很茫然的状态里，她一直拉着桑迪的手，不说话，也没有其他的动作，只是拉着桑迪的手。

桑迪和小伙子不知道安琪怎么了，他们不说话，就这样陪着她，等待急救医生的到来。

安琪拉着桑迪的手，她紧紧地盯着桑迪的结婚戒指看，桑迪不知道为什么安琪要看她的戒指，以为是戒指的闪光才吸引了她。

除此之外，安琪还总盯着桑迪的脸，她大睁着眼睛，像是不认识桑迪他们，可是又好像在沉思着什么，依然一言不发。

就这样，大概又过了两分钟，安琪好像才清醒过来，

▼她被送往医院继续接受治疗

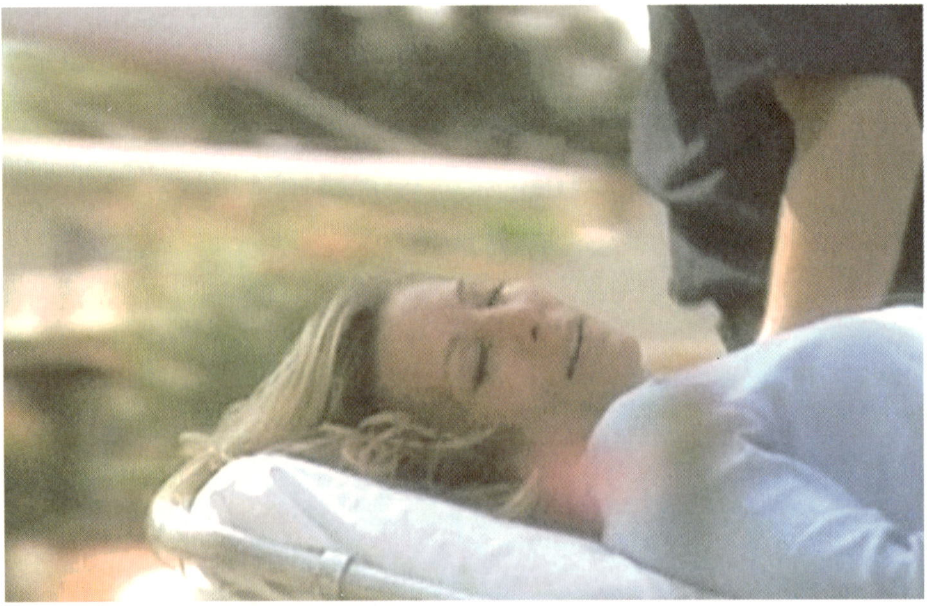

她眼睛里的茫然慢慢地消退，她理了理自己的头发，精神看起来比刚才好了很多。

桑迪和小伙子他们松了一口气，谢天谢地，她已经不再那么吓人了，看样子已经远离了生命危险。

几分钟后，急救人员匆忙赶到了。“你感觉怎么样？”一名急救人员俯下身子，询问安琪。

“医生，是这样的……”桑迪立刻向急救人员介绍了安琪的情况。

“我们怀疑这位女士患有强直阵挛性癫痫，或者她刚刚正好是癫痫大发作。”听了桑迪的介绍，急救人员下了初步结论。

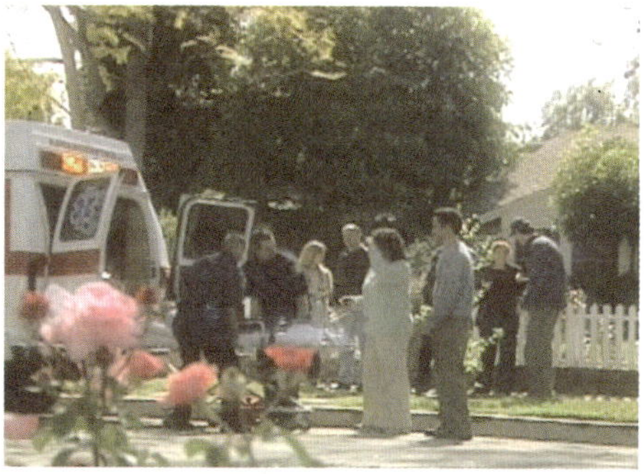

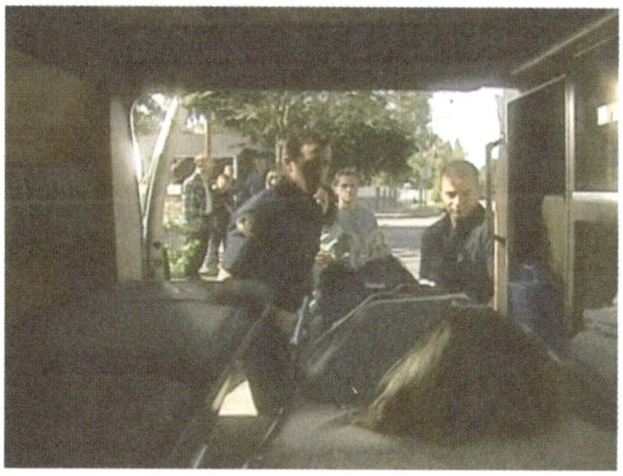

▲急救人员把她抬上救护车

“但是，因为你们对她的救护非常及时，她并没有危险。”医生将安琪扶上移动病床，然后火速将安琪送往医院。安琪头上的伤口也需要处理，在癫痫发作的时候，她的头撞伤了，流了很多血。

桑迪和小伙子，以及那名男士一起将安琪送上救护车，他们很开心，因为他们帮助了一个需要帮助的人，而且非常成功。

安琪被送进医院之后，专业医生收治了她。“你今天癫痫发作了？”医生问安琪。

“是的。”安琪躺在病床上，对于她在来医院之前所发生的一切，她已经有一些印象了。

“这是第一次发作吗？”医生再次问安琪。

“嗯，我不知道。”安琪对自己的情况一无所知，一切就像做了一场噩梦。

“好的，我们来检查一下，相信你会没事的。”医生打开仪器，开始为安琪进行全方位的检查。他们对治疗这种病很有把握。

接下来，一切都很顺利，安琪在医院接受了专业的治疗，她也对自己的病情有了一个全面的认识，很快就出院了。她头上的伤口也慢慢地复原了，她知道了癫痫的可怕，当然，也知道了善良的可贵。

▶▶▶呼　吁

急救人员在赶来之后，看到安琪的情况，曾专门对桑迪他们的行为表达了感谢：“感谢你们停下来帮忙，现在已经有许多人都不会这么做了。许多人都害怕这种事情，这可是个非常麻烦的事情，你知道，做好事比较麻烦……”

▼看到安琪被送往医院，桑迪松了一口气

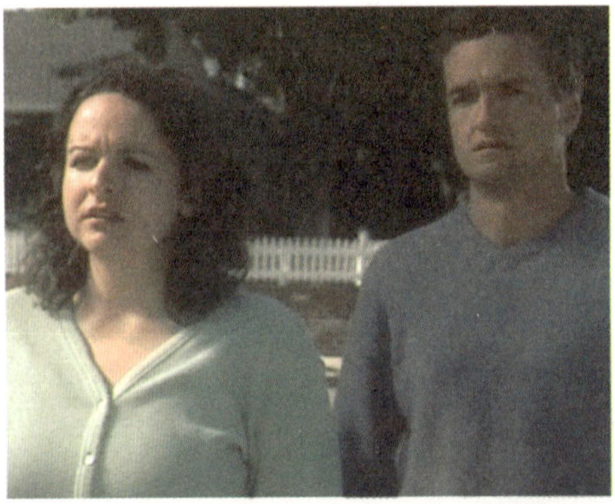

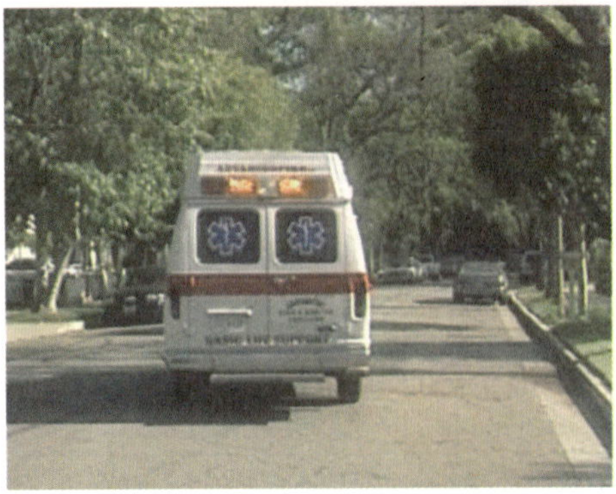

桑迪在和朋友说起这件事的时候，神情一直都很平静。她说：“急救人员说我们这样做真的很好，我们的处理很好地保护了那名女士，使她即使是癫痫大发作也没有受到很大的伤害。因为我和那名小伙子帮助安琪稳定了身体，而那名男士迅速地打了急救电话，急救医生才能很快得到消息，赶来救治安琪。我觉得这是很正常的事情，就当时的那种情况来说，我是根本不可能不闻不问的。你想一想，你能在街上看见一个发病的人，你却像看不见一样地走过去吗？反正我做不到。在那种情况下，我肯定会停下来帮忙，还有那个小伙子、那名男士，还有一名女士，我们都停下来了，我们尽量地做自己能做的。如果你看到有人需要帮忙，尤其是那种情况，你也应该伸出援手。任何人都会需要帮助。”

桑迪坚信，人人都会有需要帮助的时候，乐于助人，总是没错的。

如何应对？

癫痫病发作的时候是很可怕的。你想尽力让他们少一些伤害，如果你没有接受过相关的急救训练的话，下面的这些方法或许可以帮到你：

A.清除病人身边的危险物

如果发现有人癫痫发作，躺在地上，记住你一定要拿走所有危险的东西，比如桌子、椅子，有尖锐棱角的东西，要知道癫痫病发作的时候，病人会不断地抽搐，如果不把这些有可能对病人造成伤害的东西拿走，病人手脚乱动的时候，极有可能受伤。

B.保护病人的头部

摔倒的时候，头部容易受伤，在抽搐的过程中，头部也很容易撞伤或是磕伤，当病人发作的时候，你可以用大衣、衬衫或者毛巾包住病人的头，这样可以减少病人头骨受伤的几率。如果病人发病的地方是在街道上或是其他的地方，时间紧迫，你找不到可以帮助保护病人的柔软的东西，那么，你可以学着桑迪的样子。她是用手臂挡在安琪的头部下面

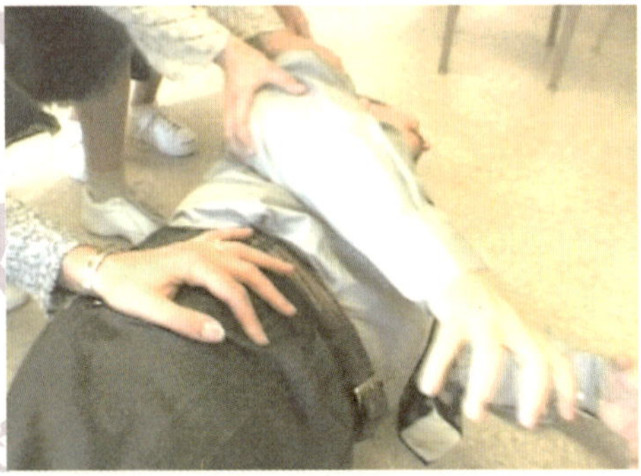

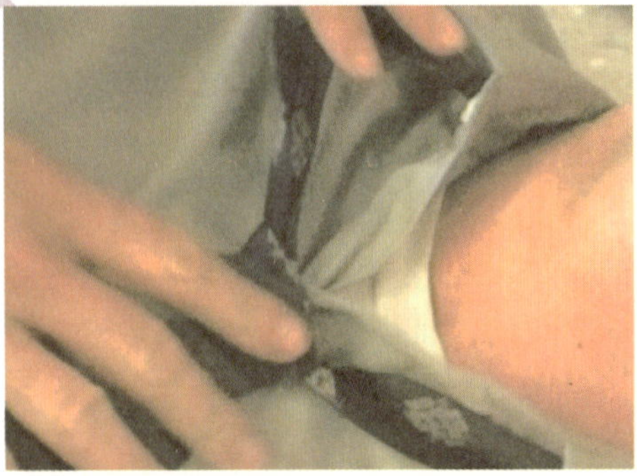

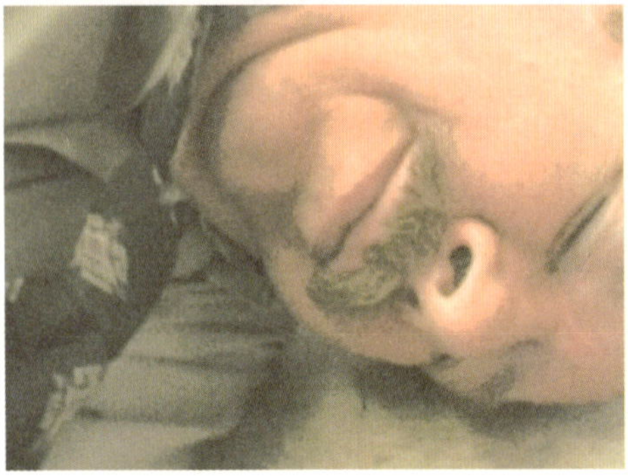

▲解开病人的领带或是纽扣，以保持病人呼吸道通畅

的，随着安琪抽搐的动作而运动，一直在保护着安琪，这样也是一个非常好的方法。

只是有一点要特别注意，癫痫病人发作的时候，力气非常大，小心你的手臂不要被病人弄伤。

C.不要限制病人的动作

病人开始抽搐的时候，一定不要限制病人的动作，他可能会猛烈抽搐一两分钟，然后就会停止发作了，给他足够的空间，不要束缚他。

安琪癫痫发作后，桑迪只是尽力去保护她的头部，以使其免遭伤害。但是当小伙子来帮忙的时候，桑迪告诉小伙子，不要束缚安琪的动作，这是最基本的常识。

D.不要往病人嘴里塞东西

癫痫病发作的时候，病人嘴里会有一些液体流出来，或是喷洒在患者自己的脸上。他们会发出一种声音，这种声音很压抑，或许会令你不寒而栗。但是，无论如何，一定不要往患者嘴里塞东西。要知道，无论怎么发作，癫痫病人并不会吞下自己的舌头，所以不要塞东西在患者嘴里，以免你的手指被咬到。

E.尽力帮病人保持侧躺姿势

癫痫病发作的时候，如果病人穿的衣服领口非常紧，你一定要解开病人的领带或是纽扣，以保持病人呼吸道通畅。在抽搐减轻后，最好让病人侧躺，这样可以让唾液流出，有助于气道畅通。这些做法有时能发挥重要作用。

F.认识癫痫病的发作原因

癫痫发作的原因很多，其中包括血液中的化学物质比例失衡、药物不良反应、停药、睡眠剥夺和过度喝酒。加利福尼亚大学的一名学生在周末联谊会上就出现了这种情况，喝酒后受到刺激，引起兴奋、失控，结果这名学生开始语无伦次，在强直阵挛性癫痫发作后不得不住院治疗。

“强直阵挛性癫痫”是因为大脑的电信号发送模式突然发生紊乱，从而造成身体出现了“短路”。事实上，大多数时候，他们并不需要进行医疗救助。安琪在癫痫发作后几分钟就恢复了正常，只是她头部受的伤需要去医院进行处理。

▼强直阵挛性癫痫是因为大脑的电信号发送模式突然发生紊乱

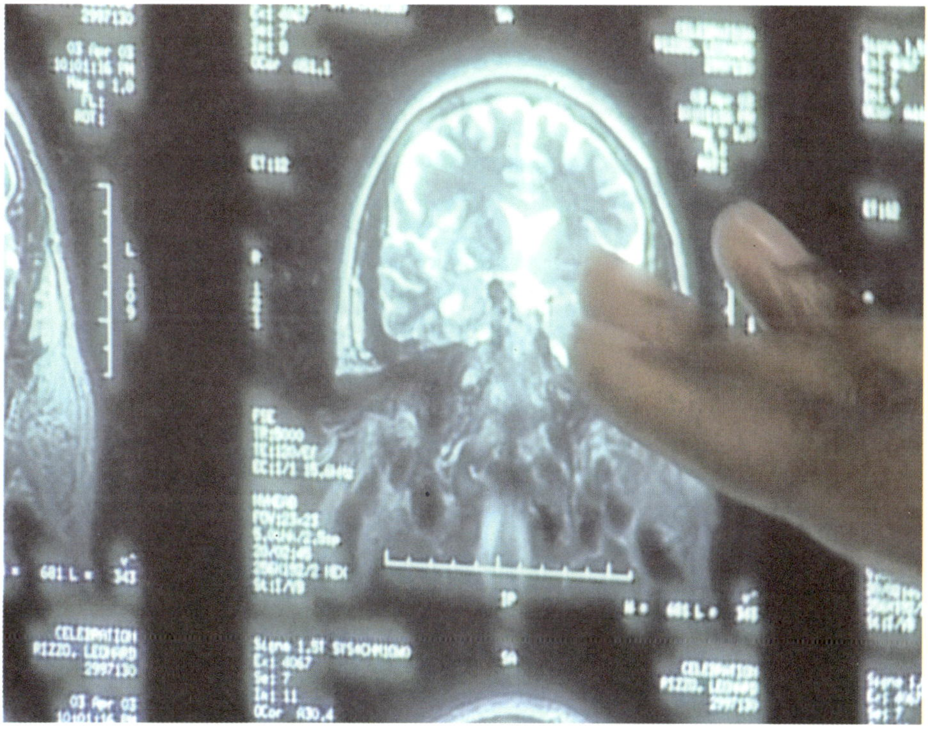

夺命狂“沙”

引言

沙子是建筑工程中不可或缺的一种材料，但是，除了建筑这一功能外，巨大的沙堆还有可能变成杀人凶手。如果你正在楼上看风景，突然你看到一个孩子被埋在沙堆里，你不知道这个孩子是死是活，可是你想或许还有一丝希望救活他，那么，你该如何应对？

无论大人们怎样教导孩子远离危险，但他们的好奇心和冒险精神总还是要制造些麻烦，年仅9岁的希瑟·盖里斯就曾在一次事故中险些丢了性命。她被埋在了沙堆里，无法呼吸……

▶▶▶诱　惑

“建筑工地非常危险，你不要去那里玩，亲爱的，听到了吗？”希瑟的父母一再警告希瑟不要到附近的建筑工地玩耍，他们一再强调那里非常危险，希瑟点点头，表示应允。

希瑟是个9岁的小女孩，她非常贪玩，每天一放学就喜欢和小伙伴们混在一起，四处去游荡，希瑟的妈妈非常了解自己的女儿，她知道希瑟是个小调皮。

他们家附近有一个建筑工地，这是一个刚刚圈起来的建筑工地，里面有很多的建材，钢筋水泥、沙子砖块之类，还有正在修建的大楼。这个地方非常危险，希瑟的父母把这个地方纳入到了希瑟玩耍的禁区。

“你不能去建筑工地玩，希瑟。”妈妈和希瑟商量。

“亲爱的，那里你一脚都不要迈过去。”希瑟的爸爸非常严厉，他板着脸对女儿说，希望希瑟能听到心里去。

“好吧，爸爸。”小希瑟耸耸肩，爸爸妈妈都这样叮嘱她了，她还能说什么呢？还能做什么抗争呢？

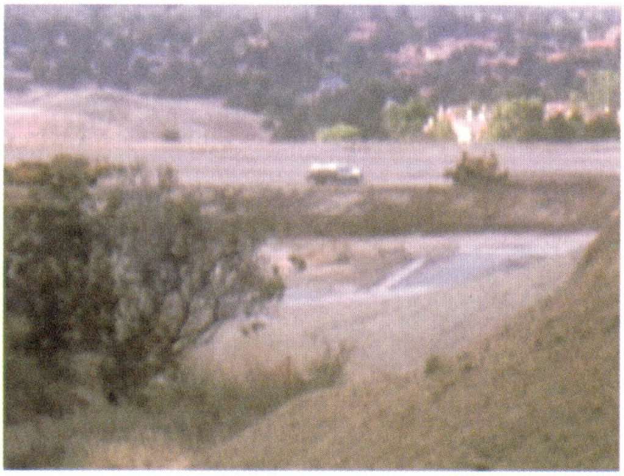

▲建筑工地是一个绝对禁区

“我去找杜拉斯玩，这样可以吧。”杜拉斯是希瑟的同学，她们经常在一起玩。

“好的，亲爱的，记住，不能去建筑工地那里。”希瑟的妈妈表示同意，放希瑟出门去了，如果她知道女儿还是会去建筑工地那里玩的话，她是说什么也不会放小希瑟出门的。

希瑟一开始并没有去沙堆那里玩，她和几个女孩子在杜拉斯家里玩给芭比娃娃换衣服的游戏，但是玩一会儿就有点腻味了。

“嗨，我说，我们应该出去玩一玩。”其中一个女孩子向大家提议。

“我也想出去玩。”希瑟当然想出去了，给芭比换衣服这样无聊的游戏她早就玩腻了。

“我们去玩沙子，这样好不好？”杜拉斯征询大家的意见。

“好！好！”希瑟欣然答应，她早已把爸爸妈妈的叮嘱忘到了九霄云外。工地上的那一堆沙子仿佛是一个巨大的诱惑，她早就想去了。

“我们去拿工具，我家后花园有我的那些小工具……”杜拉斯招呼几个女孩子出去拿工具，大家一窝蜂地跟出去了。

人手一把工具后，大家向着那座巨大的沙堆进发了。希瑟这时正沉浸在对新游戏的向往中，其他的什么也不顾了，虽然爸爸妈妈在一个小时之前才刚刚警告过她不许去建筑工地玩。

“这沙堆好高哦！”女孩子们欢呼雀跃着，爬上那座又高又大的沙堆。有的用铲子，有的用小桶，有的干脆用手，大家一边说笑，一边在沙堆上建造着属于她们自己的快乐，这种快乐只有在海边的沙滩上才会有。

▼小伙伴们在沙堆上玩得不亦乐乎

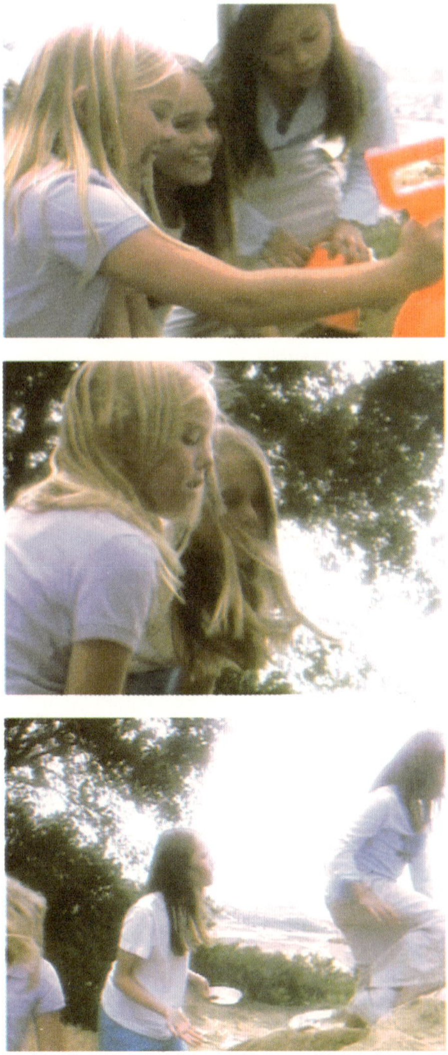

过了一会儿，杜拉斯不想玩了，她扔掉手里的小铲子：“我不想玩沙子了，我要回家喝果汁。”说着，她拍一拍手掌和身上的泥土，抓起铲子走下沙堆，她要回家去了。

“等等我，杜拉斯，我也回家去。”一个女孩子跟上杜拉斯。

“我也走，等我！”又一个女孩子一起跟着走了。

现在，沙堆上只剩下希瑟一个人，她不想回家，她很珍惜这样来之不易的机会。“我要挖一个地洞出来。”希瑟一边挖着洞，一边在嘴里念叨着，她充分发挥着自己的想象力，想要挖一个超大的地洞。

然而，沉浸在快乐之中的希瑟并没有意识到，沙堆不是泥土，被掏空的沙堆是很容易就塌陷的。希瑟很开心地挖着她的地洞，而危险，却正一步一步地向她走来……

▸▸▸被　埋

“啊……救命！”希瑟想喊，但是喊不出来，她在心里祈祷上帝，这时候，或许只有上帝能听见她的呼救声。

小伙伴们都走了，希瑟觉得这无所谓，虽然现在沙堆上只有她一个人了，可即使没有其他人帮忙，她照样能要搞出一个大大的作品出来。她要挖一个大大的地洞，这个地洞不仅可以容纳下她，还可以放进去很多很多东西……

沙堆非常高，小希瑟一开始是在底部挖沙子玩的，可是挖着挖着，她发现沙堆的中部会更好些，这样挖起来她的空间会更大。

于是，希瑟舍弃了之前挖的洞，爬到沙堆的半腰开始新一轮的奋战。她挥舞着小铲子，挖得很起劲，湿润的沙子被她不断地从里面掏出来，然后被扔到下面，新掏出来的沙子颜色比裸露在外面的沙子要深很多。鲜明的色彩对比让希瑟很有成就感。

挖了一段时间之后，一条颜色很深的沙子就像一条小溪一样挂在大沙堆上面，希瑟转回头看一看自己的杰作，咧开嘴巴笑了。

“加油，希瑟，你的地洞很快就会挖好了！”希瑟一边为自己鼓劲，一边继续“工作”。

很快，希瑟的劳动就初具规模了，挖出来的洞已经可以装得下她的半个身子了。然而她并不满足，还想挖得再深一些，于是，希瑟趴在沙子上，

▼沙堆上只剩下希瑟一个人

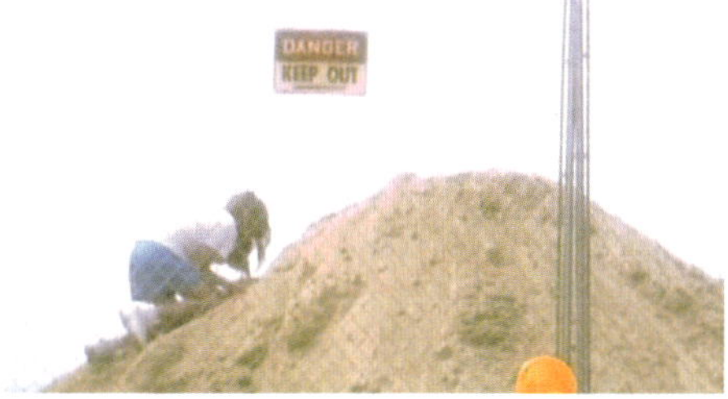

她的半截身子都在洞里，这样可以更好地用力，她的工程也可以快一点完工。

灾难的突然降临，让她毫无准备。

随着希瑟掏出来的沙子越来越多，巨大而沉重的沙堆再也支撑不住顶部的重量，“哗——”希瑟挖出来的洞将希瑟埋了起来，这只是一瞬间发生的事情，希瑟还没有反应过来，大堆的沙子已经将她的半截身子牢牢地覆盖住了。

她想大声呼救，可是张嘴只能吸进沙子。

希瑟的双腿不停地摆动，她试图将自己从洞里拔出来，可是有越来越多的沙子不断地滑落下来，沙子一层接着一层地将她覆盖得严严实实的。一开始她还可以拼命地摆动没有被沙子覆盖的双腿，但是逐渐地，双腿的幅度越来越小，越来越小……

偌大的沙堆上，只剩下希瑟两条细细的腿。她无法呼吸，也没有小伙伴发现她的处境。沙子、黑暗、恐惧、孤独，一时间都笼罩了她……

▼她被沙子埋了起来

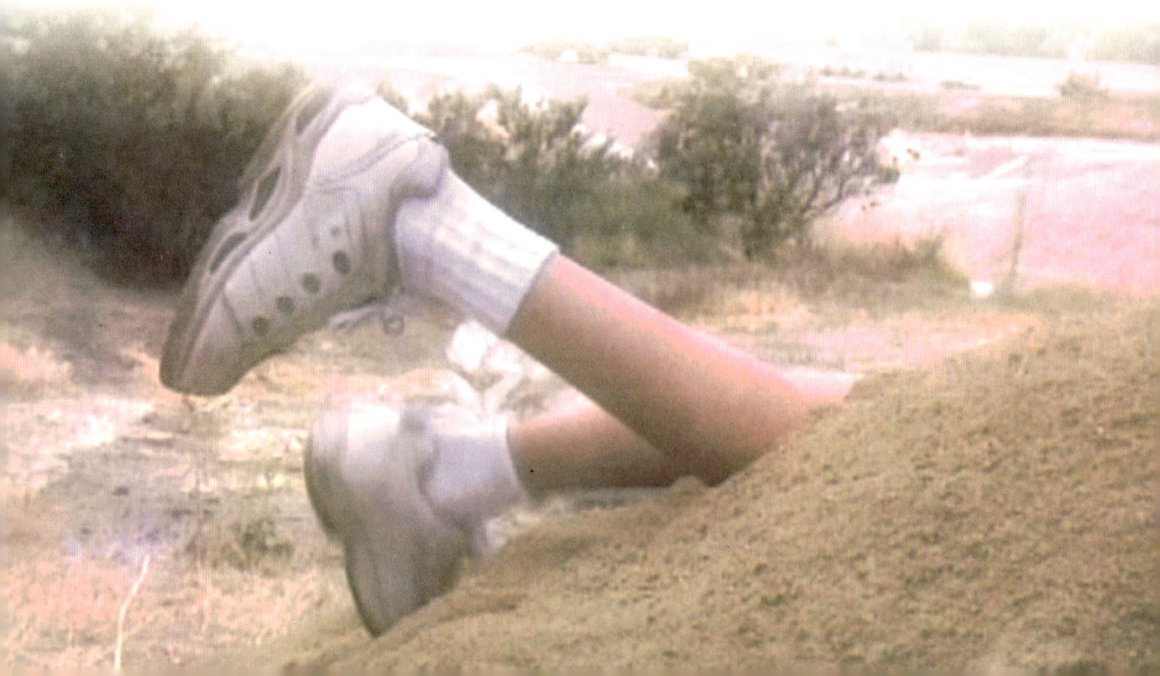

▶▶▶比　尔

“亲爱的，到这儿来！快点拨打急救电话！要快！”比尔高声叫来正在房间里看电视的妻子，他让妻子赶紧拨打911，而他要去救那个被沙子埋起来的孩子，虽然他并不确定这个孩子是不是还有救。

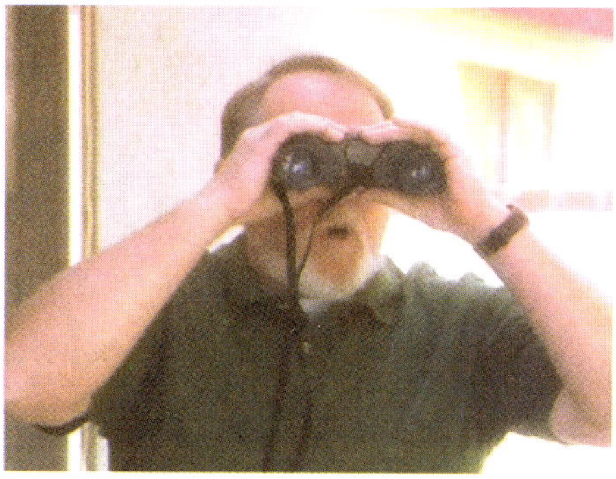

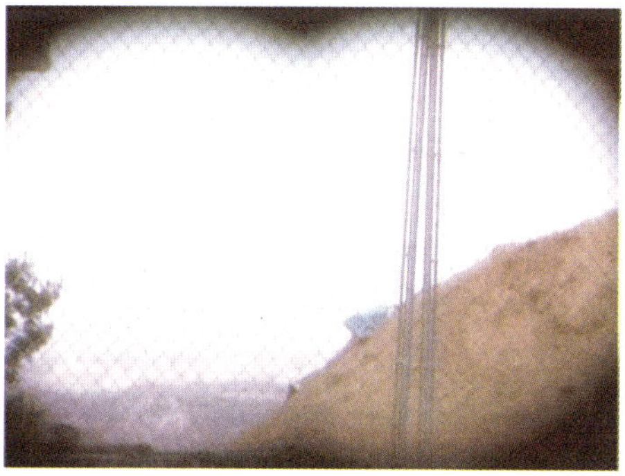

▲他拿出了望远镜仔细观察

比尔住在这个建筑工地附近，这天下午他并没有多少事情可做。“小孩子就是有活力。”比尔从阳台上很容易就能看见那些玩沙子的孩子们。他做了一些简单的胳膊环绕动作，心里还真有点羡慕那些孩子们。他的肩膀在最近两天有些痛，不能长时间在室内坐着，所以，他时不时地就要起来活动一下。

妻子劳拉在屋子里看电视，每到有精彩的节目，她都会把比尔从外面叫回来。其实比尔对看电视并没有多大兴趣，这应该是一个用来放松的下午，极目远眺，活动一下四肢，原本比看电视有意义多了。

然而妻子的意见还是要采纳一部分的，于是有时候他就只能老老实实呆在屋里陪妻子。

“好的，我现在就去准备晚饭。亲爱的。”不知不觉已经到了快吃晚饭的时间。劳拉说着，起身就走向厨房，她想先做一个水果沙拉给丈夫吃。

比尔趁着这个时间只想站起来再活动活动。他走出房间，外面的空气让他心情舒畅。就在这时，他的眼睛不经意间瞥向沙堆，凭直觉，他感觉到沙堆好像有些倾斜了，但在这堆沙子中，他能看到一小片青绿色衣服。

“真奇怪，那是什么？”比尔怀疑自己的眼睛有些花了，他不敢确定那片青绿色是不是衣服之类的东西。“我得看清楚一些。”比尔一边说着一边走进厨房，他要去拿自己的那部高倍望远镜，相信这个可以帮得上大忙。

比尔取来了望远镜，仔细看了看——“噢，天哪！”比尔惊叫起来，他简直不敢相信自己的眼睛。可以确定，那一小片青绿色实际上是小孩子穿在身上的衣服。孩子的腿露在外面，一动也不动。比尔马上就警觉起来，那孩子肯定被埋在沙子里面了，而且情况很不妙，

透过望远镜，比尔迅速地观察了沙堆周围的情况，他发现一座高大的丝网墙挡在他的门口，他不能从家这儿直接赶过去，怎么办？怎么办？

“亲爱的，到这儿来！”比尔将望远镜仍在沙发上，然后抓起茶几上的电话，妻子劳拉快速地跑了出来，丈夫叫得这么着急，她并不清楚发生了什么事情。

▼比尔告诉自己的妻子赶紧拨打 911

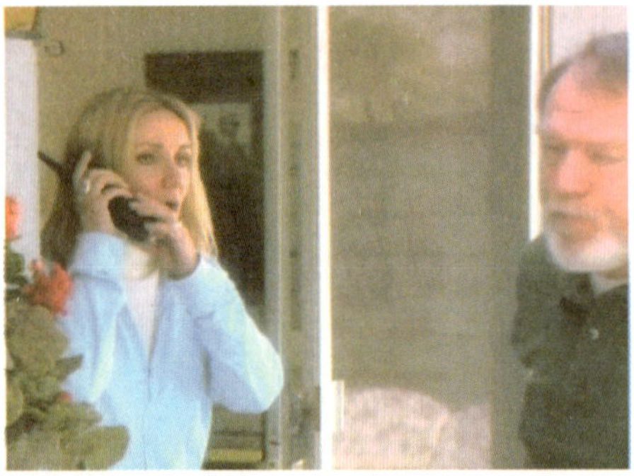

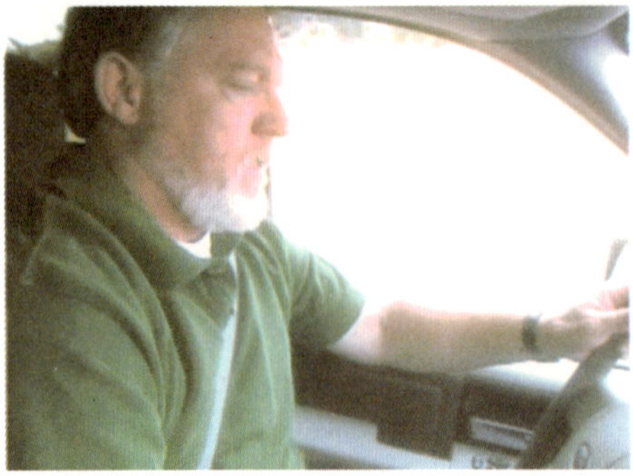

比尔把电话塞在妻子手里，他已经没有时间了，他必须迅速赶过去救那孩子，他没有多余的时间向妻子说明情况，他只是说：“快打 911，有个女孩有危险，她需要帮助！”

在那个建筑工地里面，比尔并没有看见另外任何一个人，他无法寻求其他人的帮助，所以，他只能自己去做这件事。

劳拉打电话的时候，比尔已经冲下楼去。他觉得那些围着工地的栅栏太长，他无法翻过去。他必须绕道，他只有开车过去。

比尔开车转过街区，很快就来到

了这个工地的后门，但是这里到处乱设的下水管道挡住了他的去路。车开不进去，即使事情再紧急，他也只能跑过去。

大约五六百米的距离，比尔一眨眼的工夫就到了，他从来没有想过自己会跑这么快。然而爬上巨大的沙堆来到那个孩子的身边也不是一件轻松的事儿，他穿着皮鞋，爬在松软的沙子上，跌跌撞撞，沙子灌满了他的鞋子。不过这时他已经顾不了那么多了。

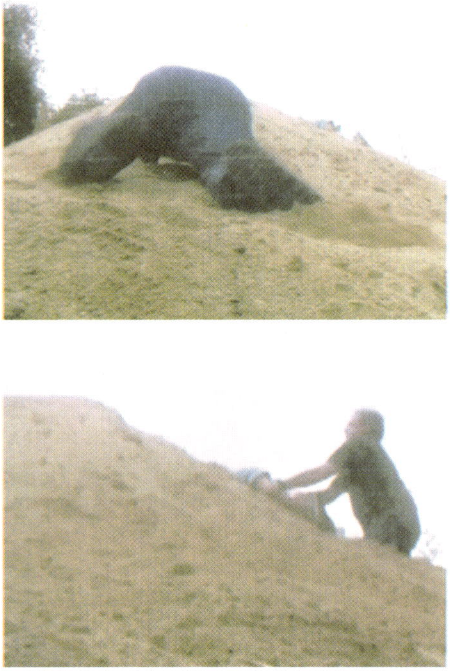

▲比尔奋力爬上沙堆

就这样，他终于挣扎着爬到了希瑟的身边。可是小女孩一点动静也没有，整个人僵在那里。比尔目测了一下，这个该死的沙堆大概足有 5 米高。比尔努力拉着女孩的脚想把她拉出来，但是毫无进展——埋住希瑟的沙堆太重了，他不能这样硬拉。

比尔没有其他的选择了，他只能把盖住女孩的沙子弄开才能把女孩救出来。面对如庞然大物般的沙堆，别尔没有任何工具，唯一能做的，只有他的两只手。他一边疯狂地刨着沙子，一边大叫：“快点！快点！”他不知道女孩还有没有时间，他只能尽力去争取，跟沙子做斗争，跟时间做斗争。

▶▶▶抢 救

“救护车，叫他们快点！” 比尔 · 瑞高声对妻子大喊，他觉得这女孩还有救，必须救她！

沙子从比尔的手下一点点挪开，不一会儿，比尔终

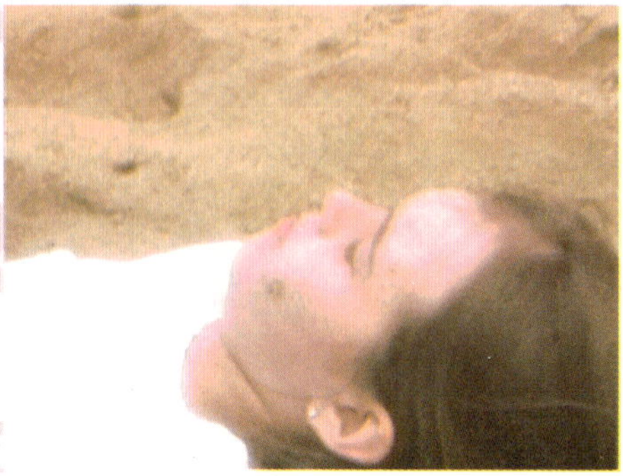

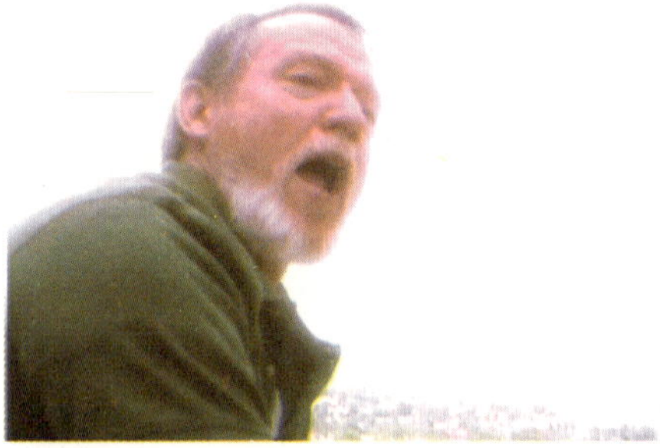

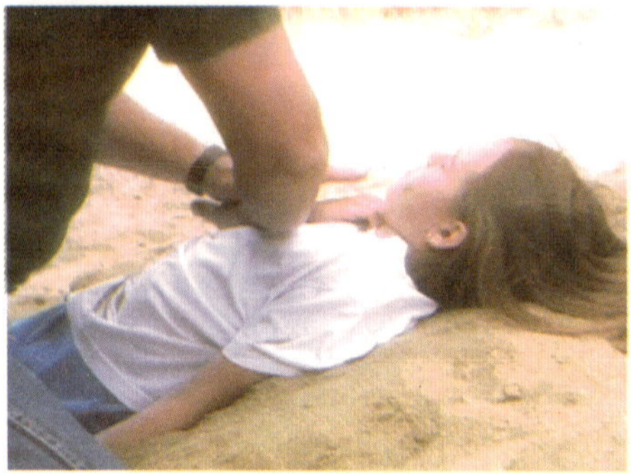

▲比尔终于把她刨了出来，想尽一切办法救她

于看见女孩上身的衣服了，他心里一阵激动，仿佛看到了一线希望。他扳住希瑟的身体两侧，小心翼翼地把她拉了出来。

希瑟被埋的姿势是趴着的，当比尔把她翻转过来的时候，他看到这个女孩的脸色苍白得像是一张白纸，眼睑、嘴唇、鼻孔里全都是沙子，几乎已经没有了呼吸……

比尔摸了摸女孩的脉搏——没有脉搏，没有心跳。比尔心里一阵难过。“我的上帝！”比尔惊叫了一声，他根本不知道这个孩子被埋在沙子下面多长时间，他觉得也许还有机会把她救活。当然，也可能没有。

但是，无论如何都要救她！比尔暗暗给自己加油。

建筑工地并没有人在这儿，只有比尔一个人。所以，比尔只能尽量将女孩嘴里的沙子掏出来，然后，立刻给她做心肺复苏术。

“你要坚持住，孩子！”比尔急忙对女孩做了一次心肺复苏术，然而，毫无效果。然后他接着又进行了 5 次，可是女孩依然没有任何生命迹象，没有呼吸，也没有脉搏。

“好吧，我们继续，孩子！”比尔并不灰心，他继续做心肺复苏术。就这样大概又进行了 10 次之后，女孩有了一点呼吸，比尔松了口气，她还活着，还有希望。

“谢天谢地！”比尔觉得自己的努力终于有了效果。

“劳拉，快点叫救护车来！这个女孩还活着！要他们快点！”比尔一边继续进行急救，一边冲妻子劳拉喊，“这个女孩还活着，她需要救护车，她还活着！”

几分钟后，急救人员迅速赶到了。

“她被埋在沙子里，我不知道被埋了多久，她有呼吸了。”比尔简单地向急救人员描述了希瑟的情况。

小希瑟在比尔的努力下，已经开始缓慢地呼吸了，大约每10到15秒钟一次。急救人员立刻把她放到担架上并给她输氧。

“她还有救吗？”比尔担心地问。

“别担心，她看起来情况还不错。”其中一名急救人员告诉比尔。

可是比尔能不担心吗？因为在整个急救过程中，这个孩子一直处于昏迷的状态，她没有出声，一动也不动，也始终没有睁开眼睛。她即便有呼吸，也是非常微弱的。

没人通知希瑟的家人，谁也不知道她到底发生了什么。还是一位邻居告诉了刚从外面赶回来的希瑟的父亲罗伯特关于希瑟的情况。他刚一下车，邻居就对他说：“你女儿在那边……”罗伯特心里一沉，还没等邻居把话说完，急忙问道：“希瑟在哪儿？她在哪儿？”

▼急救人员火速赶到

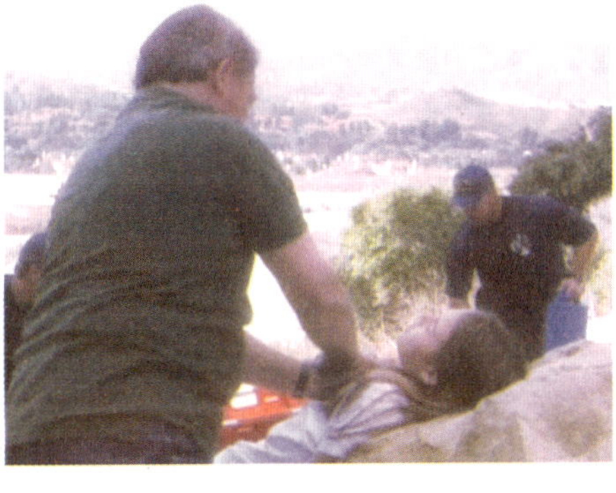

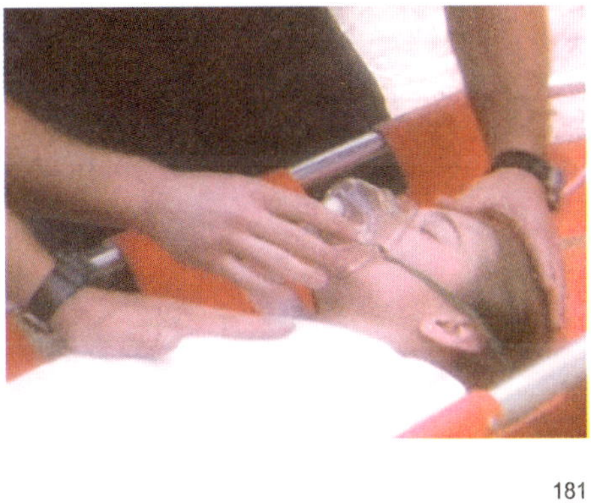

“在建筑工地那里，急救医生在那里！”好心的邻居告诉他。

“哦，上帝！”罗伯特赶快跑到建筑工地，而此时急救人员正在奋力抢救他的女儿。

罗伯特跑过去，嘴里大叫着女儿的名字：“希瑟！希瑟！”一名急救人员迎向他，让他保持冷静。罗伯特

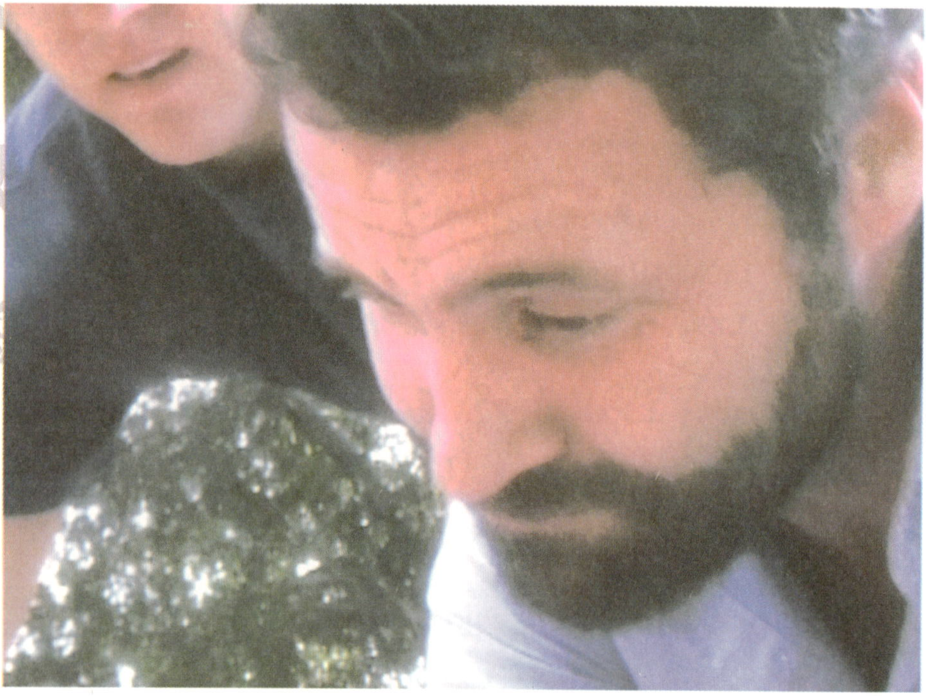

▲希瑟的情况让爸爸罗伯特十分不安

跪在女儿身边，叫着她："希瑟！希瑟！"他一直叫着女儿的名字，希望可以让她醒转来。

希瑟转动了一下她的头，然后睁了一下眼睛，看到这里，罗伯特才稍微松了口气，但他知道女儿还没有脱离危险。

"孩子……爸爸在这儿。"希瑟被抬上了救护车，罗伯打电话通知了妻子："亲爱的，是我……我们的女儿就要上救护车了。"

希瑟的妈妈对这些情况更是一无所知，她还一直以为自己淘气的女儿在小伙伴家玩儿呢。这个消息让她顿感紧张，希瑟到底怎么了？

小希瑟的情况很好，她在医院整整呆了 24 小时，而她的爸爸妈妈也在那守了 24 小时。医生给希瑟输氧，并用 X 射线检查了她的肺。医生告诉罗伯特和他的妻子，希瑟吸进了一些沙子，很幸运并没有太多，只要把沙子咳出来就行了。医生还告诉他们，要是再晚两分钟，希瑟可能就没命了。

希瑟没事了，这对夫妻这才放下了心。他们万分庆幸，更是万分感激比尔和他妻子的帮忙。

▸▸▸感　谢

比尔每当想到救了一个还有很长路要走的生命时，他就非常激动，他相信这个女孩会有美好的一生。希瑟康复出院后，经常去找比尔玩，她现在已经不再是那个调皮贪玩的小女孩了，经历了那次恐怖事件后，她已经吸取了教训。

希瑟满怀感激地对救了她的比尔说："谢谢你，比尔，你救了我的命……否则我早就已经死了。"比尔和希瑟成了非常好的朋友——忘年交。

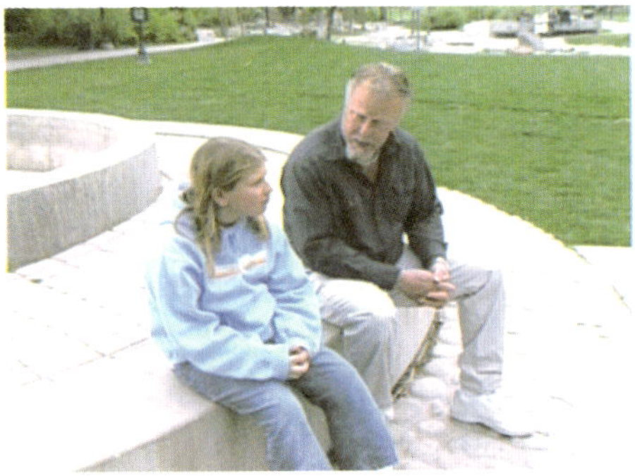

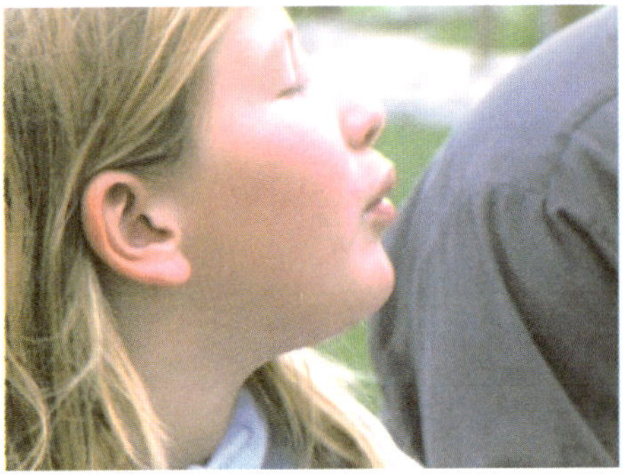

▲比尔和希瑟成了非常好的忘年交

如何应对？

危险在孩子们的身上时有发生，当他们玩游戏的时候，他们或许会掉进枯井里，也或许会藏在某一处睡着了，大人们找不到他们的时候，危险就会找到他们。当你的孩子或是他人遭遇了危险，如被建筑工地里的沙堆埋没了，你想要救他，该如何做？

A.防患于未然

小孩子太小，因为贪玩、调皮，他们自己会把很多麻烦惹上身。父母需要做的就是，叮嘱孩子，让他们知道家附近的哪些地方是他们玩耍的禁区，哪些东西不要去玩。罗伯特夫妇在这一点上其实做得很好，他们一再强调希瑟不要去建筑工地玩。

如果你家附近，或是你看到一个没有围栏的建筑工地，你要打电话给承包公司，叫他们安装上有门和锁的围栏，把工地围起来，并要求他们在工地没人时把门锁好。这样最起码可以防止一些过小的孩子翻过去玩耍。

B.随时寻找孩子

希瑟的父母知道孩子去小伙伴家里玩了，于是他们就很放心，也没有隔一段时间就去接她。其实，作为父母，给孩子必要的时间与空间玩耍是必须的，但是，出于对孩子安全的考虑，你还是要每隔一段时间就试探性地看看孩子是不是还在玩，他是不是安全，是不是还在原地。

早发现，早想对策，比事情发生了再去怨天怨地要好很多。希瑟的父母若是早些去接孩子，希瑟在小伙伴们离开沙堆之后，她也就没有机会自己留在那里挖沙子，直至出现意外。

▼首先要清除孩子嘴里的沙子

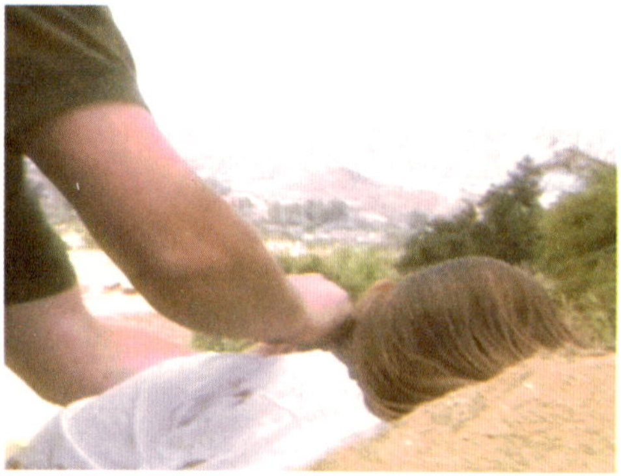

C.清理受害者嘴里的沙子

当你发现一个孩子被沙堆埋起来的时候，无论你抢救多么及时，他的嘴里和鼻孔里仍是会有少量的沙子被吸进去，这是因为当他遭遇危险的时候，他还没有来得及关闭呼吸。

所以，救出受害者之后，你首先要做的就是清理出他嘴巴里和鼻

孔里的沙子，确保其呼吸系统没有阻碍。这样，也有利于你展开下一步急救行动，毕竟，心肺复苏术还是需要你对他进行人工呼吸的，

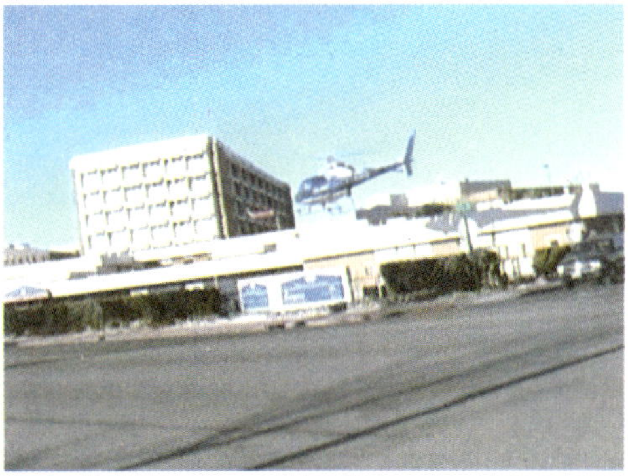
▲紧急送往医院，一刻也不能耽搁

比尔从沙堆里挖出希瑟之后，首先做的就是清除希瑟嘴里的沙子，然后立刻进行心肺复苏术，这点很重要。

同时，拨打急救电话应该是这一切的最重要部分，如果你来不及打电话，请求别人帮你打电话，而你则抓紧时机对受害者进行急救。建筑工地并没有其他人在场，比尔请妻子帮忙拨打 911，使希瑟及时地得到了救助。

D.施以心肺复苏术

心肺复苏术对于没有了呼吸，也没有了脉搏的受害者来说，是唯一的也是最有效的急救方法。通过这种有节律的急救方法，你可以唤回受害者的呼吸。绝大多数的受害者都是在这种急救方法下被抢救成功的。

希瑟本来已经接近死亡了，但是通过比尔不懈的努力，她开始有了呼吸。虽然呼吸非常缓慢，脉搏也非常微弱，但是为急救人员的到来争取了时间，然后希瑟再接受急救人员的救护，捡回了一条命。

无论条件多么恶劣，你都能做些事情救助自己或别人。比尔冷静与不放弃的精神可以帮助你找到力量。

你知道吗？

细菌最喜欢的地方是哪里？

细菌无处不在，你知道它们最喜欢的地方是哪里吗？阴暗潮湿的墙角还是卫生间的下水管道里？

天哪！他从树上掉下来了！

引言

小男孩爬到一棵大树上去观察隐藏起来的“敌人”。却不料，他的脚下突然一滑，从高高的大树上摔了下来。他的伤势非常严重，你该如何应对？

没有比看到自己的孩子受伤更糟糕的事情了。谢亚·马丁正在屋里看电视，她一边看着自己喜欢的电视节目，一边整理着衣服，而3个孩子正在外面玩得兴高采烈。这是一个非常惬意的周末。突然，一个孩子跑进来，告诉谢亚出事了……

▶▶▶隐　藏

“我们藏起来，你来抓我们，肯尼。”最大的哥哥史蒂芬对弟弟肯尼说。肯尼点点头，他喜欢这个游戏，他一定会抓到哥哥们的。因为他有杀手锏——可以爬树去找他们。

▼他们很喜欢这样打打杀杀的游戏

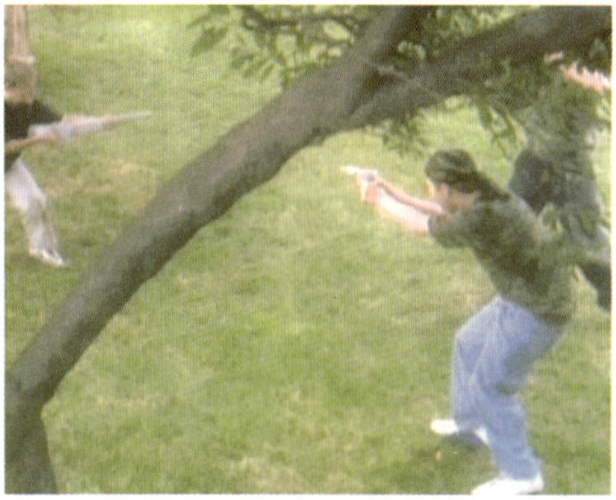

作为3个男孩子的父母，谢亚和肯总是忙忙碌碌，男孩子本就是很难管教的，他们喜欢打打杀杀的，还喜欢四处乱跑。他们的小儿子肯尼尤其让他们操心。

小儿子肯尼是个精力充沛的小家伙，他非常喜欢到处乱跑，还喜欢爬树。他是一个爬树的高手，可以轻而易举地爬上一棵很高的大树，正因为他在这一方面的天赋，谢亚和肯无数次地听见肯尼在两个哥哥面前夸耀自己的能力。

谢亚和肯只能笑笑，男孩子都希望自己成为英雄，肯尼当然也不例外。只是他们并没有料到，肯尼的这个才能却给自己招来了巨大的麻烦。

这是一个很闲适的周末，3个孩子在后院玩游戏，谢亚并不知道他们玩的是什么游戏，只是听到孩子们的嘴巴里不住地配音“嘀嘀嘀、塔塔塔”，谢亚摇头笑一笑，想必又是那种警匪游戏，他们最喜欢拿着假的枪支互相射杀。

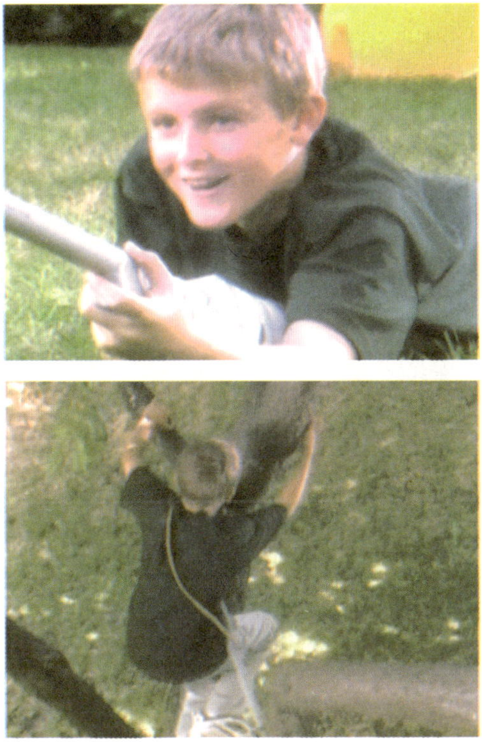
▲孩子们玩得很开心

小儿子肯尼尤其喜欢玩这个游戏，而且，他喜欢自己扮演警察，而他的两个哥哥则扮演坏人。肯尼一个人对付两个“坏人”，在他看来这是一件很有趣的事儿。他很喜欢自己的这个角色，所以在游戏里表现得非常出色。

谢亚任由他们在外面玩耍，毕竟这是周末，孩子们也该放松放松了。她整理了一会儿家务，回到客厅，打开电视，调换到自己最喜欢的那台节目，然后拿过沙发上还没有来得及叠放整齐的衣服，开始一边看电视一边叠衣服。

节目是谢亚最喜欢的急救栏目，里面有很多真人饰演的案例。这些案例教给观众们很多知识，关于急救方面，关于怎样在危急时刻挽救自己或是他人的性命等。这些东西很实用，谢亚有时候也会给孩子们讲解一些这方面的知识。

丈夫肯在楼上的阳台侍弄他的花花草草，他非常喜

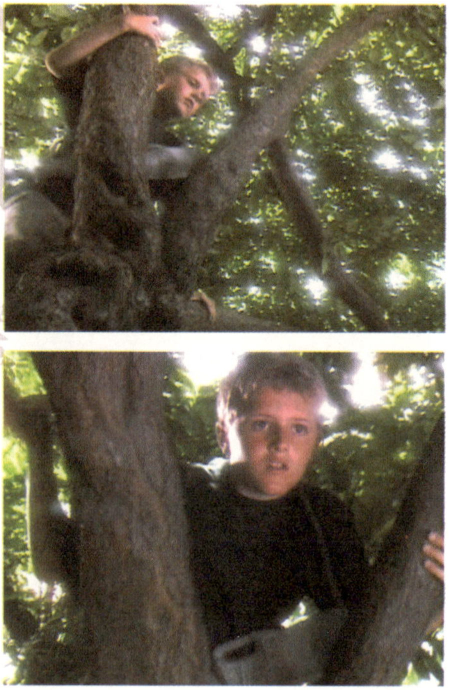

▲爬树对于肯尼来说是拿手好戏

欢那些植物。他每天除了工作，其他大部分时间，基本都和那些可爱的小家伙们在一起度过。

“我们藏起来，肯尼，你找到我们就算你赢了。”史蒂芬对肯尼下了挑战书。他和布兰登前几天找到了一个很隐秘的地方，他们相信肯尼一定找不到。

“好！你们去藏起来吧，我一定会找到你们的。”肯尼遵守游戏规则，他闭上眼睛，等着史蒂芬和布兰登隐蔽起来之后，就去找他们。

过了一段时间，肯尼睁开眼睛便开始了他的追捕行动。他先是在哥哥们最喜欢躲起来的地方巡视了一遍，然后又去稍远一点的地方找了找，可是一无所获。这让他心里很不甘。

“看来我只有爬上大树去找他们了。”肯尼暗自想道，这可是最后的绝招了。他把自己的“枪”背在身上，看了看院子中的大树，嘴角不禁扬起一丝微笑，他仿佛已经看到了胜利的曙光。

▶▶▶坠　落

“天哪！他从树上掉下来了！”躲在暗处的两个哥哥禁不住喊出声来。

这棵树是肯尼家后院的一颗老树，已经很多年了，虽然有一些树枝都已经枯干老掉了，但是它依然高大挺拔。眼下正是夏季，枝叶荫蔽了大半个院子。

“好了，我先在这里看一看。”肯尼爬了大约两三米高之后，在一个树杈中间停下来。他想在这里先探视一下哥哥们在哪里，这个高度足可以看到院子的全貌了。

他两只手各抓住一根树枝，以固定住身体，然后在树杈间四处张望，希望可以找到哥哥们。可是，他一个也没看见，这很出乎他的意料。

“好吧，你们藏得真隐蔽，看来我还得再往上一点。”于是，肯尼又在树上向上爬行了大约 3 米，小心翼翼地找到一个落脚点之后，他又开始了搜索。现在他的视野非常开阔，都可以看见隔壁史密斯太太家的小菜园了，可是，他在树上看来看去，还是找不到史蒂芬和布兰登。

“我不相信找不到他们。”肯尼的倔脾气上来了，他不相信自己找不到哥哥们。于是，他又向上爬了两三米，这几乎已经是他能爬上去的最高的高度了。他的视野更加开阔，可是事情并没有自己想象得那么简单，依然没有结果。他低头看了看地面，觉得自己这次爬得有些过高了，心里稍微有些胆怯，还是赶紧下去另想办法吧。

肯尼开始小心翼翼地向下退，一些翠绿的叶子挡住了他的视线，他不耐烦地用手拨开，想快点下到地面去，他还想着在最短的时间内找到哥哥们呢。

可是，这棵树毕竟是老了，有很多树枝已经松动了，肯尼并没有发现这些。他着急要下去，无形中就加快了动作。然而就在这时，他的运动鞋突然滑了一下，然后整个身子扑空了……他感觉自己就像一片树叶一样掉了下去，伸手想抓住点什么，可

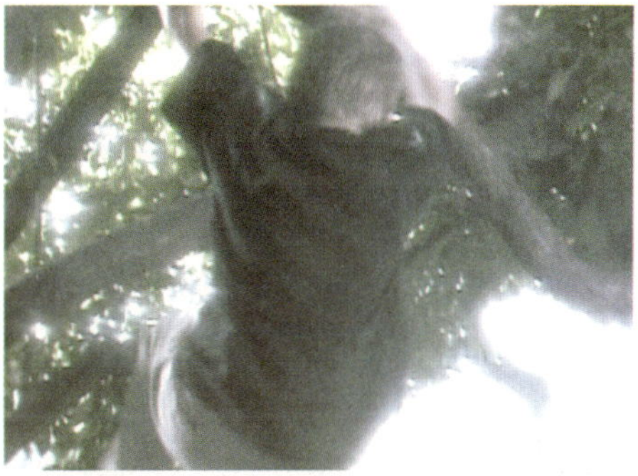

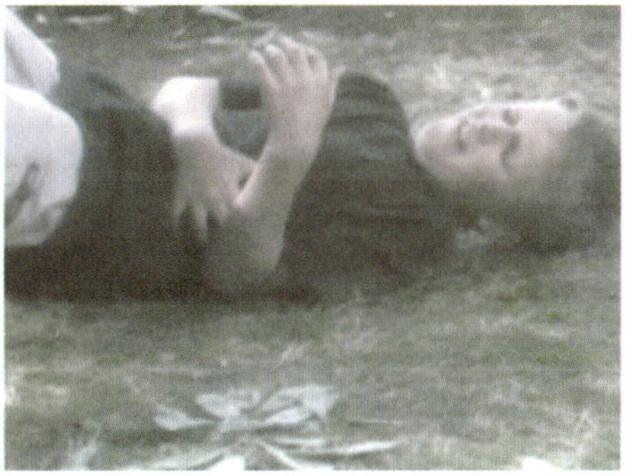

▼肯尼摔在了地上

什么都抓不住。

“啊——”肯尼的脑子突然成了一片空白。从大约10米高的树上往下掉落，任何一个人都无能为力。幸好，当坠落到一半高度的时候，他撞到了一根很粗的树枝，然后被树枝反弹了一下，接着才重重地摔在了地面上！

肯尼的“枪”早已经从身上脱落，而他摔在地上的时候，连着滚了三四圈才稳住身体，然后，他直挺挺地躺在地上，来自全身各处的剧痛已经让他站不起来了。

肯尼发出的大响动早已惊动了史蒂芬和布兰登，他们急匆匆地跑过来看发生了什么事。

▸▸▸哥哥们的决定

▼两个哥哥赶紧跑过去查看肯尼的伤情

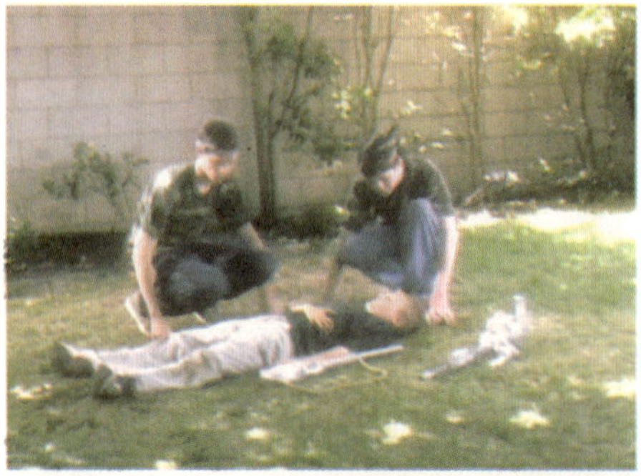

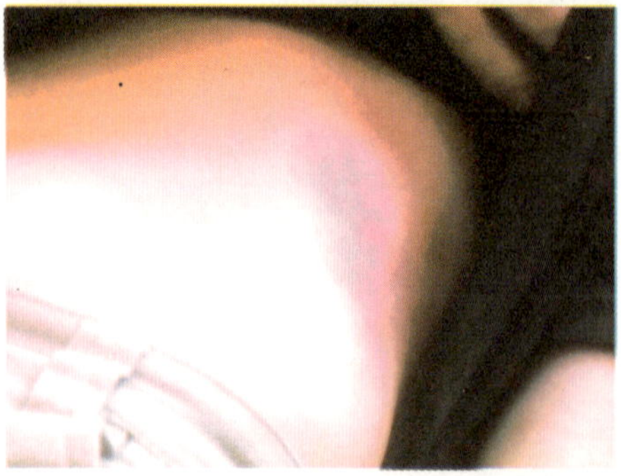

“肯尼，你一定不要动。我们送你去妈妈那儿！”史蒂芬制止了小弟弟肯尼的动作，他和布兰登要带肯尼去妈妈那里。

“肯尼，你没事儿吧！”史蒂芬扑过去，跪在弟弟身边，他看得出肯尼的表情非常痛苦。

“肯尼，你还好吗？”布兰登很担心弟弟。

“我受伤了。”肯尼有气无力地说，他觉得全身上下到处都很痛，他知道自己受了很严重的伤，因为这次的感觉不同于以往的任何时候，这可跟以前割破手指或是摔伤了膝盖的感觉大不一样，很糟糕。

肯尼轻轻地掀开上衣，让史蒂芬

和布兰登看看他的伤势如何。“你们看看，我这里很疼。”

“哦，我的天——”史蒂芬低呼，肯尼身上有淤青，肋骨那里很红，看起来很严重。

布兰登吃惊得捂住了嘴巴。

史蒂芬和布兰登见过父母担任志愿消防员时如何实施紧急救助，他们知道，肯尼不应该乱动。

“肯尼，你不要乱动，一定不要乱动。”史蒂芬立刻安抚弟弟的情绪，他抬起头看向周围，他要找一个可以当做担架的东西，他要学着父母的样子，救自己的弟弟。

▼两个哥哥用木板抬起肯尼

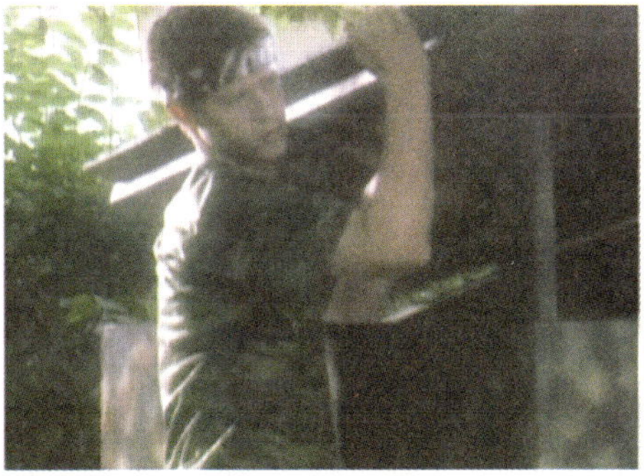

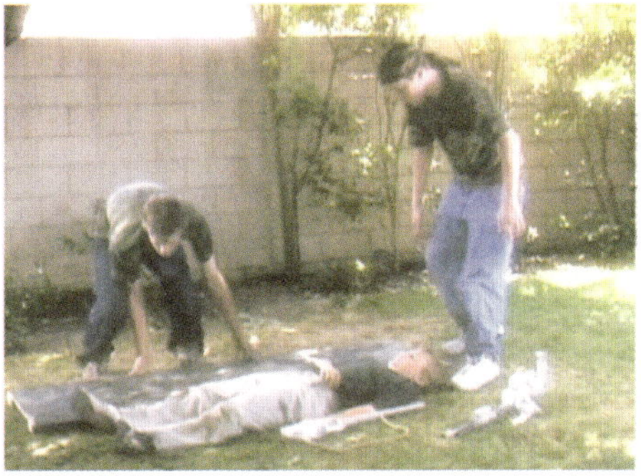

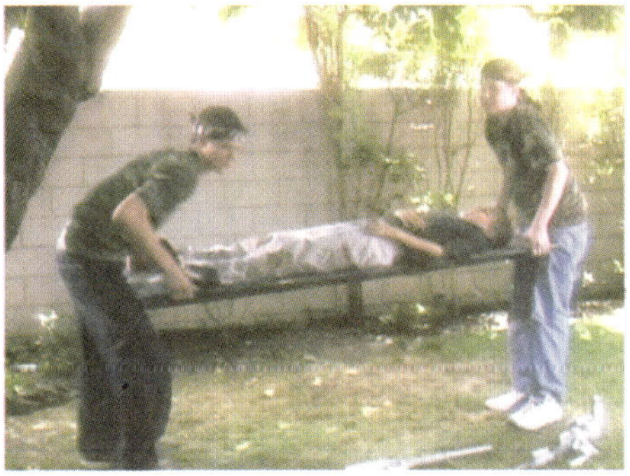

在大树后面，有一个小棚子，这是为小狗睡觉准备的地方，史蒂芬一眼看到上面的那块木板很适合做担架，他立刻跑过去将木板拆下来，拿起来就跑向肯尼。

史蒂芬去拿木板的时候，布兰登陪着肯尼，他知道这个时候肯尼非常需要他。“肯尼，没事的，我们带你去找妈妈。”

“我很疼。”肯尼对布兰登说。

“没事的，肯尼，你不会有事的。”布兰登抚摸着弟弟的脑袋，安慰他，他心里也很着急，他知道肯尼伤得很重。

肯尼突然觉得呼吸困难起来，周身的疼痛让他心里很害怕，害怕自己会就这样死掉。可是哥哥们不许他乱动，他想或许史蒂芬和布兰登的决定是对的吧，所以他只能纹丝不动地保持原样，看着哥哥们跑来跑去地忙碌，他觉得事情肯定会有转机的。

这时候，史蒂芬拿着那块大木板快速地跑过来了，他把木板放平在地上，靠近肯尼躺着的地方。

“好了，肯尼，现在我和布兰登要把你抬到木板上去，或许会有点疼，我和布兰登尽量小心，好吗？”史蒂芬一边说着，一边对弟弟布兰登使了个眼色。

史蒂芬心里很害怕，他不知道弟弟肯尼是不是已经发生了骨折，他不知道下面该怎么做，所以他想尽快把肯尼送到妈妈那儿去。他知道，现在必须让妈妈做决定。

布兰登已经抓住了肯尼的肩膀，准备好之后，两个人把肯尼转移到了木板上。然后，史蒂芬和布兰登抬着受伤的肯尼，快速地向妈妈那里跑去。

◄ ►史蒂芬把这个消息告诉妈妈

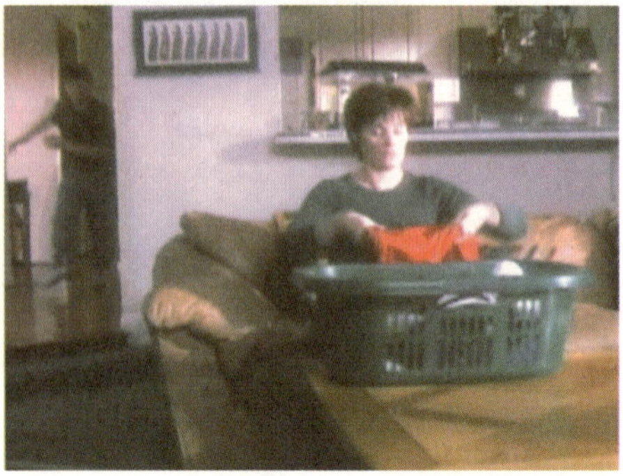

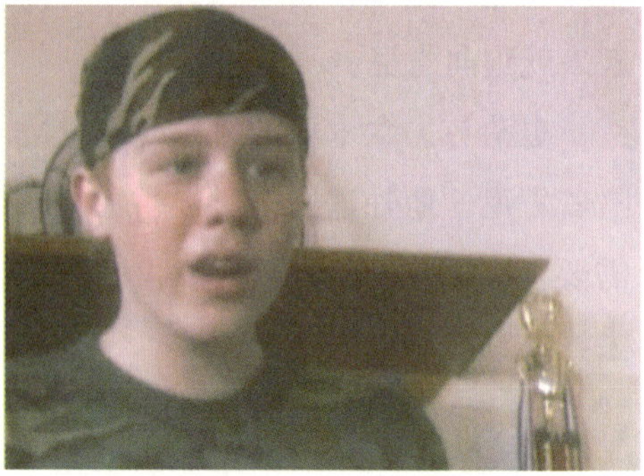

►►►呼　救

“妈妈，妈妈，肯尼出事了！他从树上摔了下来受伤了！”正在看电视的谢亚被儿子布兰登的话吓了一跳，她丢下手里的衣服就随着布兰登跑出去。

史蒂芬和布兰登把肯尼抬到客厅门前的空地上，然后轻轻地放下他。布兰登立刻跑进房间里，他一边跑一边大叫："妈妈，肯尼从树上摔下来了！"

史蒂芬陪着弟弟："肯尼，布兰登去叫妈妈了。"他按着弟弟的肩膀，也不敢用力，他不敢碰弟弟其他的地方，他知道肯尼身上都是伤。

谢亚正在看电视，房间的门突然被推开了，布兰登跑了进来，他神色慌张，谢亚知道一定出事了。

谢亚随着儿子跑到楼梯口的时候，对着楼上大喊："肯，快下来，肯尼从树上摔下来了！"然后就跑向肯尼。

"我的天——"正在浇花的肯立刻扔掉手里的喷壶，急忙从楼下奔下来。

肯和谢亚赶到了肯尼身边，史蒂芬立刻让开地方，让爸爸妈妈查看肯尼的伤势。

谢亚一撩起肯尼的衬衫，她的眼泪就忍不住流了下来，凭借着以往的紧急救助训练经验，谢亚和肯知道儿子伤得很重。她心疼坏了，心里非常恐慌，她不知道肯

▼谢亚一撩起肯尼的衬衫，她的眼泪就忍不住流了下来

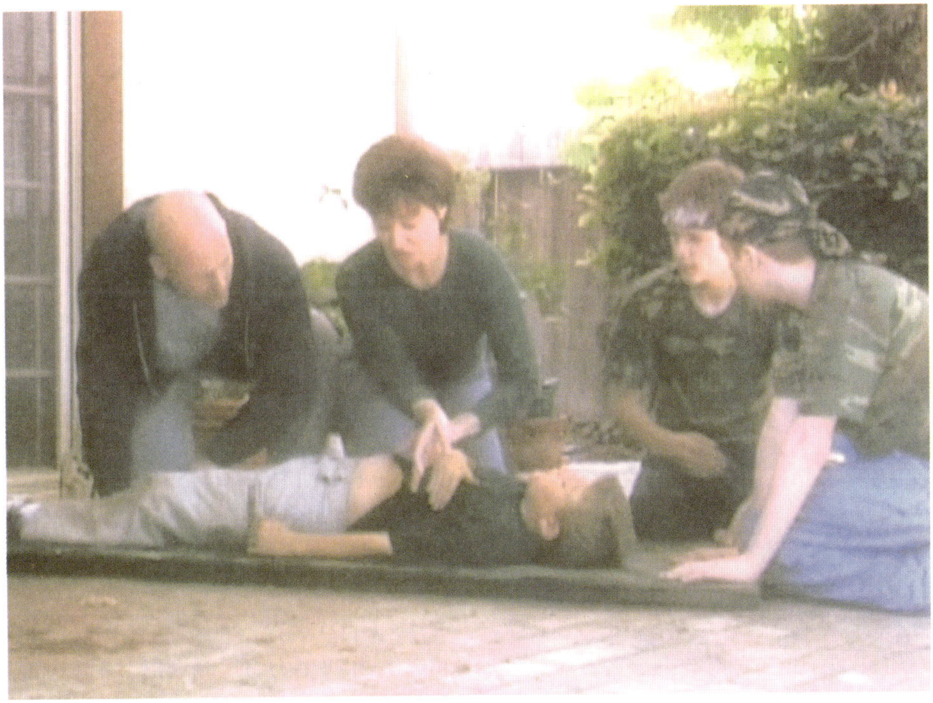

尼还有没有救。

从外表初步判断，肯尼的一个肺已经萎陷，胸腔里面堆积了大量空气，对他的心脏和另一个肺造成了挤压，可能会造成另一个肺的萎陷以及心跳停止。谢亚担心肯尼可能会死，她的眼泪在眼睛里不停地打转。

听了爸爸妈妈的话，史蒂芬和布兰登也感到害怕起来，他们不知道弟弟竟然会伤得这么重。

▼看着肯尼痛苦的样子，全家人都很着急

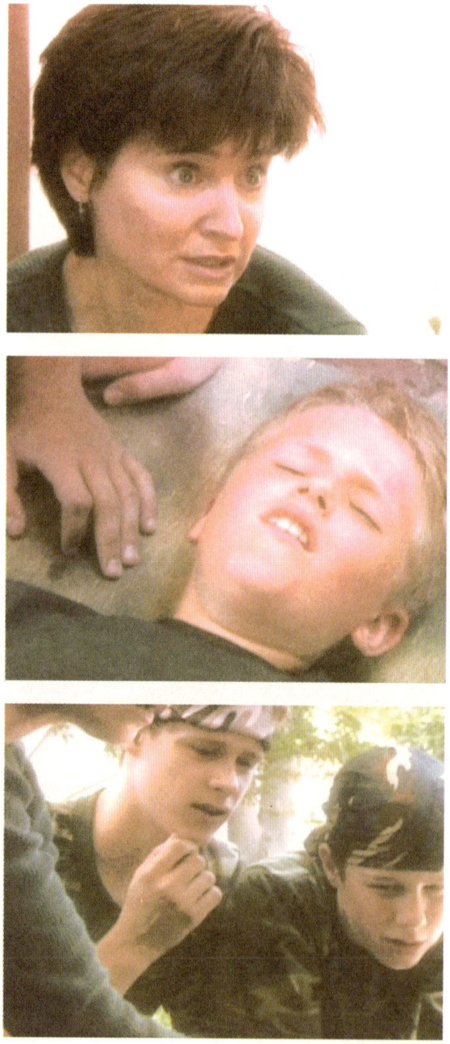

时间紧迫，谢亚必须要救儿子。“我去拨打 911！”说完立刻起身奔向房间，眼下的情况她不知道能做些什么，这或许是她的唯一希望。

妻子去拨打急救电话了，肯看着受伤的小儿子，不敢想象事情接下来会是什么样，他害怕急救人员可能无法及时赶到，他害怕肯尼的情况会急速恶化，他害怕急救人员即使赶到了，救治不会很顺利……他的心里乱极了，他很害怕失去小儿子肯尼，情况不容乐观。

看着肯尼痛苦的样子，肯心里难过得要命。可是，他什么都不能做，肯尼的伤势太严重了，只能等待急救人员的到来。肯紧紧地握着儿子的小手，他多希望能挽救他的生命。

“肯尼，好孩子，爸爸在这里，坚持住，亲爱的。”肯抚摸着肯尼的小脑袋，不停地安慰他。

“肯尼，你一定要坚持住，我们的游戏还没有结束，你还没有找到我们呢！”布兰登非常害怕，他告诉弟弟，他和哥哥史蒂芬还在等着他。

肯尼抓着爸爸的手，他的呼吸非常困难。他听得到哥哥们的说话声，可是他无法做出任何回应，因为，他很痛，也很累了。

一家人都守候在他的身边，跟他大声说着话，以防止他昏睡过去，那样就很危险了。

几分钟后，急救人员赶到了，他们来得还算及时。在看到肯尼的情况之后，急救人员立刻呼叫了一架直升机前来支援。现在是傍晚的交通高峰期，救护车根本不可能及时赶到医院，而肯尼的伤势非常严重，他的时间不能再耽搁了！

▼急救人员展开救治

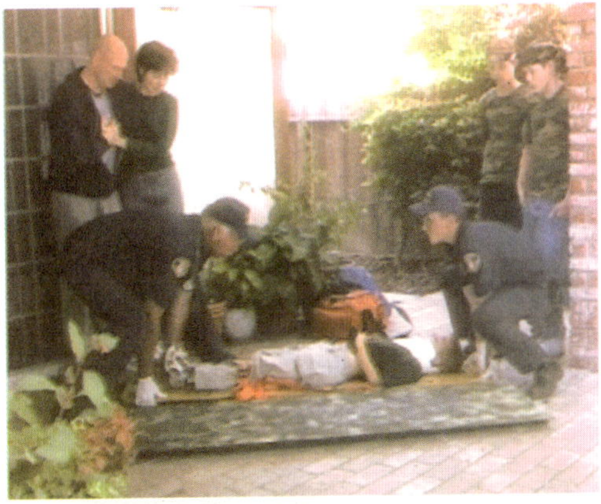

直升机马上就赶到，肯尼最后能获救吗？

▶▶▶获　救

“病人的肺被穿孔，肋骨也被折断了。”医生拿着X光片对肯尼的父母说，小肯尼的伤势很严重，他小小的身体里全部都是伤。

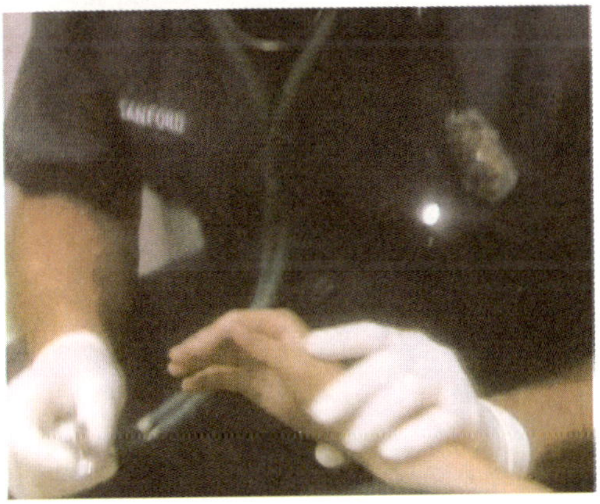

在等待直升机期间，急救人员把肯尼抬到了救护车里。救护车里有很多的急救工具，他们可以在这个等待的时间段里为肯尼做一些什么。

急救人员要把一根针插入肯尼胸腔，把里面的空气释放出来。肯尼的胸腔里都是空气，因为这种压迫，才导致他的呼吸非常困难。

“下面，我要把一根针插入你的身体，有点疼，你能坚持吗，孩子？”急救人员一边说着一边开始进行空气的抽取。

谢亚满脸都是泪，哪一名母亲看着自己的孩子遭受到这样的痛苦能不心痛呢？她哭着，不住地亲吻肯尼的额头，希望这样可以给他力量。

肯尼真是个勇敢的孩子，他看着急救医生为他所做的一切，他并没有哭。在几次抽取之后，肯尼觉得自己的呼吸好点了，他很坚强，他想尽快好起来，因为他和哥哥们的警匪游戏还没有结束呢。

当巨大的机翼声在空中响起，现场所有的人都心中一震。直升飞机火速赶来了，肯尼被抬上了飞机，然后被紧急送到了医院。

▼谢亚一直守护在肯尼身边

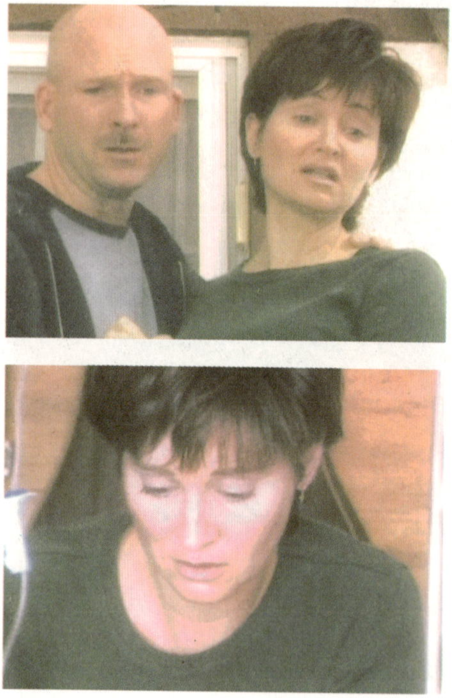

早有一个救护小组等在医院门口了，这场急救不能浪费任何一秒钟的时间。一系列非常紧急而有序的救治随后展开，所有人的心都开始忐忑不安，希望上帝可以保佑这个孩子平安脱险。当一切都完成之后，一名医生拿着肯尼的X光片找到肯尼的父母，告诉他们：“孩子的肺因为摔伤而穿孔，他的四根肋骨也被折断，但是不要担心，我们会治好他的。”

谢亚用手捂住脸，她几乎承受不住这样的事实打击，她抑制不住自己的眼泪，趴在丈夫的肩上痛哭。

肯噙着眼泪，轻轻地拍着妻子的背，他很感激，感激肯尼并没有离开他们，他很感激急救人员，感激医生，感激肯尼脱离危险。

经过焦急的等待，肯尼被推出了手术室，谢亚和肯立刻扑上去，他们的儿子没事了，还有什么是比这更令他们开心的事情呢？

一个月后，肯尼出院了，他要回家休养，再过一段时间，他就可以活蹦乱跳了，也就可以继续和哥哥们玩他们总也玩不腻的警匪游戏了！

只是，以后爬树的时候，他还是要非常小心，或是不再爬这么高的树了，毕竟，肋骨折断可不是一件好玩的事情。

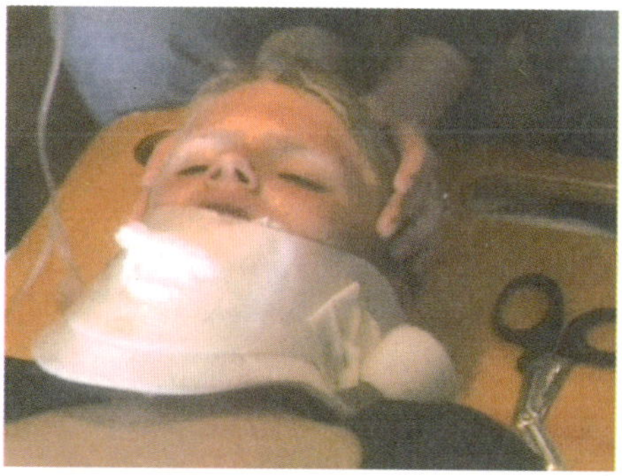

▶▶▶英 雄

康复后的肯尼每天和同学们上学、放学、玩耍，他的身体并没有任何不适，即便是上体育课也没有任何障碍。

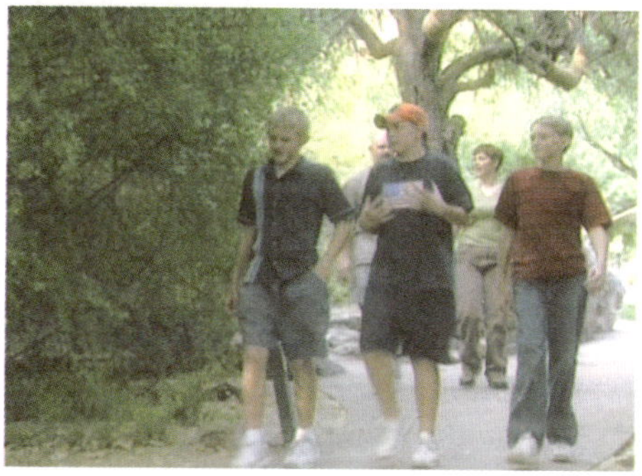

▲不久肯尼就完好如初，可以继续跟两个哥哥玩游戏了

谢亚和肯认为，是两个大儿子史蒂芬和布兰登挽救了肯尼的性命，谢亚对亲友们说："我很高兴他们在场，拯救了他的性命。如果他们没有那么做，肯尼可能会死。我无法用言语来形容我的骄傲之情。他们是英雄。他们是肯尼的英雄，他们也是我的英雄。"

英雄史蒂芬和布兰登救了弟弟的命，可是他们觉得这是必须的，也是很正常的，"因为我们爱肯尼。"他们异口同声地说。

如何应对？

从很高的地方摔下来之后，剧烈的冲击很容易对人的身体造成伤害，如果你遇见了一个从高处掉落摔伤的人，你想挽救他的生命，那么，下面的这些方法你可以看一看：

A.冷静处理，拨打急救电话

无论何时，当你遭遇了紧急危险事件之后，你必须沉着冷静，慌乱并不能让你更好地处理问题，唯有冷静，你才能快速地找到应对的方法。

肯尼摔伤之后，谢亚快速检查了孩子的伤势，然后就立刻回房间去拨打急救电话。若是你的朋友遭遇了不幸的事情，光是呼天抢地是没用的，你得必须尽快发出求救信号，或是尽快拨打急救电话，急救人员将是你最忠实的依靠。

B.检查受害者伤势

如果你遇到有人从高空摔落，你需要立刻检查他的伤势，看他有没有流血，有没有骨头突出或者是骨头直接从体内穿出的情况。只有检查了他的伤势，你才可以向急救人员简单、精准地说明受害者的情况，急救人员根据你的描述，才可以快速地做出应对。

检查受害者伤势，能为急救行动的展开争取宝贵的时间！

肯尼摔伤之后，他拉开衬衫，让他的哥哥史蒂芬和布兰登察看他的伤势，然后他的父母亲又更进一步地检查了他的伤势，打急救电话时，很好地向急救人员说明情况。

C.制止受害者乱动身体

如果你在受害者的身上并没有看到流血或是其他更明显的伤害，但是你不确定受害者是不是已经骨折了，那么，你一定不要轻易地移动受害者，同时还要制止受害者乱动身体。或许因为骨折，他的乱动会对胸腔内的器官造成致命的伤害。

肯尼摔落在地之后，史蒂芬并不敢确定肯尼是不是骨折了，但是他想起爸爸妈妈曾经做过急救训练的演示，他知道这个时候不能乱动伤者。于是，他和弟弟布兰登不许肯尼乱动身体，并且很快地找来一块木板，小心地将肯尼抬到了父母亲的身边，这一点他们做得非常好。

D.施行心肺复苏术

如果受害者在摔落之后出现了休克和脉搏微弱的情况，那么，你就应该立刻对受害者施行心肺复苏术。这种有节律的急救方法可以帮助已经失去了呼吸的受害者重拾呼吸能力。如果几次心肺复苏术之后，受害者仍然没有呼吸，你也不要放弃，坚持下去，说不定就会有奇迹发生。毕竟在急救人员到来之前，这是唯一有效的措施。

肯尼的呼吸非常困难，但是他的心肺出现了穿孔，对他来说，心肺复苏术可能起不了太大的作用。受害者的情况不一而同，施救者一定要冷静分析，及时准确地做出判断，配合急救人员的救治工作。

▼尽快送到医院抢救

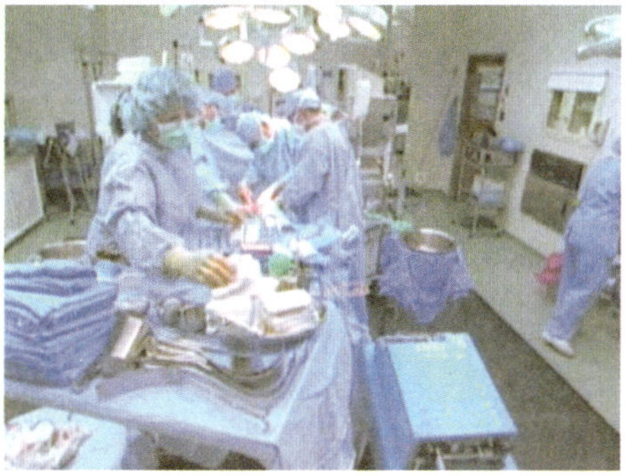

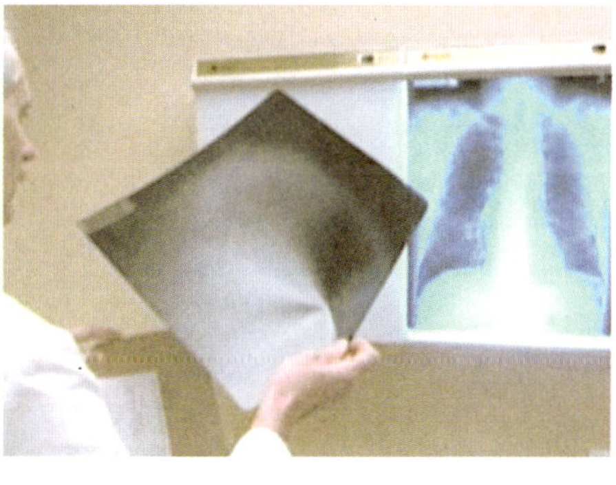

你知道吗？ 完全解答

完全解答

1.怎样才能防止留下伤疤呢？

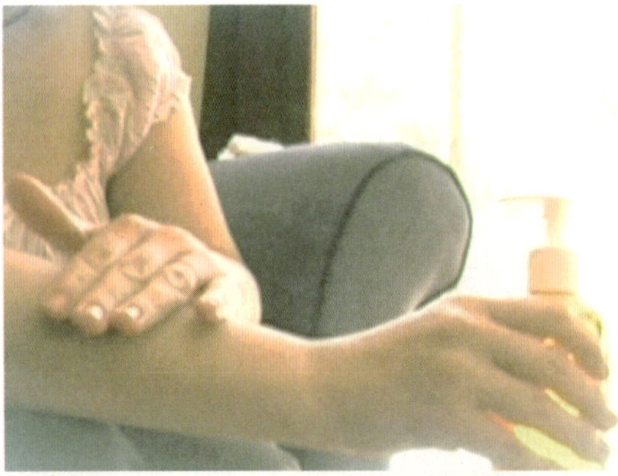

在很多人的观念里，认为伤口需要新鲜的空气才能愈合，其实这是错误的。有研究表明，经过包扎处理的伤口愈合得更快，而且不容易留下疤痕。这是因为绷带可以阻止伤口干燥，进而避免疤痕的生成。所以如果你受了一点儿小伤，就先用香皂和水清洗伤口，拍干，然后敷上一层药膏，用绷带包好。

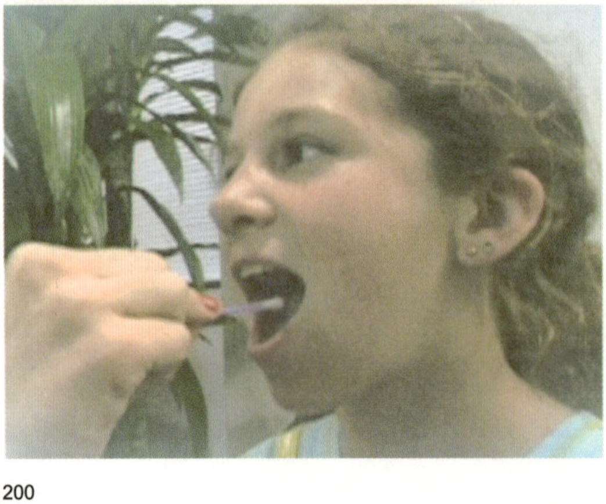

完全解答

2.如何对孩子的DNA进行取样并保存？

其实这对于父母来说，是很重要的一件事，在平时，你就可以对孩子的 DNA 进行取样并做妥善保管。用棉签插入孩子口中，在腮的位置蘸取一些黏液，取出后风干24小时，密封在塑料袋里。

收集血样也可用同样的方法。当某次你的孩子因为贪玩或是不小心，磕破了膝盖或是手肘时，你拿棉签蘸一点血，然后把它放在冰箱里永久保存。当然，我们希望每一名父母永远都不会用到它们。

完全解答

3.婴儿分阶段最常见的伤害是什么？

这要看宝宝所处的年龄段。对不足3个月的宝宝来说，多数损伤都是由于父母将宝宝抱进婴儿床、车座或者在调节婴儿床时不慎将宝宝摔落引起的。对6到8个月的宝宝来说，最常见的伤害是从家具上摔下来，所以不要把孩子单独留在沙发或者床上。9到11个月大的宝宝经常会吞下异物，这一阶段的宝宝拿到东西都习惯放到嘴里。11到17个月大的宝宝很容易受到烫伤，要注意让他们远离浴盆或者火炉。

所有这些意外都和婴儿的发展密切相关。他们在没有意识到危险之前就开始学习各种行为和技能。他们需要父母的教导，就算一天要说几百次“不行”，你也不必有负罪感。

完全解答

4.如何抢救宠物？

如果狗停止了呼吸，你可以救它。记住以下三点：首先，看看是否有东西堵住了它的呼吸

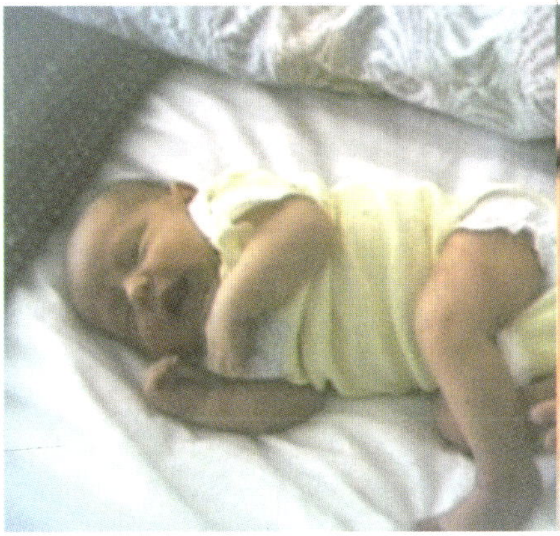

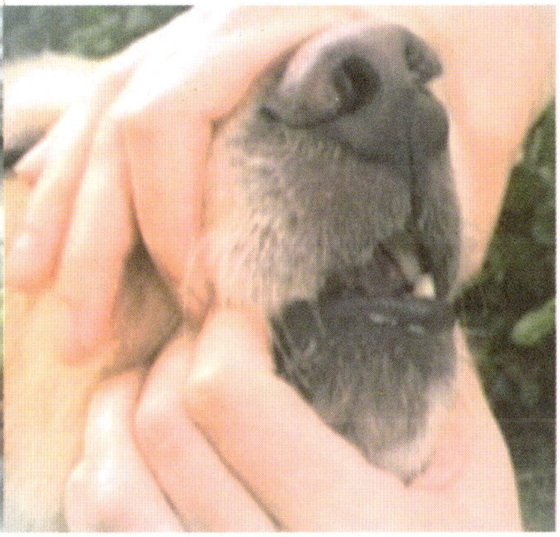

道，有就用手取出来；第二，帮它呼吸，就是给它做人工呼吸。一只手包住狗的鼻子，人工呼吸的频率保持在每分钟 20 下；第三，可以对它进行心肺复苏术。小狗可以平躺下来，大狗可以侧躺，这样能缩小手和它的心脏之间的距离。用手在狗的胸腔中部压它的胸口 15 下，然后做两下人工呼吸。

完全解答

5.手冻僵了摩擦皮肤科学吗?

如果你手被冻僵了，一定不要摩擦那里的皮肤。摩擦手也是老太太喜欢用的方法，很不科学。摩擦皮肤会把细胞从冰晶上撕下来，对皮肤造成永久性损害。下面才是正确的做法：

首先用力按压手部，然后把手放到腋下或肚子上。这些地方通常是你最暖和的地方。你还可以使用化学取暖包，把它们放到你的手套或背包里，大部分户外用品商店都有这种产品。接下来快点离开寒冷的地方，回到室内首先把手放到略高于体温的水里，不要直接接触高温，如烤火或使用手炉。

如果疼痛无法消除，要给医生打电话，严重的冻伤可能会令让你失去一根手指或脚趾。

完全解答

6.脚踝不慎扭伤的治疗办法

如若你脚踝受伤了，就会有人建议你将扭伤的脚踝浸泡在温水中，其实，他们并不知道热气

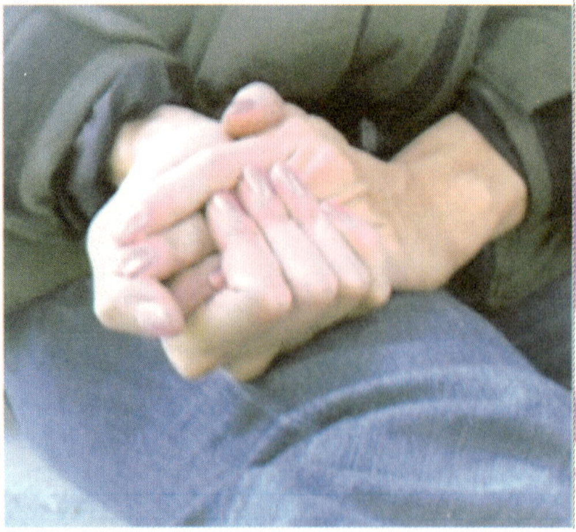

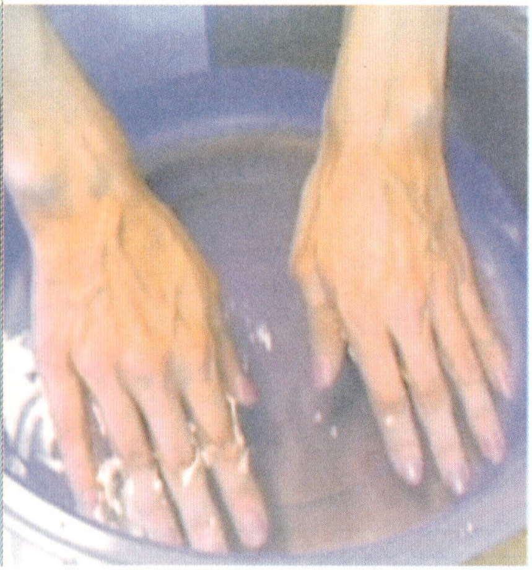

会加剧受伤部位肿胀，减慢愈合速度。你应该用一块冰或是一盆冷水。低温会减缓血液循环，减轻肿胀程度。你还应该把脚踝包扎起来，并且抬高，使血液循环变得更慢。以上方法对手腕扭伤同样有效。

完全解答

7.细菌最喜欢的地方是哪里?

一块抹布上有 70 亿个细菌。这个数量远远超过马桶坐垫！每次使用洗碗机时都要清洁抹布。可以把抹布放在微波炉里加热一分钟通过高温杀菌达到清洁的目的。不要小看尘螨，它们能把你的肺穿个洞并引起哮喘。

它们无处不在，床上、沙发上、地毯里。向尘螨宣战吧！每周用滚烫的热水清洗床单、被罩和枕套，用吸尘器清洁家具和地毯。打开除湿器和空调，尘螨在干燥寒冷的环境下不能存活。

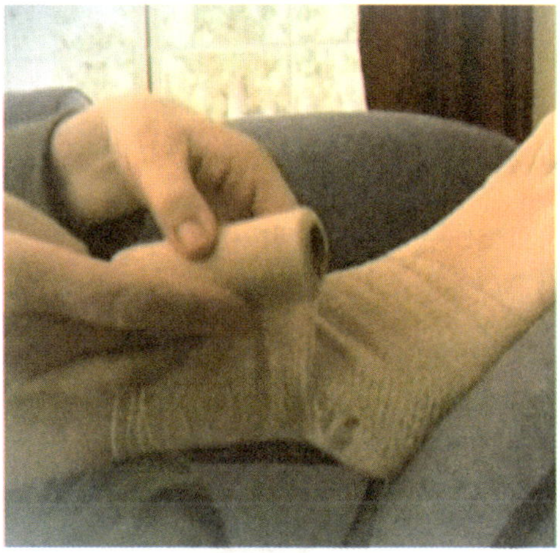

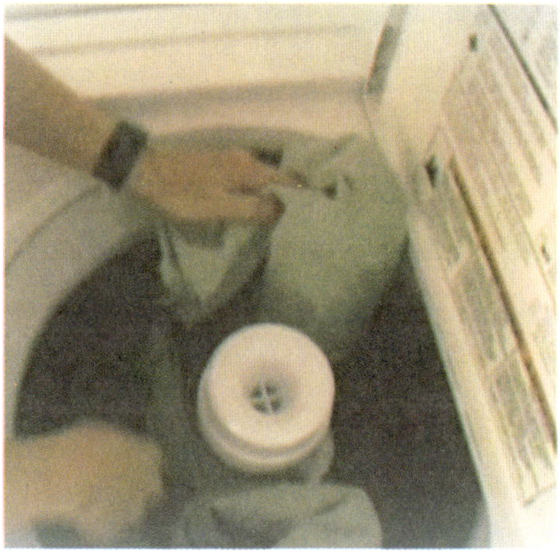

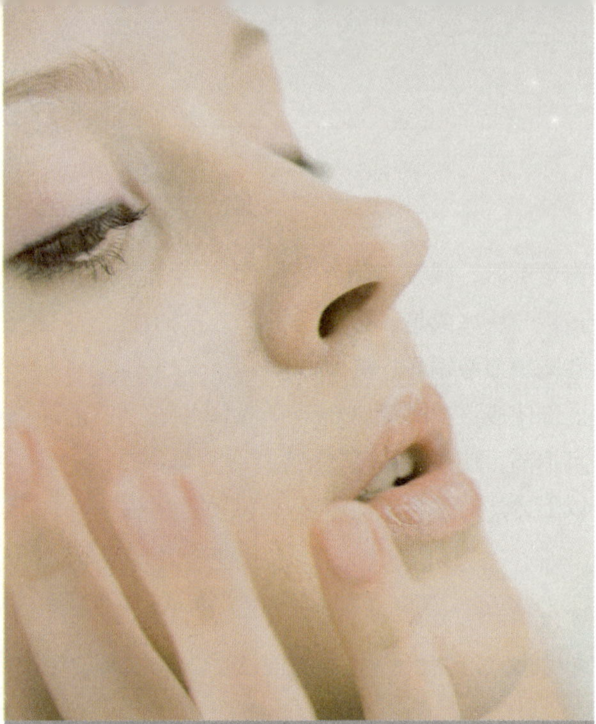

【出品人】
傅伟中

【出版策划】
熊侃　凌立　林燕　贺鹏飞

【主编】
贺鹏飞

【执行主编】
王连华

【责任编辑】
洪晓梅

【文图编辑】
李永锋

【文字撰稿】
王源

【特约编校】
张兆生

【装帧设计】
Metis 灵动视线
010-85983452

【美术编辑】
刘续尧

【图片提供】
北京大陆桥文化传媒
Imagemore

【网络书店】
http://www.pfylbook.cn

【网上商城】
好书网
www.haoshuwang.cn